现代临床基础护理
操作培训手册

主　编　张洪君
副主编　杨美玲　苏春艳

北京大学医学出版社

图书在版编目（CIP）数据

现代临床基础护理操作培训手册/张洪君主编. —北京：北京大学医学出版社，2007.9

ISBN 978-7-81116-134-2

Ⅰ. 现…　Ⅱ. 张…　Ⅲ. 护理学—技术培训—手册　Ⅳ. R47-62

中国版本图书馆 CIP 数据核字（2007）第 119320 号

现代临床基础护理操作培训手册

主　　编： 张洪君
出版发行： 北京大学医学出版社（电话：010-82802230）
地　　址：（100083）北京市海淀区学院路 38 号　北京大学医学部院内
网　　址： http://www.pumpress.com.cn
E－mail： booksale@bjmu.edu.cn
印　　刷： 莱芜市圣龙印务有限责任公司
经　　销： 新华书店
责任编辑： 吉　鑫　　**责任校对：** 金彤文　　**责任印制：** 张京生
开　　本： 850mm×1168mm　1/32　　**印张：** 12　　**字数：** 306 千字
版　　次： 2007 年 9 月第 1 版　2007 年 9 月第 1 次印刷　　**印数：** 1-4000 册
书　　号： **ISBN** 978-7-81116-134-2
定　　价： 28.00 元

本书由
北京大学医学部科学出版基金
资助出版

参编者 （以姓氏笔画为序）

丁迎新	于红霞	于桂香	王　靖	王　群
王学英	仉　芳	卢　洁	卢世芳	田淑红
史春迎	巩　燕	朱　杰	朱　薇	乔红梅
庄小萍	刘　君	刘亚丽	刘春艳	刘雪花
刘鹭燕	安玉洁	许蕊凤	阳　凡	孙巧玲
孙　卉	孙悦华	苏春燕	李　君	李　莉
李　健	李美红	李翠香	李　瑾	宋　静
宋东红	汤淑鸿	张会芝	张　进	张　静
张丽丽	张妍红	张艳平	张晓焱	张晓静
张燕辉	陈秀云	杨　红	杨丽荔	杨美玲
苑　垒	范志敏	罗永梅	金　梅	周　惠
周玉洁	庞宏蕾	赵　娟	郝明非	胡丽平
胡晋平	洪宝丽	倪胜连	徐　艳	徐小晖
殷淑珍	郭　英	郭　莉	郭立花	唐顺玲
黄　萍	葛　琳	葛宝兰	裴月红	魏　霞

前　言

随着现代健康观念和医学模式的转变，如何为护理对象提供规范的基础护理和熟练的技术操作，已成为现代临床护士的主要任务，同时也对护理人员的素质提出了更高的要求。现代护理人员不仅要掌握医学与护理专业的基本理论，在临床中的实际动手能力的技能也显得格外重要。

基础护理技术操作是临床护理技术的重要组成部分，如何使护士很快掌握基础护理技术操作，适应临床各科室的要求，是广大护理人员普遍关注的问题。如何使护校学生尽快学会实习科室的技术操作，是临床教师困惑的问题。我院是一所综合性三级甲等医院，有许多临床护理和教学经验丰富的专业人员。为了使各项基础护理操作更加规范、安全、易于掌握，我们组织编写了这本《现代临床基础护理操作培训手册》。

《现代临床基础护理操作培训手册》共四章，既包括了基础护理技术操作，又包括了护理理论知识，每项操作均分别介绍适用范围、操作背景、操作重点强调内容、操作步骤、操作观察要点、考核评分标准及理论问答。其特点是：指导思想明确，图文并茂，实用性强。

由于时间原因，本书编写过程中如有不足之处，欢迎广大读者批评指正。

编者

2007 年 5 月

内容提要

本书共分四章，内容涉及清洁、舒适、照顾；消毒隔离、无菌技术；临床技术操作；监测技术及监测仪的使用方法，常用的93项护理操作技术及相关理论知识，每项操作包括适用范围、操作背景、操作重点强调内容、操作步骤、操作观察要点、考核评分标准及理论问答。在操作步骤中均配有相应的操作图片，突出了可操作性及实用性的特点。

本书既是新护士规范化培训阶段和护理专业实习学生进行技术训练的工具书，也是临床教师进行实习考核，质量控制人员进行护理操作质量检查的重要参考书。

目　录

第一章　清洁、舒适、照顾

第一节　铺床法

一、铺备用床法

【适用范围】

准备迎接新病人，保持病室整洁

【操作强调内容】

1. 病人治疗、进餐时，暂停铺床。

2. 操作过程中注意节力原则。

3. 双人合作注意动作协调一致。

【操作前准备】

护士：按要求着装、取下手表、洗手、戴口罩。

用物：床、床垫、床褥、棉胎或毛毯、枕芯、大单、被套、枕套放置于床尾椅或护理车上。

病人：病人出院离开病房后，方可拆换床单。

环境：病室病人无进餐或治疗。

【操作流程】

携物至床旁→用物按使用顺序放椅上（图1–1–1–1）→移开床旁桌（图1–1–1–2）→翻床垫→铺好床褥（图1–1–1–3）。

铺大单：将其放在床褥上，正面向上，中线和床的中线对齐（图1–1–1–4）→两手分别逐层打开→铺近侧床头大单床角（铺直角或斜角）（图1–1–1–5）→再铺床尾→将大单中部拉紧塞于床垫下（图1–1–1–6）→从床尾转至对侧→同法铺好对侧大单。

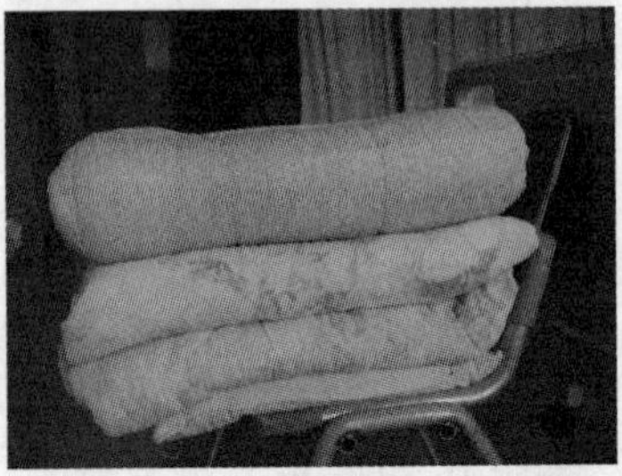

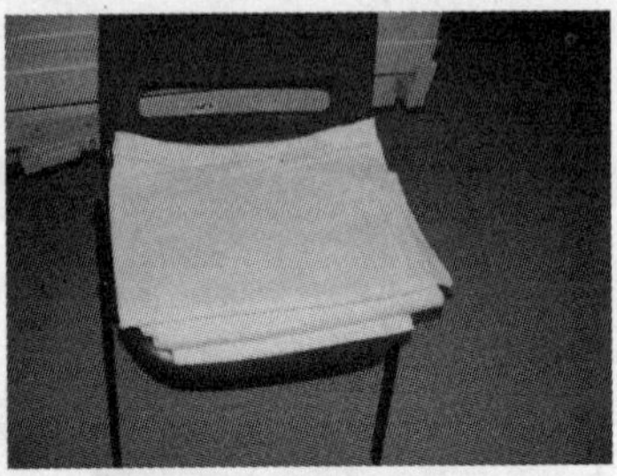

图 1–1–1–1　备齐用物、顺序放在椅上

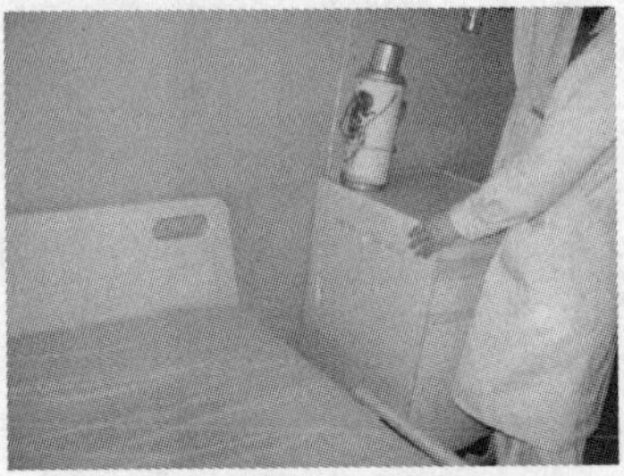

图 1–1–1–2　移开床旁桌

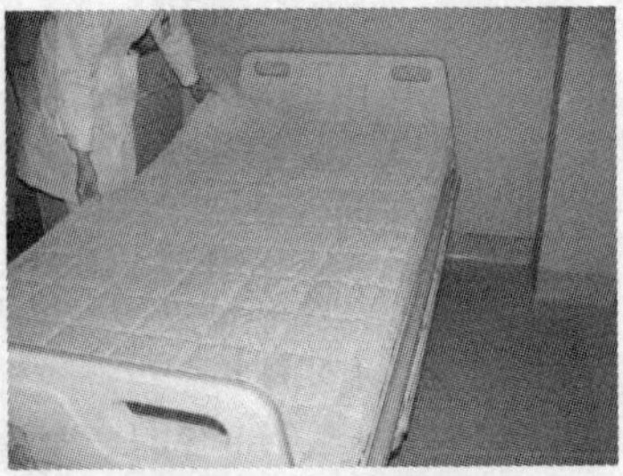

图 1–1–1–3　铺褥子

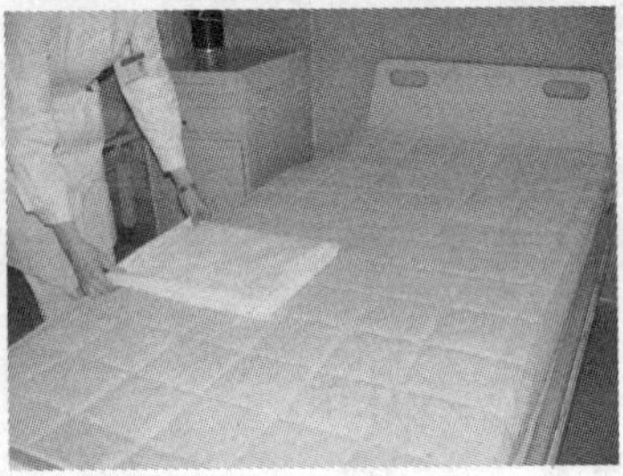

图 1–1–1–4　放大单

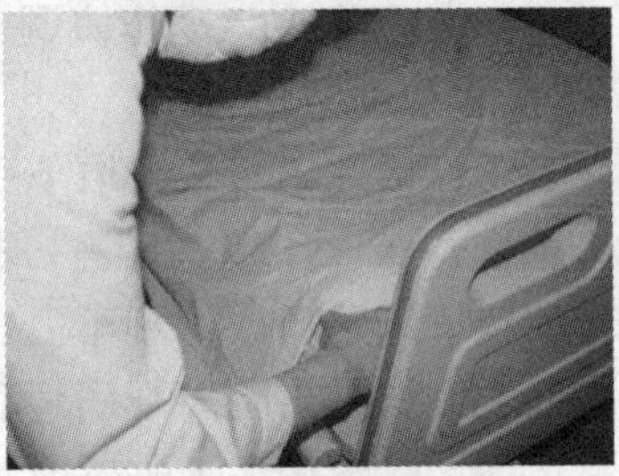

图 1–1–1–5　大单作直角

套被套：将其正面向外放在床褥的中线上→逐层打开，中线正，被头齐床头（图1–1–1–7）→被尾开口端上层打开约1/3处→将折成“S”形的棉胎送入被套（图1–1–1–8）→打开棉胎头端及两侧均与被套齐平→对齐两上角后至床尾逐层拉平被套、棉胎（图1–1–1–9）→两侧内折与床沿齐（图1–1–1–10）→被头与床头齐→将被尾整理平整→被尾塞在床垫下（图1–1–1–11）。

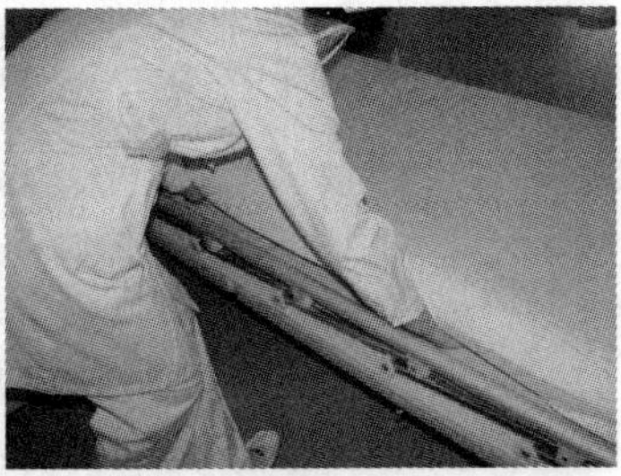
图 1-1-1-6　塞大单

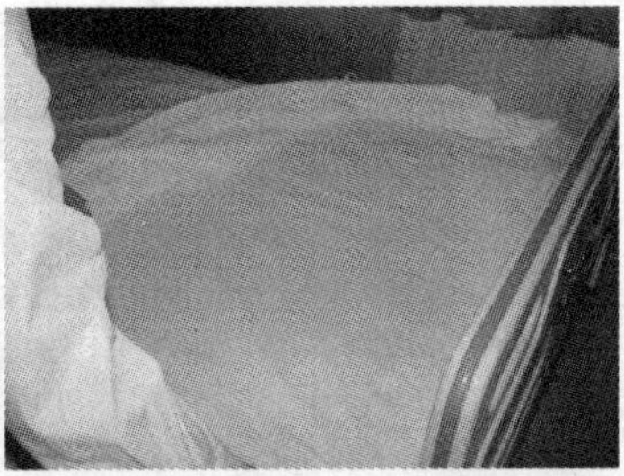
图 1-1-1-7　打开被套

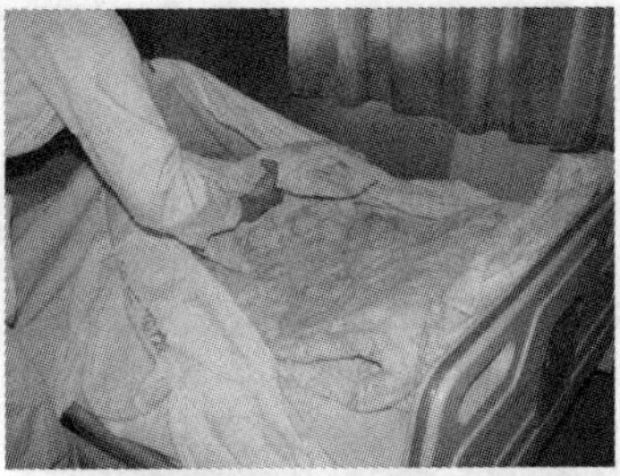
图 1-1-1-8　送棉胎

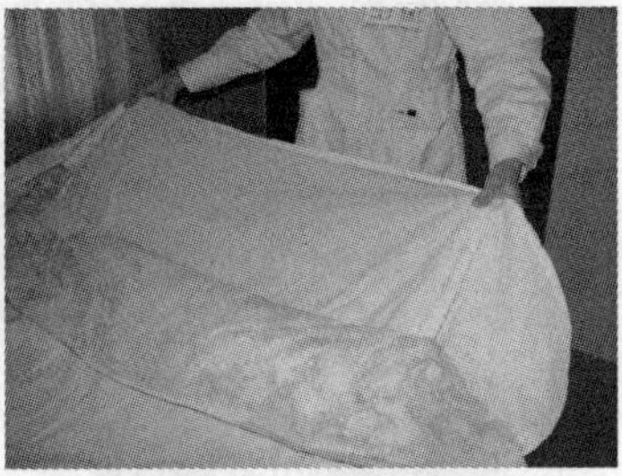
图 1-1-1-9　逐层拉平

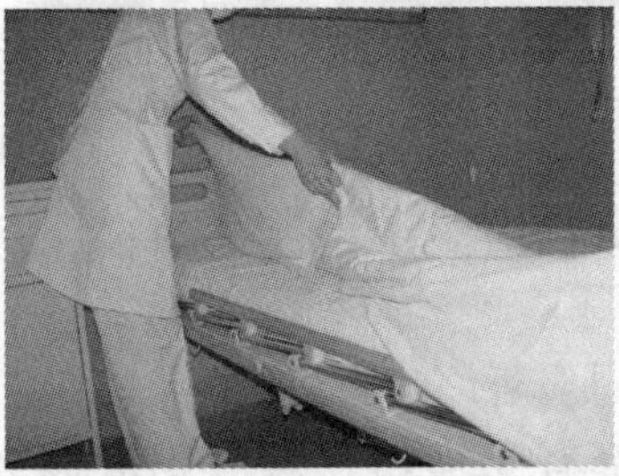
图 1-1-1-10　被套两侧内折

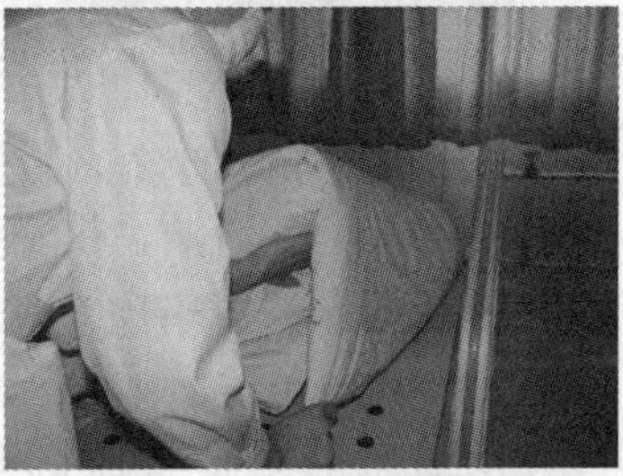
图 1-1-1-11　塞被尾

套枕套：枕套套在枕芯外（图1-1-1-12）→四角充实→平置于床头盖被上、开口背门（图1-1-1-13）→床旁桌椅复位（图1-1-1-14）→清理用物及环境。

【操作观察要点】

1. 操作过程中随时观察两侧是否对称、中线是否对齐。

【理论提问】

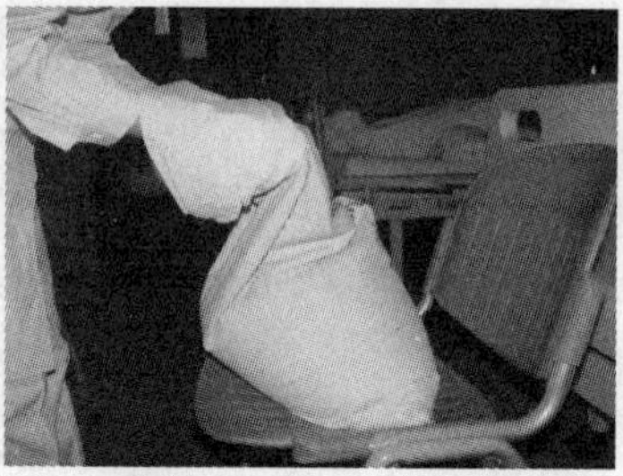

图 1-1-1-12　套枕套

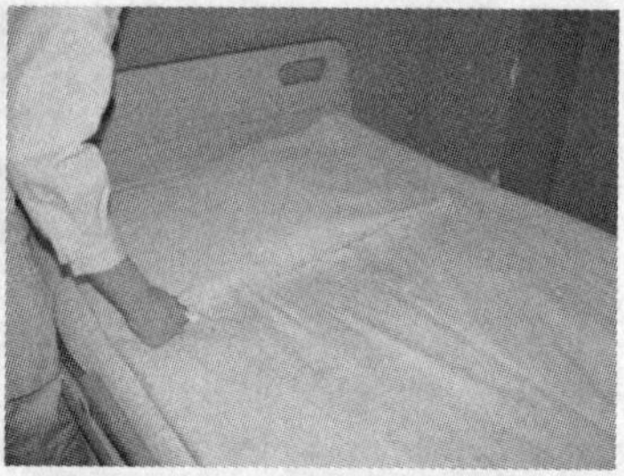

图 1-1-1-13　枕套开口背门放置

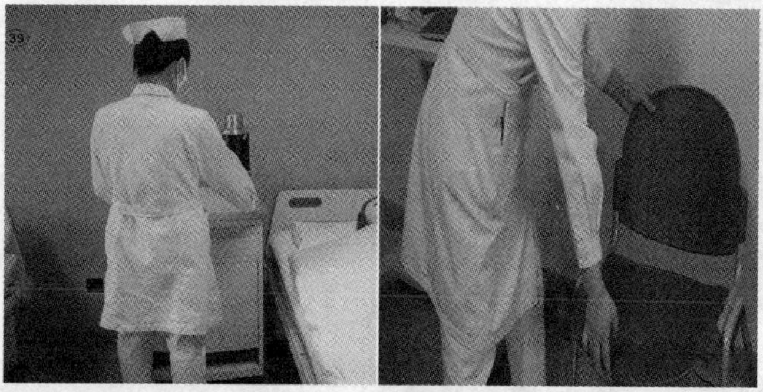

图 1-1-1-14　桌椅归位

1. 铺备用床的目的？

答：保持病室清洁，供新病人使用。

2. 铺备用床注意事项？

答：(1) 病员进餐或做治疗时应暂停铺床。

(2) 铺床前要检查床的各部有无损伤，若有则应修理后再用。

(3) 操作中要应用节力的原则。

(4) 各层床单应铺平、紧，铺床完毕应整理床单位及周围环境，保持病室整洁。

3. 铺备用床时你应采取哪些节力措施？

答：

(1) 铺床前应将物品备齐，按使用顺序摆放。

(2) 铺床时，身体应靠近床边，上身保持直立，两腿根据铺床需要，前后、左右分开稍屈膝，降低重心，增加身体稳定性，既节力，又能适应不同方向操作。

(3) 操作时动作要协调，尽量用连续动作，避免过多抬起、放下、停止等动作，以节省体力消耗。

【技术操作考核评分标准】

项目		技术操作要求	评分	评分等级 A×1	评分等级 B×0.7	评分等级 C×0.4	实际得分
仪表 5		仪表端庄、服装整洁	5				
评估 10		评估床、被套是否符合安全、舒适要求	5				
		评估对同病室病人的解释工作和物品安排	5				
操作前准备 10		洗手、戴口罩	2				
		备齐用物，放置合理（按顺序摆放整齐），置于床尾椅子上	6				
		根据需要移开床旁桌椅	2				
操作过程 60	铺大单 20	翻棉褥（根据需要）	2				
		大单放置正确（正反面、位置）	5				
		中线正（偏斜<3㎝分数×0.7，>3㎝分数×0.4	5				
		床角整齐、美观	3				
		外观平、整、紧、美观	5				
	套被套 30	棉被套法正确、内外无皱褶	5				
		被头端无虚边	5				
		被筒对称、中线正	5				
		两侧被筒齐床沿	3				
		被尾整齐	3				
		被头齐床头	4				
		外观平整、美观	5				

续表

<table>
<tr><th colspan="2" rowspan="2">项目</th><th rowspan="2">技术操作要求</th><th rowspan="2">评分</th><th colspan="3">评分等级</th><th rowspan="2">实际得分</th></tr>
<tr><th>A×1</th><th>B×0.7</th><th>C×0.4</th></tr>
<tr><td rowspan="4"></td><td rowspan="2">套枕套5</td><td>四角充实、外观美观</td><td>3</td><td></td><td></td><td></td><td rowspan="2"></td></tr>
<tr><td>平置床头、枕头开口被门放置</td><td>2</td><td></td><td></td><td></td></tr>
<tr><td rowspan="2">操作后5</td><td>床旁桌椅放回原处</td><td>2</td><td></td><td></td><td></td><td rowspan="2"></td></tr>
<tr><td>用物处理正确</td><td>3</td><td></td><td></td><td></td></tr>
<tr><td colspan="2" rowspan="3">评价15</td><td>操作过程注意安全</td><td>5</td><td></td><td></td><td></td><td rowspan="3"></td></tr>
<tr><td>操作过程注意与病人沟通</td><td>5</td><td></td><td></td><td></td></tr>
<tr><td>操作熟练、节力</td><td>5</td><td></td><td></td><td></td></tr>
<tr><td colspan="2">总分100</td><td></td><td>100</td><td></td><td></td><td></td><td></td></tr>
</table>

（庞宏蕾　胡晋平）

二、铺暂空床法

【适用范围】

1. 用于暂时离床活动的病人，保持病室整洁。
2. 准备迎接新病人。

【背景】

患者，男性，45岁，以右眼黄斑裂孔收入院，术后第3天，体温：36℃，脉搏：70次/分，血压：125/80mmHg，右眼视力：0.1，右眼眼压：19mmHg，床单有污渍，晨间护理为病人更换床单、被套、枕套。

【操作强调内容】

1. 病人治疗、进餐时，暂停铺床。
2. 操作过程中注意节力原则。

【操作前准备】

护士：按要求着装、取下手表、洗手、戴口罩。

用物：床、床垫、床褥、棉胎或毛毯、枕芯（床单位固定用物）；大单、被套、枕套（铺床更换用物）放置于床尾椅或护理车上。

病人：根据病情可暂离床位，选择适宜的活动方式，并注意病人的安全与舒适。

环境：病室病人无进餐或治疗，开窗通风。

【操作流程】

携物至床旁→移开床旁桌、椅（图1–1–2–1）→撤除污被服（向内折叠法，不污染床褥、枕芯）（图1–1–2–2）→放入污衣袋（图1–1–2–3）→用物按使用顺序放椅上（图1–1–2–4）→翻转、湿扫床褥（图1–1–2–5）。

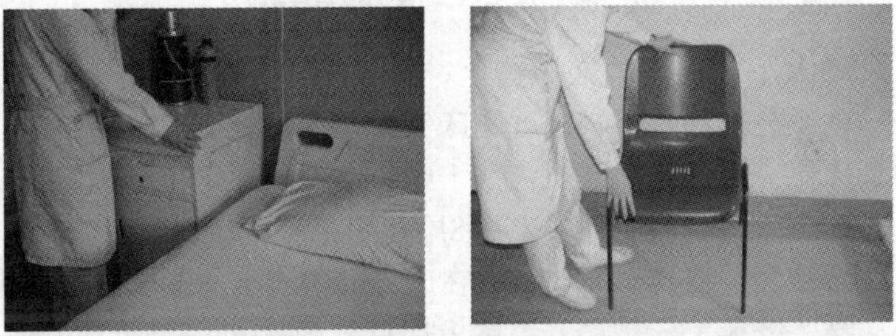

图 1–1–2–1　移开床旁桌椅

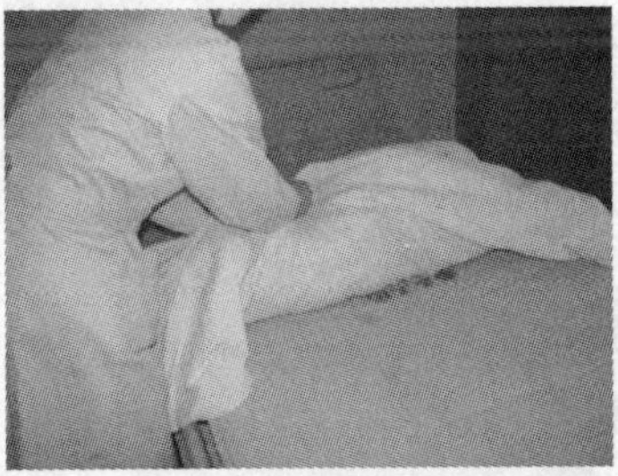

图 1–1–2–2　撤除污单

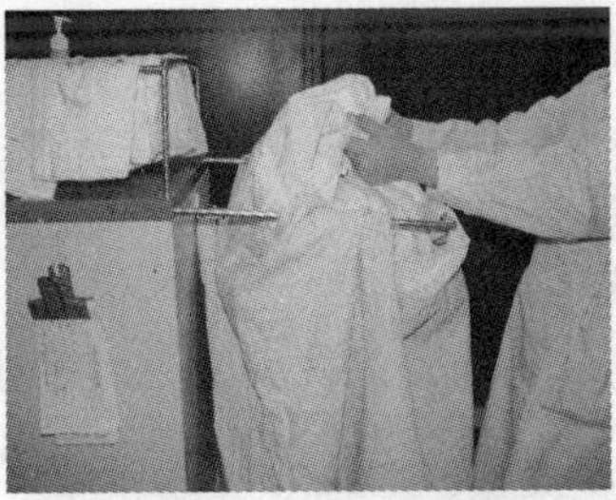

图 1–1–2–3　放入污衣袋

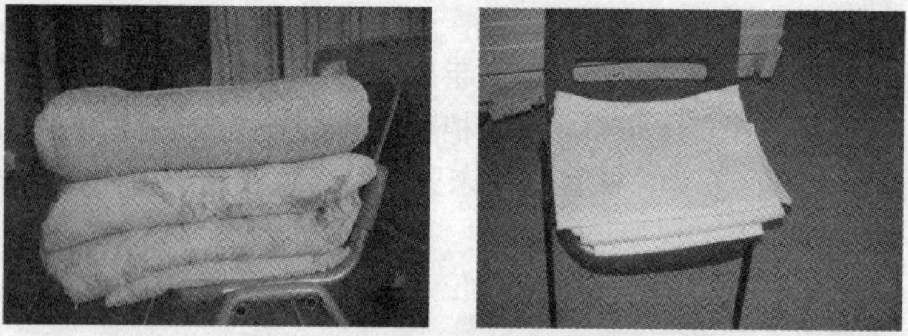

图1-1-2-4　备齐用物、顺序在椅上

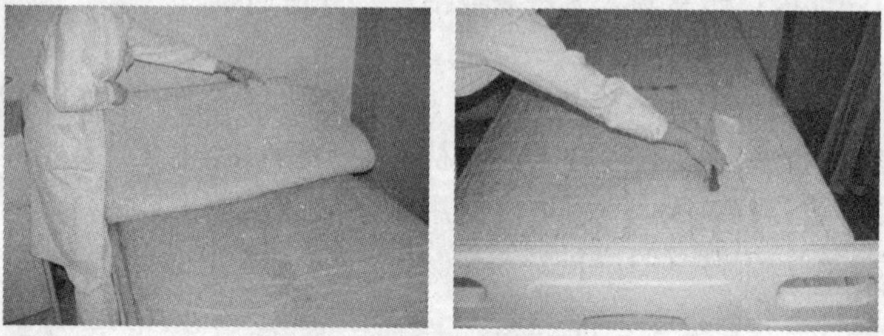

图1-1-2-5　翻转、湿扫床褥

铺大单：将其放在床褥上，正面向上，中线和床的中线对齐→两手分别层打开→铺近侧床头大单床角（铺直角或斜角）→再铺床尾→将大单中部拉紧塞于床垫下→从床尾转至对侧→同法铺好对侧大单。（图1-1-2-6~8同备用床图1-1-1-4~6）

套被套：将其正面向外放在床褥的中线上→逐层打开，中线正，被头齐床头→被尾开口端上层打开约1/3处→将折成“S”形的棉胎送入被套→打开棉胎头端及两侧均与被套齐平→对好两上角后至床尾逐层拉平被套、棉胎→两侧内折与床沿齐→被头与床头齐→将被尾整理平整→被尾塞在床垫下（图1-1-2-9~13同备用床图1-1-1-7~11）→将棉被向内侧三折叠至床尾（图1-1-2-14）。

套枕套：枕套套在枕芯上→四角充实→平置于床头、开口背门→桌椅复位（图1-1-2-15~17同备用床图1-1-1-12~14）→清理用物及环境。

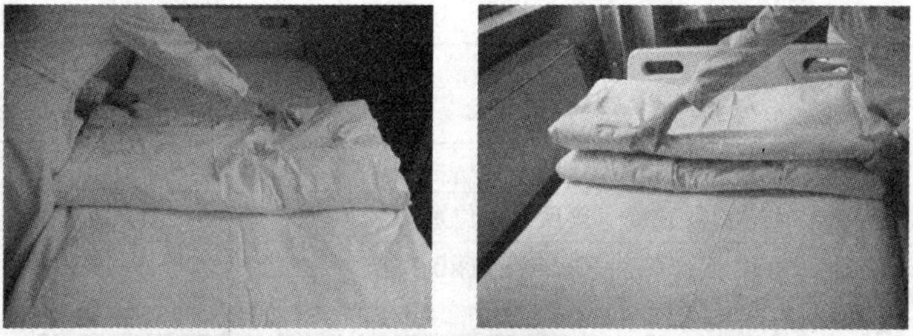

图 1-1-2-14　折叠棉被

【操作观察要点】

1. 注意观察暂离床病人的病情变化。

2. 操作过程中随时观察两侧是否对称、中线是否对齐。

【理论提问】

1. 铺暂空床目的？

答：为暂离床活动病人整理床单位，保持病室整洁。

2. 使用内折叠拆床法的优点？

答：动作幅度小，较一般拆床节力；减少拆床中灰尘对病房环境的污染，有利于病房的清洁和病人的康复。

【技术操作考核评分标准】

项目	技术操作要求	评分	评分等级			实际得分
			A×1	B×0.7	C×0.4	
仪表 5	仪表端庄、服装整洁	5				
评估 10	评估床、被套是否符合安全、舒适要求	5				
	评估对同病室病人的解释工作和物品安排	5				
操作前准备 10	洗手、戴口罩	2				
	备齐用物，放置合理（按顺序摆放整齐），置于床尾椅子上	6				
	根据需要移开床旁桌椅	2				

续表

项目		技术操作要求	评分	评分等级			实际得分
				A×1	B×0.7	C×0.4	
操作过程60	铺大单20	翻棉褥、湿扫棉褥	2				
		大单放置正确（正反面、位置）	5				
		中线正（偏斜<3cm 分数×0.7，> 3cm 分数×0.4	5				
		床角整齐、美观	3				
		外观平、整、紧、美观	5				
	套被套30	棉被套法正确、内外无皱褶	5				
		被头端无虚边	5				
		被筒对称、中线正	5				
		两侧被筒齐床沿	3				
		被尾整齐	3				
		将盖被三折至床尾（被头第一折向内反折）	4				
		外观平整、美观	5				
	套枕套5	四角充实、外观美	3				
		平置床头、枕头开口被门放置	2				
	操作后5	床旁桌椅放回原处	2				
		用物处理正确	3				
评价15		操作过程注意安全	5				
		操作过程注意与病人沟通	5				
		操作熟练、节力	5				
总分100			100				

（庞宏蕾　胡晋平）

三、铺麻醉床法

【适用范围】

用于麻醉手术后的病人。

【背景】

患者，男性， 5岁，以双眼爆炸伤收入院，体温：37℃，脉搏：90次/分，血压：115/65mmHg，双眼视力均为：手动/眼前，于今日全麻下行右眼玻璃体切除+眼内探查术，患儿接进手术室后为其铺麻醉床。

【操作强调内容】

1. 床单位铺好后，应保证平整，使术后病人感觉舒适。

2. 根据需要备齐急救用品，保证病人能得到及时抢救及处理。

3. 同室其他病人治疗、进餐时，暂停铺床。

4. 操作过程中注意节力原则。

【操作前准备】

护士：按要求着装、取下手表、洗手、戴口罩。

用物：床、床垫、床褥、棉胎或毛毯、枕芯（床单位固定用物）；大单、被套、枕套、2条橡胶单、2条中单（铺床用物）放置于床尾椅或护理车上。

麻醉治疗盘：弯盘内置纱布、镊子、压舌板、牙垫、舌钳、开口器、输氧管、吸痰管等。

其他： 护理记录单、铅笔、手电筒、血压计、听诊器、心电监护仪、必要时备胃肠减压器、热水袋等。

病人：病人进入手术室后，并注意同病室病人的心理反应给予必要的解释。

环境：同病室病人无进餐或治疗，开窗通风。

【操作流程】

携物至床旁→移开床旁桌、椅→撤除污被服（内侧折叠法，不污染床褥、枕芯）→放入污衣袋（图1-1-3-1~3同暂空床图1-1-2-1~3）→用物按使用顺序放椅上（图1-1-3-4）→翻转、湿扫床褥（图1-1-3-5同暂空床图1-1-2-5）。

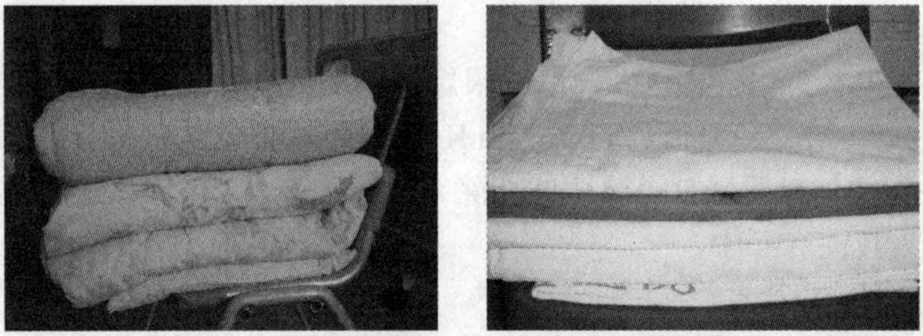

备齐用物、顺序放在椅上

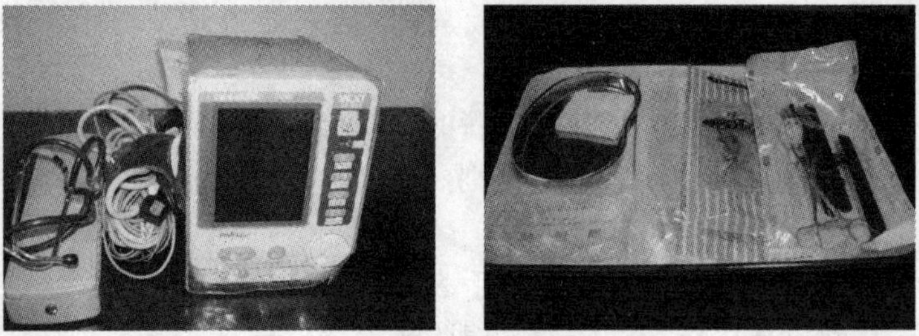

监护仪麻醉治疗盘

图 1-1-3-4

铺大单：将其放在床褥上，正面向上，中线和床的中线对齐→两手分别逐层打开→铺近侧床头大单床角（铺直角或斜角）→再铺床尾→将大单中部拉紧塞于床垫下（图1-1-3-6~8同备用床图1-1-1-4~6）→（铺橡胶中单、中单）→从床尾转至对侧→同法铺好对侧大单（铺橡胶中单、中单）。

铺中单：将橡胶单中线对齐→铺平橡胶单（上缘距床头45~50cm）→边缘平整塞于床垫下（图1-1-3-9）→中单放橡胶单上，同法铺好（图1-1-3-10）→必要时铺第二块橡胶单、中单，上端齐床头下端压在中部橡胶单、中单上→铺法同前→从床尾转

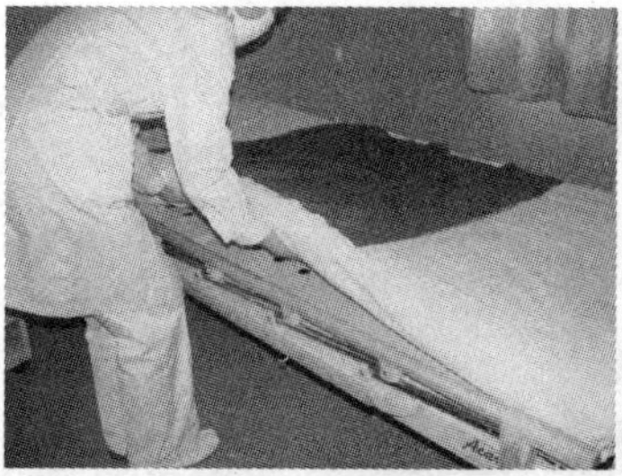

图 1–1–3–9　铺橡胶中单

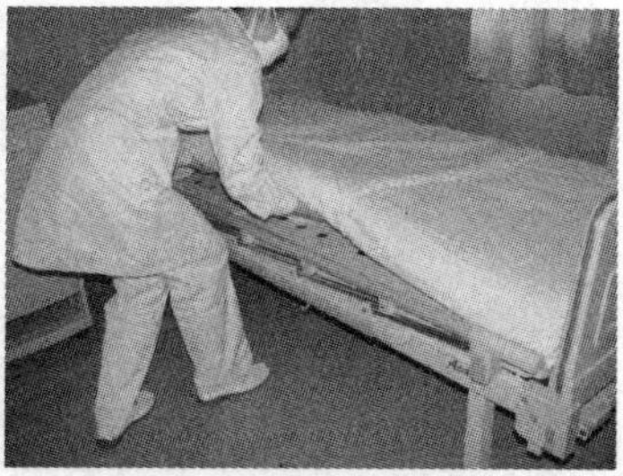

图 1–1–3–10　铺中单

至对侧→同法铺橡胶中单、中单。

套被套：将其正面向外放在床褥的中线上→逐层打开，中线正，被头齐床头→被尾开口端上层打开约1/3处→将折成“S”形的棉胎送入被套→打开棉胎头端及两侧均与被套齐平→对好两上角后至床尾逐层拉平被套、棉胎→两侧内折与床沿齐→被头与床头齐（图1–1–3–11~14同备用床图1–1–1–1~10）→被尾向内侧折叠齐床尾（图1–1–3–15）→近侧棉被向远侧扇形折叠（图1–1–3–16）（置于一侧床边）→开口处向门。

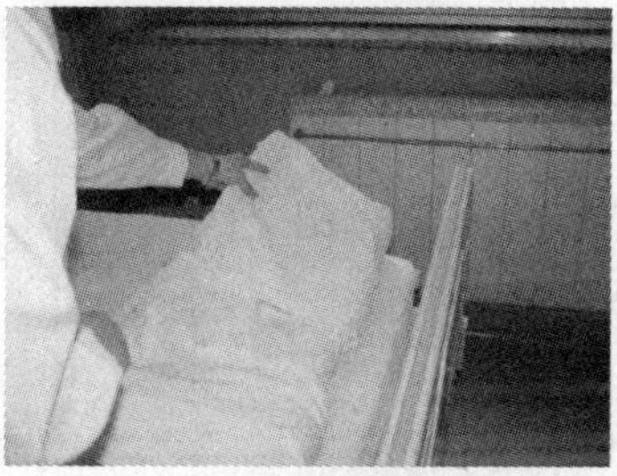

图 1–1–3–15　被尾向内侧折叠

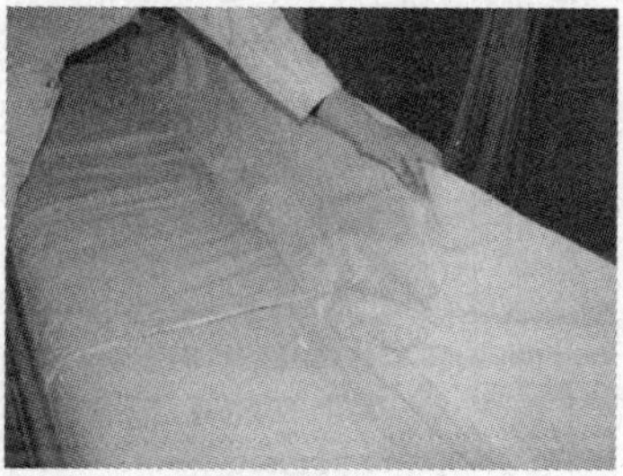

图 1–1–3–16　近侧盖被向远侧扇形折叠

套枕套：枕套套在枕心上→四角充实→横立于床头→开口背门（图1–1–3–17~18同备用床图1–1–1–12~13）床旁桌复位→床旁椅放置于折叠棉被同侧→麻醉护理用物、心电监测仪放置于床旁桌上（图1–1–3–19）→清理用物及环境。

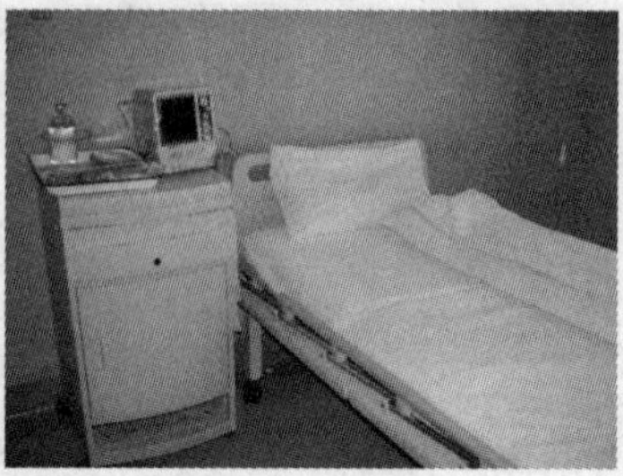

图 1–1–3–19　枕头横立于床头、麻醉治疗盘、监护仪放于床头桌

【操作观察要点】

1. 操作过程中随时观察大单、被套两侧是否对称、中线是否对齐。

2. 麻醉物品准备齐全、放置位置合理，便于取用。

3. 观察同室病友心理反应，如紧张、恐惧等，若有这些现象要耐心解释。

【技术操作考核评分标准】

项目		技术操作要求	评分	评分等级			实际得分
				A×1	B×0.7	C×0.4	
仪表 5		仪表端庄、服装整洁	5				
评估 10		评估病人病情及术式方法	5				
		评估同病室病人的解释工作和环境	5				
操作前准备 10		洗手、戴口罩	2				
		备齐用物，按顺序摆放整齐，置于床尾椅子上	8				
	安全与舒适 10	床单位符合要求	5				
		环境安排合理	5				
	铺大单 20	松开被尾，撤除污被服方法正确	4				
		湿扫床褥方法正确	3				
		大单、中单、橡胶中单、放置正确（正反面、位置），铺法正确	5				

续表

项目		技术操作要求	评分	评分等级			实际得分
				A×1	B×0.7	C×0.4	
操作过程60		铺中单方法正确	3				
	套被套20	套被套方法正确、内外无皱褶	4				
		被头端无虚边	3				
		被筒对称、两侧齐床沿，中线正	3				
		被尾整齐、外观平整、美观	6				
		开口处向门	4				
	套枕套20	四角充实、外观美	3				
		枕头开口背门放置	2				
	操作后5	整理床单 、桌椅、开窗通风	2				
		用物处理正确	3				
评价 15		病人舒适，安全	5				
		操作过程注意安全	5				
		操作熟练、节力	5				
总分 100			100				

【理论提问】

1. 铺麻醉床的目的？

答：

(1) 便于接受和护理麻醉手术后的病人。

(2) 是术后病人安全、舒适及预防并发症。

(3) 保护被褥不被血液或呕吐物污染。

2. 铺麻醉床的注意事项？

答：

(1) 铺麻醉床时应将全部被单换为清洁被单。

(2) 病员所需要的盖被，其厚薄应根据季节及室温加以调整。根据需要可在盖被内放置热水袋。

3. 某病人下肢大手术，橡胶中单、中单应铺在什么位置？为什么？

答：

(1) 根据病情下肢手术者，橡胶中单与中单铺在床尾，下端与床尾齐。

(2) 铺在床尾是为防止手术局部的渗出物污染大单。

4. 铺麻醉床前应做哪些护理评估？

答：麻醉床是为接受手术病人而准备的，因此操作前护士要了解病人的情况、手术部位、手术名称、麻醉方式等，以便准确备铺床的物品和急救器械。同时应对周围环境给予关注，如环境的温度、设备，同室病友心理反应，如发现同室病友有紧张、恐惧、无奈等情况，应做好解释，以便同室病人达到良好的适应。

（庞宏蕾　胡晋平）

四、为卧床病人更换床单法

【适用范围】

1. 年老、体弱；生活不能自理，无法下床活动的患者。

2. 病情需要不能下床活动的患者。

【背景】

患者，男性， 45岁，以双眼爆炸伤收入院，体温：37℃，脉搏：78次/分，血压：130/75mmHg，双眼视力均为：手动/眼前，右腿胫骨骨折，左脚扭伤，病人生活不能自理，床单位有污渍，晨间护理为病人更换床单、被套、枕套。

【操作强调内容】

1. 床单位铺好后，应保证平整，使病人感觉舒适。

2. 操作过程中注意保证病人安全、体位舒适。

3. 同室其他病人治疗、进餐时，暂停铺床。

4. 操作过程中注意节力原则。

【操作前准备】

护士：按要求着装、取下手表、洗手、戴口罩。

物品：清洁大单、中单、橡胶中单、被套、枕套、床刷、半湿状布套。

病人：根据病情可取平卧位。

环境：安静，保暖，酌情关闭门窗，无其他病人进餐或行无菌性治疗。

【操作流程】

携物至床旁→用物按使用顺序放椅或护理车上（图1–1–4–1）→向病人解释目的及方法→按照需要给予便器→病情允许放平床→移开床旁桌→放下床挡。

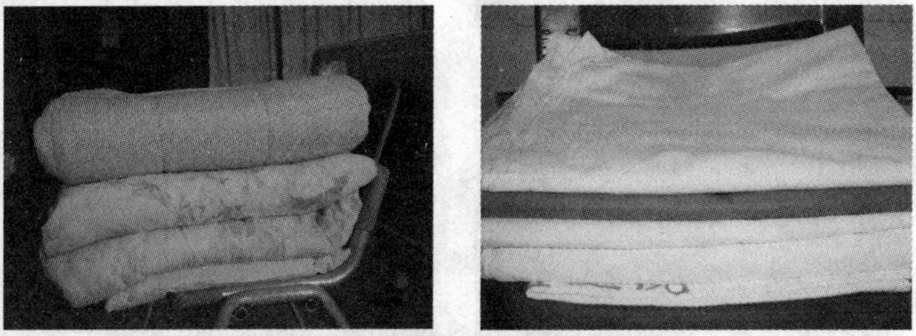

图 1–1–4–1　备齐用物、顺序放在椅上

换大单：松开被尾（图1–1–4–2）→协助病人侧卧背向护士（一手托住病人头部，一手将枕头拉向对侧，协助病人向远侧翻身）（图1–1–4–3）→安排妥当各种引流管及治疗措施（如病人身上有引流管或其他治疗措施时，应先从无引流管或其他治疗措施侧开始更换）→松开近侧大单，中单向上内卷塞在病人身下（图1–1–4–4）→扫净橡胶单后搭病人身上（图1–1–4–5）→大单向上内卷塞在病人身下→扫净床褥（图1–1–4–6）→按照铺备用床方法铺近侧大单（图1–1–4–7）→对侧一半塞在病人身下→放

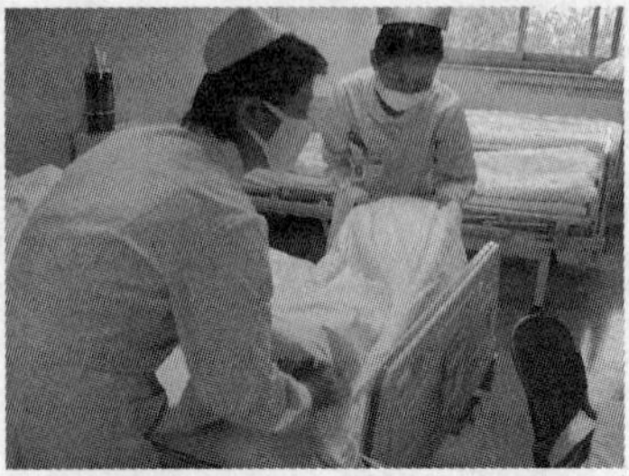

图 1-1-4-2　松开被尾

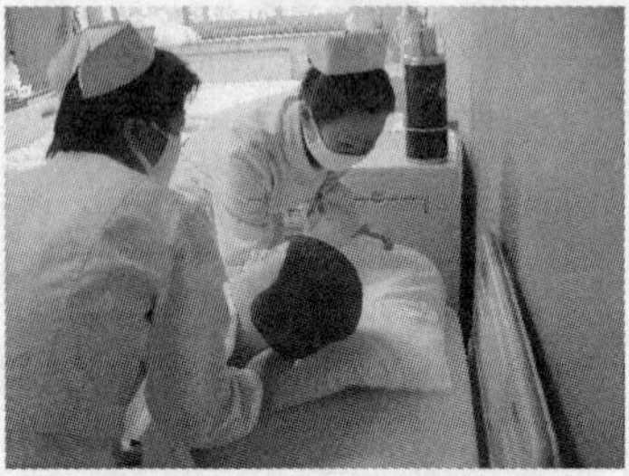

图 1-1-4-3　协助病人侧卧

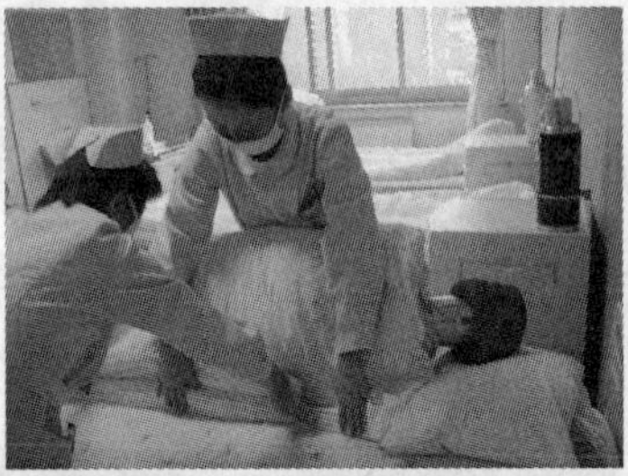

图 1-1-4-4　松开近侧被单塞入病人身下

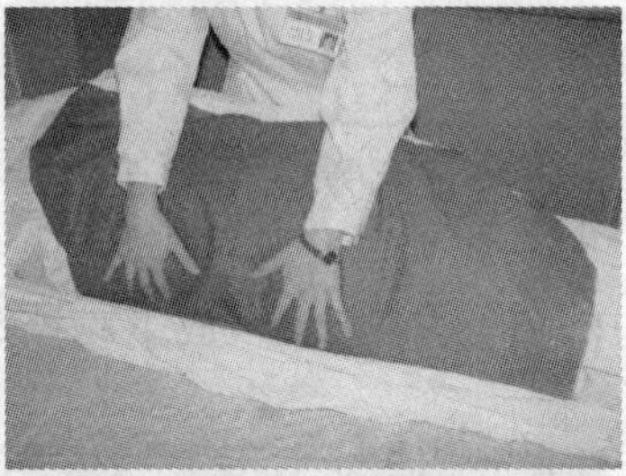

图 1-1-4-5　橡胶单搭病人身上

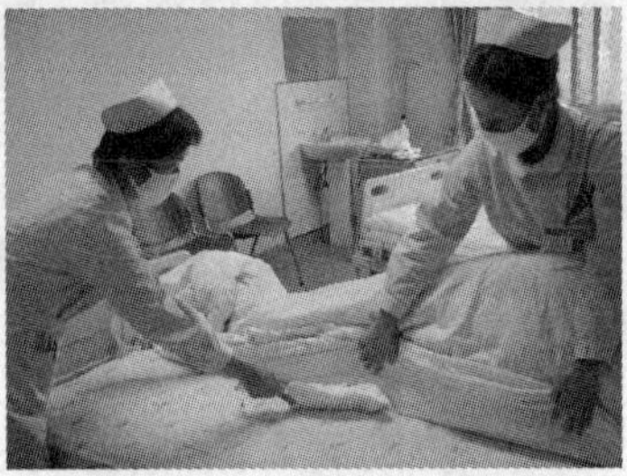

图 1-1-4-6　扫床褥

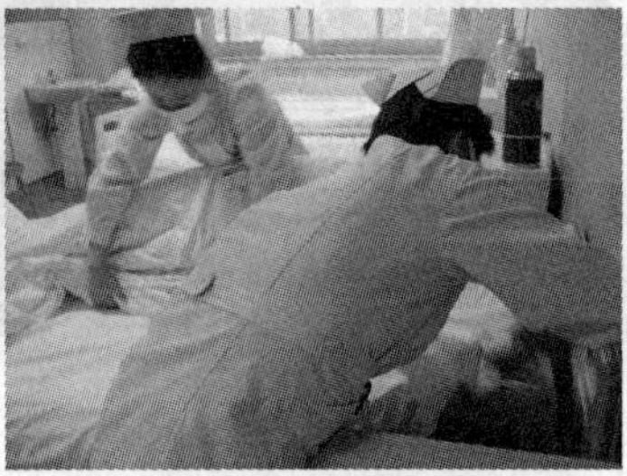

图 1-1-4-7　铺大单

平橡胶单→铺中单→中单、橡胶单一同塞于床垫底下→协助病人翻身侧卧到近侧（一手托住病人头部，一手将枕头拉向对侧，协助病人翻身）→翻身后安置妥当各种引流管及治疗措施→转对侧松开各单→撤去污中单→扫净橡胶单后搭在病人身上→撤去污大单（图1-1-4-8）→扫净床褥→同法铺好大单、橡胶单及中单、将各单拉紧、拉平→塞入床垫下。

换被套：被筒展平→解开被尾系带→将棉胎在被套内左右三折叠→棉胎呈“S”形取出（图1-1-4-9），置被尾→污被套盖在病人身上→清洁被套按照备用床铺好（图1-1-4-10）→棉胎套入清洁被套内（图1-1-4-11）→从床头至床尾逐层拉平→撤出污被套（图1-1-4-12）→叠成被筒→嘱病人屈膝或将被尾向上稍折叠，以留出病人下肢活动的空间→被尾塞入床垫下。

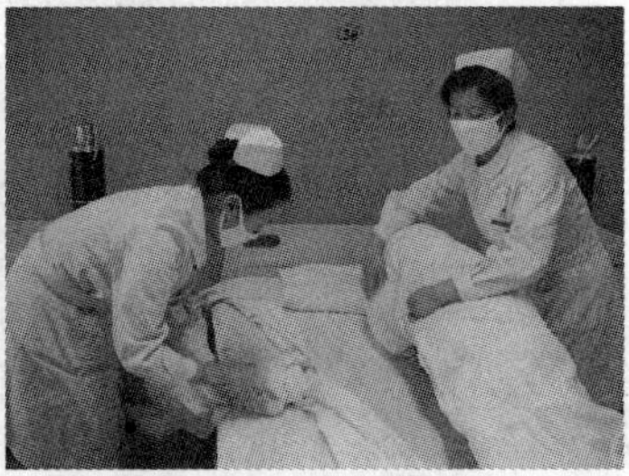

图 1-1-4-8　撤去污单

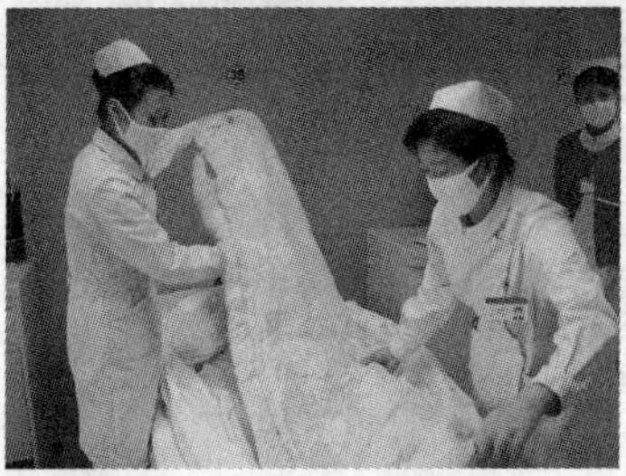

图 1-1-4-9　取出棉胎

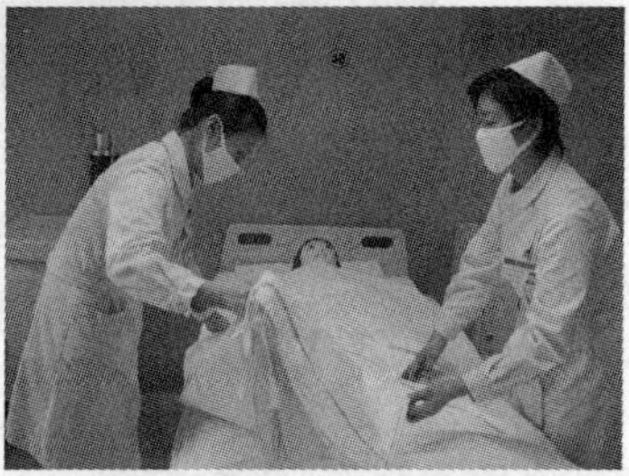

图 1-1-4-10　铺干净大套

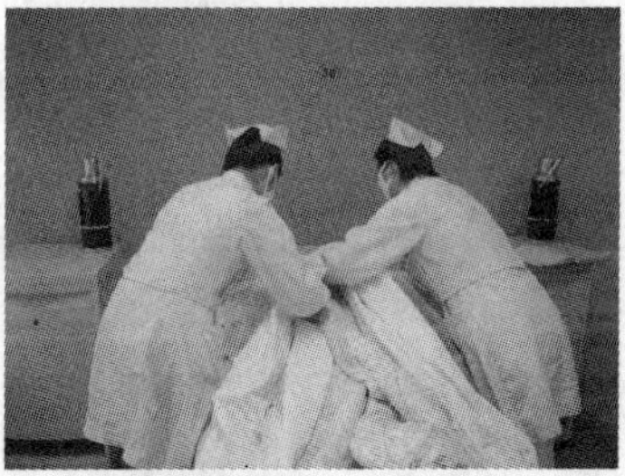

图 1-1-4-11　套被套

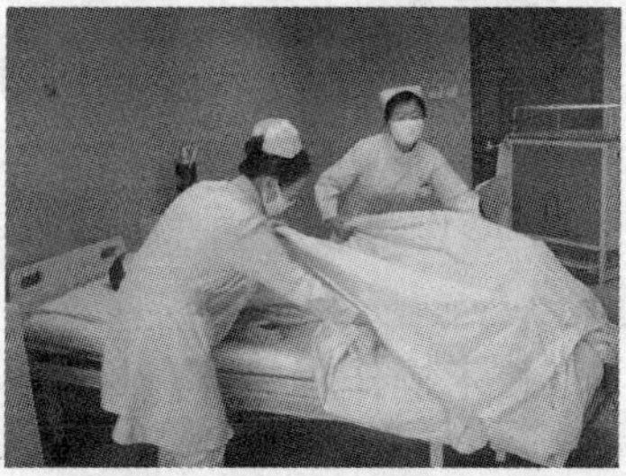

图 1-1-4-12　撤除污大套

换枕套：右手托病人头颈部→左手撤出枕头→更换枕套（图1-1-4-13）→枕头斜放于头远侧→右手托病人头颈部→左手从颈下拉平枕头（图1-1-4-14）→开口背门→桌椅复位（图1-1-4-15）→开

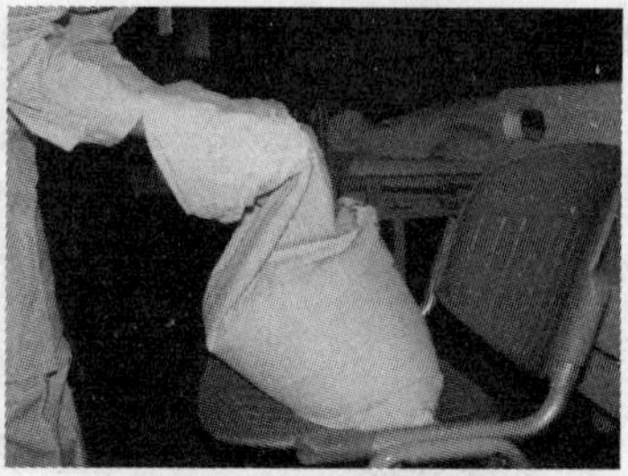

图 1-1-4-13　更换枕套

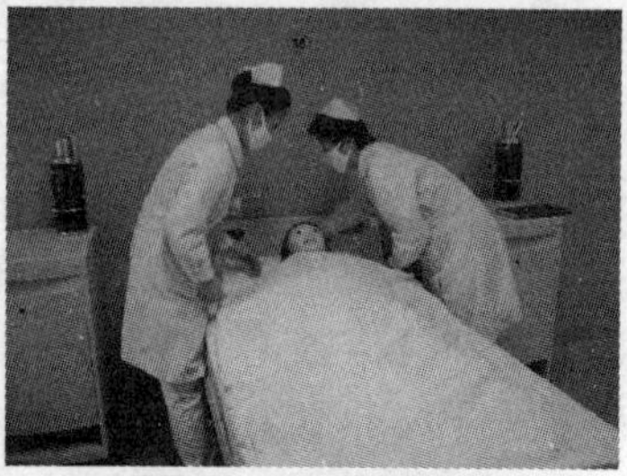

图 1-1-4-14　放枕头

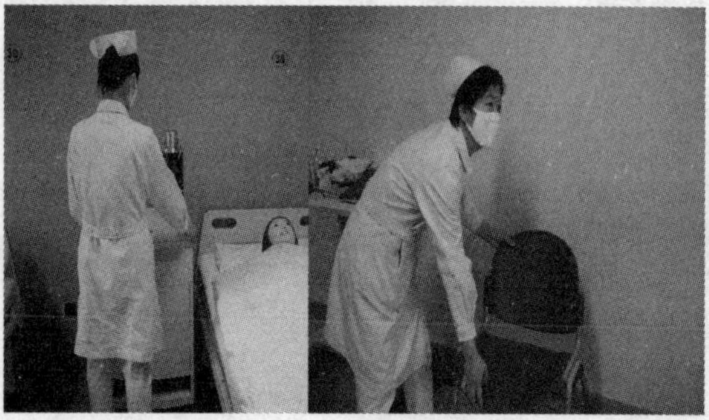

图 1-1-4-15　床旁桌椅归位

窗、通风、换气。

【操作观察要点】

1. 操作过程中随时观察病人病情变化，如有异常停止操作，及时处理。

2. 操作过程中注意观察病人引流情况，保证各种引流管通畅。

【技术操作考核评分标准】

项目		技术操作要求	评分	评分等级			得分
				A×1	B×0.7	C×0.4	
仪表 5		仪表端庄、服装整洁	5				
评估 10		了解病人病情，自理程度、心理状态等	3				
		与病人沟通语言恰当，态度和蔼、真诚	3				
		解释操作方法，耐心倾听、满足病人需要	4				
操作前准备 7		洗手、戴口罩	2				
		备齐用物，按顺序摆放整齐，置于床尾椅子上	3				
		环境安排合理（关闭门窗、摇平床）	2				
操作过程 61	安全与舒适 10	翻身时注意病人安全、保暖、体位舒适	4				
		病人身上的治疗措施处理正确	4				
		操作中随时询问病人感觉	2				
	换床单 26	松开被尾、移动病人方法正确	4				
		逐层松单、湿扫床褥方法正确	3				
		大单、中单、橡胶中单、放置正确（正反面、位置），铺法正确	8				
		床角整齐、美观，胶中单、中单平、整、紧	8				
		污单取出方法正确	3				
	换被套 19	更换被套方法正确、内外无皱褶	4				
		被头端无虚边	3				
		被筒对称、两侧齐床沿，中线正	3				
		被尾整齐、外观平整、美观	6				
		取污被套方法正确	3				
	套枕套 6	四角充实、外观美	4				
		枕头开口背门放置	2				
操作后 7		整理床单、桌椅、开窗通风	3				
		污单处理正确	4				
评价 10		病人舒适，安全	5				
		床单位整洁、美观，操作动作准确、节力、熟悉	5				
总分 100			100				

【理论提问】

1. 为卧床病人更换床单的目的？

答：使病人舒适，病床平整清洁，预防褥疮，并保持病室整洁，美观。

2. 在更换床单、被套时你如何保护病人？

答：

(1) 关好门窗，动作敏捷轻柔。

(2) 勿过多的翻动和暴露病人，对重危病人应两人操作，分左右两侧进行。

(3) 换被套时先将原污被套为病人盖好，再将清洁被套铺平。将棉被胎套入，再撤出原污被套，注意防止病人着凉。

(4) 更换床单时，如病人不能侧卧，则将大单自床头向床尾更换，污单随即换下，如病人可侧卧，操作时注意防坠床。

(5) 操作过程，随时注意观察病情和询问病人的感觉以调整自已操作，确保病人安全。

3. 病人身上有多种导管在更换床单时，应注意什么？

答：在更换床单前应检查各种导管有无脱出，是否通畅，给病人翻身时应先将各导管放松，安置妥当，翻身后要检查各导管有无受压、扭曲、脱落等，换好床单将病人移动至适当体位后再固定各种导管于妥当位置。

（庞宏蕾　胡晋平）

第二节　生活基础护理

一、晨晚间护理

【适用范围】

所有住院病人

【背景】

患者男性，76岁，因心衰住院，今日住院第5天，精神好，昨晚睡眠7小时，已能平卧，晨测血压130/80mmHg，心率88次/分，呼吸20次/分，口唇甲床无发绀。

【操作重点强调内容】

1. 强调病人安全、舒适。

2. 观察生命体征、皮肤、管路等。

3. 湿扫，从上到下，一床一巾，清洁、彻底。

【操作前准备】

护士：洗手，戴口罩。

准备用物：扫床车、扫帚、小毛巾、大单、被套、枕套、中单、橡皮单、病号服，护理提篮（梳子、指甲刀、洗头用品、刮胡须刀等）（图1-2-1-1~2）快速手消毒齐。

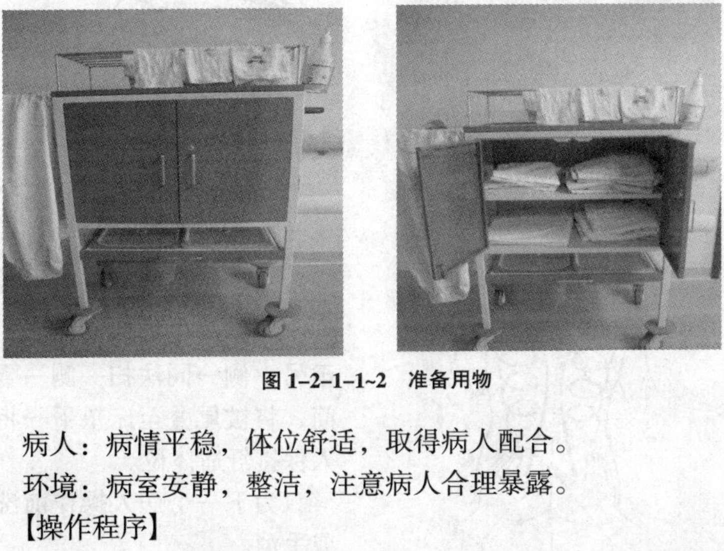

图 1-2-1-1~2　准备用物

病人：病情平稳，体位舒适，取得病人配合。

环境：病室安静，整洁，注意病人合理暴露。

【操作程序】

卧床病人：携用物至病人床旁→向病人解释→适当遮挡病人→询问病人排便需求（图1-2-1-3~4）→护士分站病床二侧，

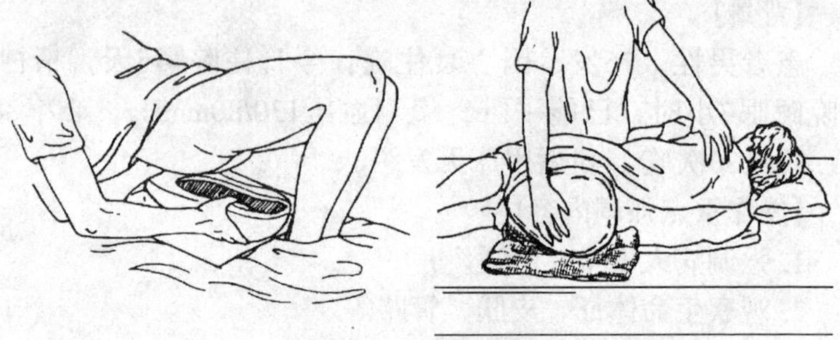

图 1-2-1-3~4　排便需求

松开床尾查看病人口腔（图1-2-1-5）、头发（图1-2-1-6）、指（趾）甲、背部、受压部位的皮肤（图1-2-1-7）、观察管路引流色、量、性状→一护士协助病人翻身，病人保暖→另一护士执小

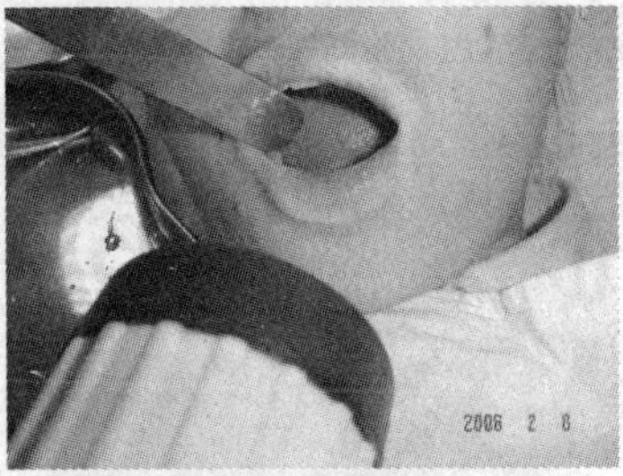

图 1-2-1-5　查看病人口腔

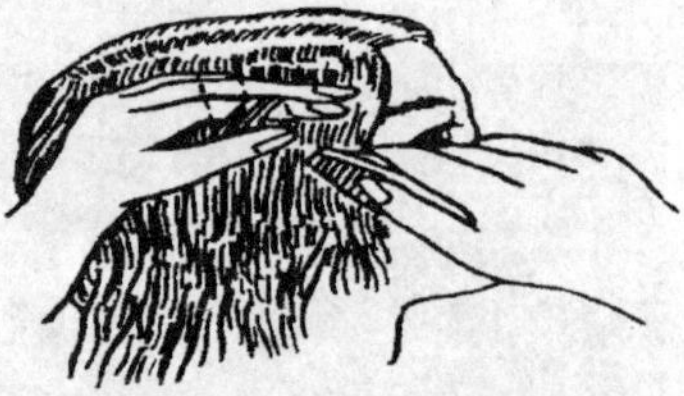

图 1-2-1-6　梳头

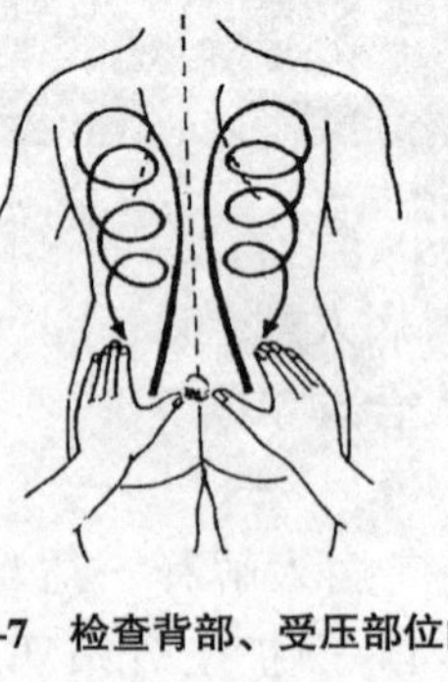

图 1-2-1-7　检查背部、受压部位的皮肤

毛巾从床头扫至床尾，抻平床头、床尾、中间→协助病人翻至另一侧→同法扫一侧→叠被筒，将被尾叠至床垫下→将病人保持舒适体位。

为下一个病人操作前洗手或手消。

一般病人：携用物至病人

床旁→向病人解释→护士分站病床二侧，松开床尾→协助病人下床→一护士执小毛巾从床头扫至床尾，抻平床头、床尾、中间→叠被筒，将被尾叠至床垫下→（如果床单脏，按卧床病人更换床单法或铺暂空床法更换床单，必要时更换衣服）→用物处理正确，洗手或手消。

【操作观察要点】

1. 操作中观察病人的病情变化，观察引流的色、量、性状。

2. 操作中保证病人的安全第一。

【理论提问】

1. 晨晚间护理包括哪些内容？

答：（1）按病人需要给予便盆（壶）。

（2）帮助病人刷牙、漱口，必要时给予口腔护理，协助洗脸、手、脚、梳头、翻身、检查皮肤受压处、会阴护理等。

（3）整理床单位，用消毒湿毛巾套（一床一巾）扫净床上碎屑，必要时更换衣服和床单。

（4）注意观察病情，进行心理护理及健康教育。

（5）整理床单位，酌情开窗通风。

2. 长期卧床消瘦患者晨晚间护理的要点是什么？

答：协助翻身，查看皮肤，对骨突部位注意保护，如无压红可按摩；清洁病人皮肤，对昏迷或大小便失禁者及时擦洗更换床单及衣服；有管路者，固定好并保持通畅，套管针观察穿刺点，引流观察性质、量、颜色；有伤口者，观察伤口敷料情况；有监测者，观察心电图示波、血压、心率、呼吸、血氧饱和度等。

【技术操作考核评分标准】

项目		技术操作要求	评分	评分等级			实际得分
				A×1	B×0.7	C×0.4	
仪表 5		仪表端庄，着装符合要求	5				
评估 10		评估病人病情，床单位清洁程度	5				
		评估病人自理及合作程度	5				
操作前准备 10		洗手，戴口罩	2				
		准备用物	8				
操作过程 55	卧床病人 35	携用物至病人床旁，解释，遮挡	5				
		松床尾	2				
		查看病人口腔、会阴、头发、指(趾)甲清洁、必要时口腔护理、会阴护理；受压部位的皮肤、观察管路引流色、量、性状	10				
		一护士协助病人翻身，病人保暖	3				
		另一护士执小毛巾从床头扫至床尾，抻平床头、床尾、中间	5				
		协助病人翻至另一侧，同法扫一侧	5				
		叠被筒，将被尾叠至床垫下	3				
		将病人保持舒适体位	2				
	一般病人 15	携用物至病人床旁，解释，协助病人下床	5				
		松床尾	2				
		一护士执小毛巾从床头扫至床尾，抻平床头、床尾、中间	5				
		叠被筒，将被尾叠至床垫下	3				
	操作后 5	用物处理正确	3				
		为下一个病人操作前洗手或手消	2				
评价 20		操作中注意与病人沟通	5				
		操作过程考虑病人安全	5				
		操作熟练、节力	5				
		病人体位舒适	5				
总分 100			100				

（杨美玲）

二、背部护理法

【适用范围】

四肢瘫痪的病人、高热病人或生活不能自理病人

【背景】

患者男性，45岁，以“颈椎外伤”急诊收入院。查体发现患者四肢瘫痪，长时间平卧导致背部潮湿，有异味。即给予背部擦浴，患者舒适感增加。

【操作重点强调内容】

1. 病人对擦浴的心理反应。

2. 病人是否使用石膏、夹板、绷带等束缚活动的治疗措施，注意保护。

3. 翻身时应将病人抬起，避免拖、拉、推。

4. 按摩先从病人骶尾部开始，沿脊柱两侧边缘向上按摩至肩部，行环形按摩，如此反复数次，骨突部位尤其注意。对受压部位用手掌大小鱼际沾少许乙醇，行环形按摩，压力要均匀，注意皮肤如已有轻度压伤者，不可在受伤处按摩，以防加重损伤。

5. 环境温暖、具有保护隐私的条件。

【操作前准备】

护士：按要求着装，洗手并温暖双手，备物品。

物品：肥皂、热水（40~45℃）、50%乙醇、润肤乳液、滑石粉。

环境：关好门窗、安静、整洁。

病人：协助病人取侧卧位，暴露背部。

【操作程序】

洗手→备齐用物（图1-2-2-1）→携物至床旁→向病人解释护理的目的和方法（图1-2-2-2），遮挡→测试水温→协助病人侧卧（图1-2-2-3）→帮助病人松开衣扣→擦洗颈、腰、背、臀（先用温水清洁背部，用湿毛巾涂肥皂擦拭→再用湿毛巾擦净肥

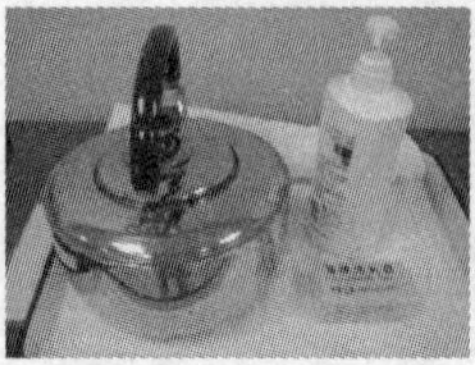

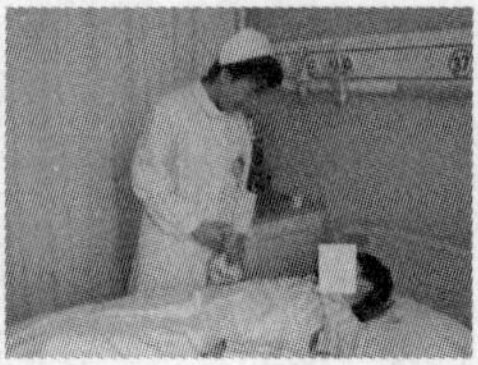

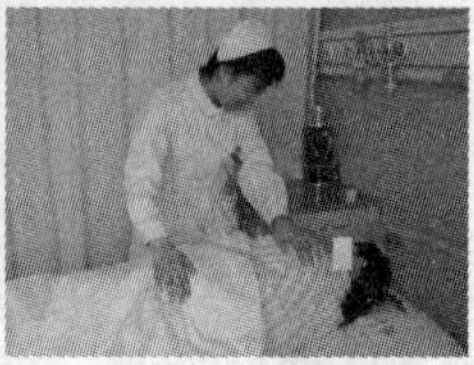

图 1-2-2-1　准备用物　图 1-2-2-2　向病人解释　图 1-2-2-3　帮助病人侧卧

皂→拧干毛巾再擦净）用适量的润肤乳液或50%乙醇均匀涂抹背部及臀部并按摩→大毛巾擦干→整理衣服→协助病人恢复舒适体位→整理床单位→清理用物→洗手→记录。

【操作观察要点】

1. 操作时注意观察病人的皮肤情况。

2. 操作过程中随时观察病人的病情变化，常与病人沟通，随时询问病人的感受，具体指导病人配合的方法。

3. 根据具体情况及时更换热水，并注意病人的保暖和各种治疗措施的安置。

【背部护理技术操作考核评分标准】

<table>
<tr><th colspan="2" rowspan="2">项目</th><th rowspan="2">技术操作要求</th><th rowspan="2">评分</th><th colspan="3">评分等级</th><th rowspan="2">实际得分</th></tr>
<tr><th>A×1</th><th>B×0.7</th><th>C×0.4</th></tr>
<tr><td colspan="2">仪表 5</td><td>仪表端庄、服装整洁</td><td>5</td><td></td><td></td><td></td><td></td></tr>
<tr><td colspan="2" rowspan="2">评估 10</td><td>评估病情、生活习惯、心理状态、皮肤受压情况</td><td>5</td><td></td><td></td><td></td><td rowspan="2"></td></tr>
<tr><td>评估病人自理程度、合作程度</td><td>5</td><td></td><td></td><td></td></tr>
<tr><td colspan="2" rowspan="2">操作前准备 10</td><td>洗手</td><td>2</td><td></td><td></td><td></td><td rowspan="2"></td></tr>
<tr><td>按需要备齐用物、放置合理</td><td>8</td><td></td><td></td><td></td></tr>
<tr><td rowspan="2"></td><td rowspan="2">安全与舒适 10</td><td>环境安排合理（关门窗），保护病人隐私</td><td>5</td><td></td><td></td><td></td><td rowspan="2"></td></tr>
<tr><td>注意病人体位的舒适与安全、保暖</td><td>5</td><td></td><td></td><td></td></tr>
</table>

续表

项目		技术操作要求	评分	评分等级			实际得分
				A×1	B×0.7	C×0.4	
操作过程60	翻身法15	翻身方法正确、病人体位稳定	5				
		用力得当，动作稳	5				
		各种治疗措施安置妥当（导管、石膏、牵引等）	5				
	擦洗法20	水温适宜	5				
		擦洗方法正确	5				
		按摩手法正确	5				
		防护垫使用、放置、方法、部位正确	5				
	整理10	卧床病人床铺整洁、干燥、无皱褶	5				
		衣服整理平整、卧位舒适	5				
	操作后5	用物处理正确、记录皮肤情况	5				
评价15		操作熟练、节力	5				
		操作过程注意病人安全	5				
		操作过程注意沟通	5				
总分100			100				

【理论问答】

1. 背部护理的目的是什么？

答：（1）使病人清洁、舒适，以利血液循环。

（2）促进皮肤代谢，预防皮肤并发症，如感染、褥疮等。

2. 为病人做背部护理时应注意观察什么？

答：（1）要注意观察病人的病情变化及皮肤有无异常。

（2）观察病人心理反应及时给予帮助。

（3）要注意观察骨隆突部，必要时可按褥疮预防处理。

（苑　垒）

三、会阴擦洗法

【适用范围】

术后留置导尿管患者、侧切分娩后患者、长期卧床生活不能自理患者。

【背景】

患者女性，28岁，剖宫产（产钳助产）术后一天，留置尿管，行会阴擦洗。

【操作重点强调内容】

1. 遮挡、保护病人隐私，注意保暖。

2. 避免浸湿衣服。

3. 擦洗原则：由内向外，由上向下，每个棉球限用1次。

【操作前准备】

护士：洗手，戴口罩。

准备用物：治疗盘内放弯盘，弯盘内置0.02%碘伏棉球数个及持物钳2把，另一弯盘内置纱布2块。治疗车上带一次性棉垫。

病人：评估病人病情、心理状态，评估病人自理及合作程度。

环境：遮挡，保护病人隐私。环境安静、整洁、温度适宜、关闭门窗。

【操作程序】

携用物至病人床旁→向病人解释→用屏风遮挡病人→病人取仰卧位→双腿屈曲分开→将一次性棉垫置于臀下→脱对侧裤子盖在近侧大腿→用被单盖病人腹部及对侧大腿→两弯盘置于两腿之间→用持物钳夹碘伏棉球。

（以留置尿管为例，图1-2-3-1）→擦洗尿道口、对侧小阴唇、近侧小阴唇、（会阴伤口、伤口上、伤口下）对侧大阴唇及大腿根部、近侧大阴唇及大腿根部、阴阜、最后一个棉球擦洗会阴体至肛门→换另一把止血钳用纱布马蹄型擦干会阴→撤去用物→协助病人穿好裤子→整理床铺，记录。

(无留置尿管者，图1-2-3-2) →擦洗阴阜→对侧大阴唇及大腿根部、→近侧大阴唇及大腿根部、→对侧小阴唇、→近侧小阴唇、→阴蒂、尿道口→尿道口→最后一个棉球擦洗肛门→换另一把止血钳用纱布马蹄型擦干会阴→撤去用物→协助病人穿好裤子→整理床铺，记录。

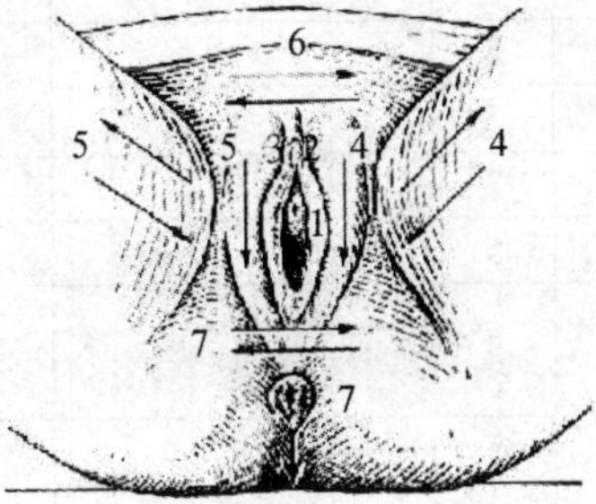

图1-2-3-1 擦洗顺序

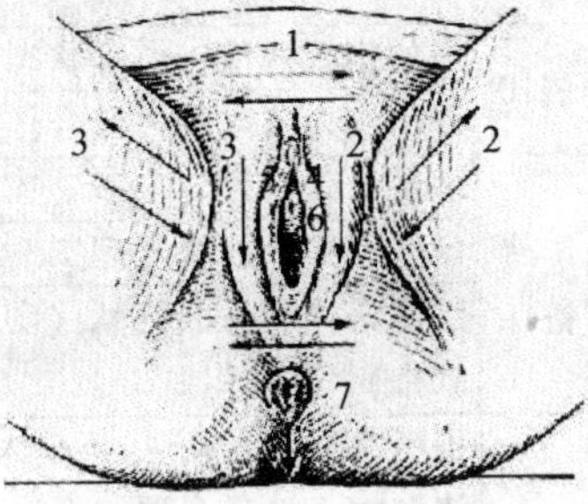

图1-2-3-2 擦洗顺序

【操作观察要点】

1. 尿管是否脱出、是否通畅

2. 观察尿色、量、性质

3. 观察有无阴道出血或异常分泌物

4. 如产妇需观察：侧切伤口有无红肿，恶露的颜色、性质、量

【理论问答】

1. 会阴擦洗的目的是什么?

答：会阴擦洗的目的是保持外阴清洁，预防会阴伤口和泌尿系统的感染。去除分泌物及异味，使病人舒适。

2. 会阴擦洗操作观察要点有哪些?

答：(1) 如保留尿管者观察尿管是否脱出、是否通畅，观察尿色、量、性质；

(2) 观察有无阴道出血或异常分泌物；

(3) 如产妇需观察：侧切伤口有无红肿，恶露的颜色、性质、量。

【会阴擦洗考核评分标准】

项目	技术操作要求	评分	评分等级			实际得分
			A×1	B×0.7	C×0.4	
仪表5	仪表端庄，服装整洁	5				
评估10	评估病人病情，心理状态	5				
	评估病人自理能力及合作程度	5				
操作前准备10	洗手，戴口罩	2				
	备齐用物，放置合理	5				
	注意保护病人的隐私（设屏风或软帘）	3				
操作过程55	携用物至病人床旁，向病人解释	5				
	协助病人选择合理、舒适体位	5				
	将一次性棉垫置于臀下	5				
	脱对侧裤子盖在近侧大腿，用被单盖病人腹部及对侧大腿	5				
	擦洗顺序正确	10				
	撤去用物	5				
	协助病人穿好裤子	5				
	整理床铺	5				
	整理用物，处理方法正确	5				
	洗手、记录	5				
评价20	操作过程考虑病人安全	5				
	操作过程注意和病人的沟通	5				
	操作过程注意无菌原则	5				
	操作熟练，节力	5				
总分100		100				

（葛　琳　刘鹭燕　倪胜连　刘春艳）

四、床上梳头

【适用范围】

卧床、关节活动受限、肌肉张力减低、共济失调的病人。

【背景】

患者女性，76岁，因脑梗死入院，生活不能自理，血压140/90mmHg，脉搏90次/分，呼吸20次/分，平卧位。

【操作重点强调内容】

1. 尊重病人的生活习惯

2. 动作轻柔，避免过度牵拉

3. 梳子尽量使用圆钝齿的梳子，以防损伤头皮；如发质较粗或烫发，可选用齿间较宽的梳子

4. 发辫不可扎得太紧，以免阻碍血液循环或产生疼痛，每天至少将发辫松开一次，经梳理后再编好

【操作前准备】

护士：洗手

病人：评估病人的病情、自理、梳头习惯、心理反应及合作程度；评估头发的分布、浓密程度、长度、卫生情况（必要时洗头）

物品准备：治疗巾或病人毛巾、梳子、纸袋。必要时备发夹、橡皮圈、30%~50%的乙醇

环境：宽敞、明亮

【操作程序】

携用物至床旁，向病人做好解释工作，取得合作→根据病人病情安排体位（平卧位、半坐卧位、坐起）→肩上或头下铺治疗巾或病人毛巾→将头发从中间分为两股，护士一手紧握一股头发，一手持梳子，由发梢向发根梳理（图1-2-4-1）。如遇长发或有打结不易梳理时，可将头发绕在手指上慢慢梳理；也可用30%~50%的乙醇湿润打结处，再慢慢梳理开→同法梳好对侧→

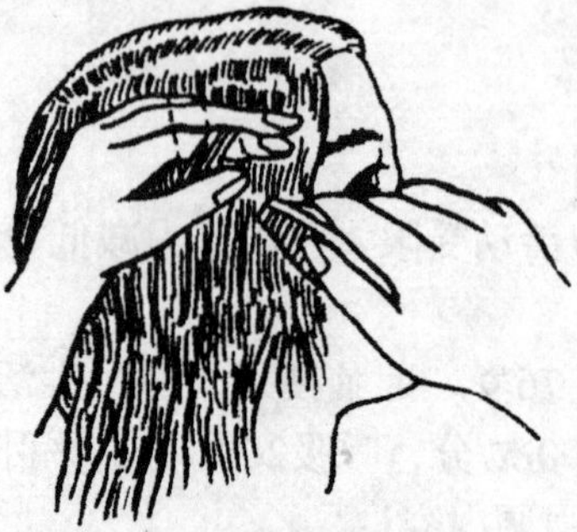
图 1-2-4-1　由发梢向发根梳理

长发可编成辫或扎成束→梳理过程中，可用指腹按摩头皮→将脱落的头发置于纸袋中或污物桶中→撤下治疗巾或病人毛巾→协助病人取舒适卧位→整理床单位→清理用物，记录

【观察要点】

1. 观察头发的分布、浓密程度、长度、卫生情况

2. 观察毛发有无光泽、发质是否粗糙、尾端有无分叉、头皮有无瘙痒、抓痕，有无头皮屑、擦伤等情况

3. 病人及家属对头发清洁及护理知识的了解程度，做好健康教育

【理论提问】

1. 为什么给病人梳头？

答：1）梳头可及时清除头皮屑及灰尘，使头发清洁、易梳理。

2）梳头可以按摩头皮，促进头部血液循环，增进上皮细胞的营养，促进头发生长，预防感染的发生。

3）良好的头发外观还会影响个人的心态、维护其形象、增强自信。

【技术操作考核评分标准】

项目	技术操作要求	评分	评分等级			实际得分
			A×1	B×0.7	C×0.4	
仪表 5	仪表端庄，着装符合要求	5				
评估 20	评估病人的病情、自理、梳头习惯、心理反应及合作程度	10				
	评估头发的分布、浓密程度、长度、卫生情况	10				
操作前准备 10	洗手	2				
	备齐用物	8				
操作过程 50	携用物至床旁，向病人做好解释工作，取得合作	5				
	根据病人病情安排体位	5				
	肩上或头下铺治疗巾或病人毛巾	5				
	梳理头发正确	10				
	梳理过程中，可用指腹按摩头皮	5				
	将脱落的头发置于纸袋中或污物桶中	5				
	撤下治疗巾或病人毛巾	5				
	协助病人取舒适卧位	5				
	整理床单位	3				
	清理用物，记录	2				
评价 15	操作过程熟练、节力	5				
	操作过程轻柔、避免牵拉	5				
	操作过程注意与病人有效沟通	5				
总分 100		100				

（杨美玲）

五、床上洗头法

【适用范围】

1. 生活不能自理的患者。

2. 生活可以自理但病情不允许，如：术后未拆线。

【背景】

跟腱断裂术后3天，因石膏固定五周，不能入浴，而且石膏较重，给患者带来了极大的不便。故每3天为患者进行床上洗头一次。

【操作前准备】

1. 护士：按要求着装，洗手、戴口罩。

2. 物品：

治疗车上层：治疗盘内放置；病号服、大毛巾、眼罩、耳塞、洗发液、梳子、小镜子、吹风机。

治疗车下层：放洗头器、水壶内盛40~45℃温水、水桶。(图1–2–5–1)

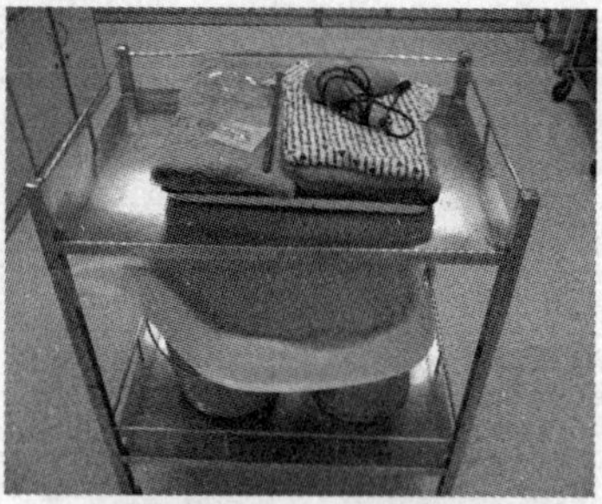

图 1–2–5–1　准备用物

3. 环境：安静、清洁、舒适、明亮。

4. 病人：按需排尿排便，取舒适体位，便于操作为宜。

【操作重点强调内容】

1. 动作要轻、稳、为患者选择舒适的体位。

2. 洗头时消除患者的紧张心理，加强与患者的沟通。

3. 用水时的水流要均匀，防止水流入眼及耳内。

4. 避免沾湿床单和衣服。

5. 注意水温和室温及时吹干头发，防止感冒。

6. 身体虚弱者不宜洗头。

【操作程序】

携物至床旁→向病人解释→让病人排尿排便→关门窗→取舒适体位→注意保暖和照明→大毛巾和洗头器放在头下→松开患者衣领向内折→嘱患者闭眼将眼罩遮盖双眼→用耳塞将耳眼塞住→松开头发→用手试用水温→用温水浸湿全部头发→涂抹洗发液后轻揉全部头发（图1–2–5–2）→温水冲洗干净→洗发毕用温水毛巾将面颈部擦净→撤掉洗头器→用大毛巾将头发包住将水分吸干→取除眼罩及耳塞→帮助患者取舒适体位→吹干并梳理头发(图1–2–5–3）→整理床单位。

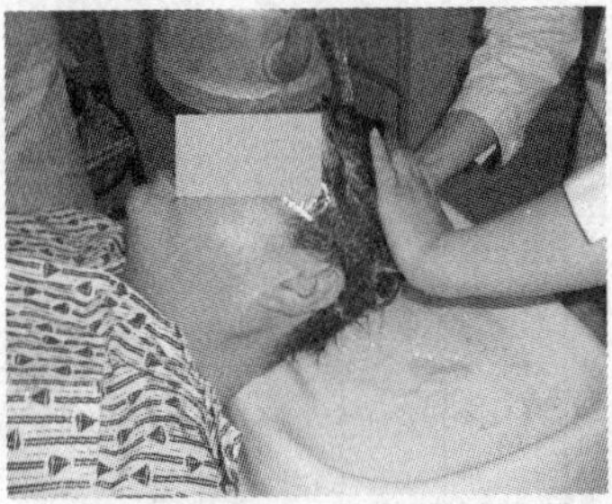

图 1–2–5–2　涂抹洗发液后轻揉全部头发

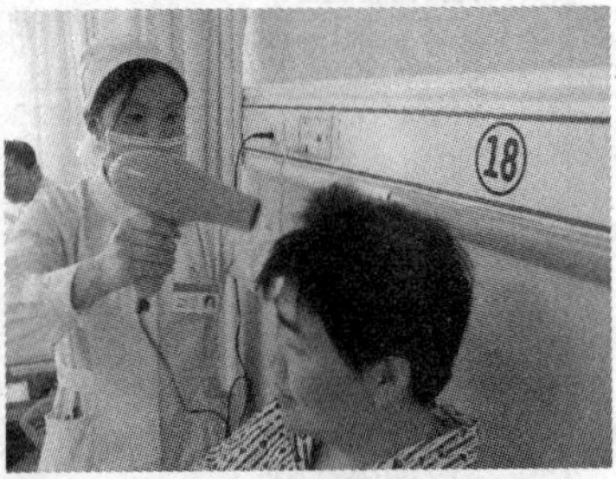

图 1–2–5–3　吹干并梳理头发

【操作观察要点】

1. 注意观察病人的生命体征，要给予舒适体位。

2. 注意观察患者的表情，一旦出现痛苦的表情，应立即给予停止。

【床上洗头技术操作考核评分标准】

项目		技术操作要求	评分	评分等级			实际得分
				A×1	B×0.7	C×0.4	
仪表 5		仪表端庄，服装整洁	5				
评估 10		评估病人病情、生活习惯、心理状态	5				
		评估病人自理能力、合作程度	5				
操作前准备 10		洗手	2				
		物品备齐	8				
操作过程 60	安全舒适 10	环境安排合理（关门窗，必要时调室温）	5				
		病人体位舒适，安全，盖眼，塞耳正确	10				
		洗头装置放置正确	5				
	洗发 20	洗头方法合理	5				
		头发清洗彻底	5				
		水温适宜	5				
		注意观察病情	5				
		洗发中随时询问病人感受	5				
	干发 10	洗毕擦净面部	5				
		梳理，吹干头发	5				
	操作后 10	合理安置病人，取舒适卧位，整理床单位	5				
		用物处理正确，洗手	5				
评价 15		操作熟练、节力	5				
		操作过程注意病人安全	5				
		操作过程注意沟通	5				
总分 100			100				

操作时间一般在30分钟内

【理论提问】

为病人做床上洗头时，应注意什么问题?

答：(1) 给病人做床上洗头的目的是为了使病人舒适，预防并发症。因此在操作前要做好护理评估，对病人病情、卫生习惯、躯体活动程度、病人的耐受力、自理能力及心理反应等应认真的了解，以便采取更为适合病人具体情况的措施。

(2) 洗发的过程中要随时询问和观察病人的感受（生理、心理、社会方面），以便随时调整护理操作行为，使病人舒适、满意。

(3) 操作中注意观察病人的病情变化，如面色、脉搏、呼吸等，如有异常，应停止操作。

(4) 注意室温和水温的调节，室温应达到24℃左右，水温在40~45℃，以防病人受凉。

(5) 操作中注意病人的舒适与安全，危重病人不宜洗发，待病情转好后再执行。

（陈秀云）

六、床上擦浴法

【适用范围】

适用于根据病情需要卧床及生活不能自理的病人。

【背景】

患者：胡××；男性；34岁；骶尾部肿瘤；行骶尾部肿瘤切除术后第五天。

【操作重点内容强调】

1. 向病人宣教擦洗的目的和注意事项，取得病人的合作。

2. 注意保护病人隐私，动作敏捷、轻柔，减少翻动次数和暴露，防止受凉。

3. 病人一侧肢体有伤口，在穿脱衣服时要先穿患侧，后穿健侧；先脱健侧，后脱患侧。

4. 擦浴中根据具体情况及时更换热水，并注意病人的安全与保暖和各种治疗措施的安置。

5. 擦浴过程中，常与病人沟通，随时询问病人的感受，具体指导病人配合的方法。

6. 操作中注意节力。

【操作前准备】

1. 护士：按照要求着装→洗手戴口罩→备齐用物→携用物至病人床旁→操作。

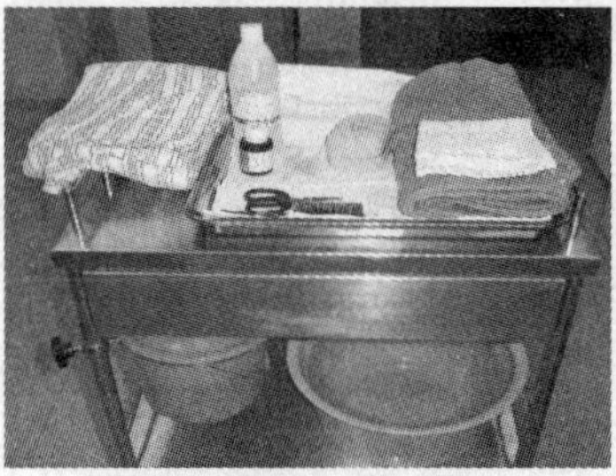
图 1-2-6-1　准备用物

2. 物品：治疗车、脸盆2个、水桶、热水（40~45℃)、治疗盘内置毛巾2条、浴巾、肥皂、梳子、小剪刀、石蜡油、棉签。必要时备便器、爽身粉、清洁衣裤、被服、屏风。（图1-2-6-1)

3. 病人：解大小便，取舒适体位，注意保暖。

4. 环境：安全、舒适。关好门窗→调节室温24℃±2℃→屏风遮挡、放平床及支架。

【操作流程】

携用物至床旁→向病人解释擦浴的目的和方法（图1-2-6-2）→屏风遮挡病人→取一脸盆放入2/3热水，测试水温→协助病人摆好体位→松开盖被及衣扣，将浴巾围在病人颈下→擦洗眼部（由内眦到外眦）、脸、颈部及耳后（图1-2-6-3）→脱上衣→洗两上肢（图1-2-6-4）（每擦洗一部位时需将浴巾半铺半覆盖于暴露处防止受凉，先用湿毛巾涂肥皂擦洗→再用湿毛巾擦净肥皂，清洁毛巾后再擦洗→最后用浴巾边擦干边按摩）→洗双手→擦胸腹→协助病人侧卧，背向护士→擦洗后颈、背、腰、臀部（图1-2-6-5）→必要时按摩→护士洗手后协助病人穿上衣→病人平卧，协助脱裤遮盖会阴→擦洗下肢（图1-2-6-6）→洗脚→更换脸盆、水及毛巾→协助清洗会阴→穿裤→骨突如无压红，可在骨突处按摩→整理床单位，根据需要更换被服→开窗通风→整理用物，记录→洗手。

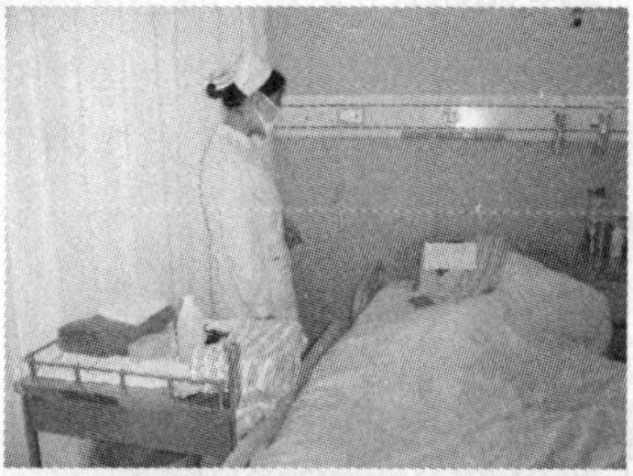

图 1-2-6-2　做好解释

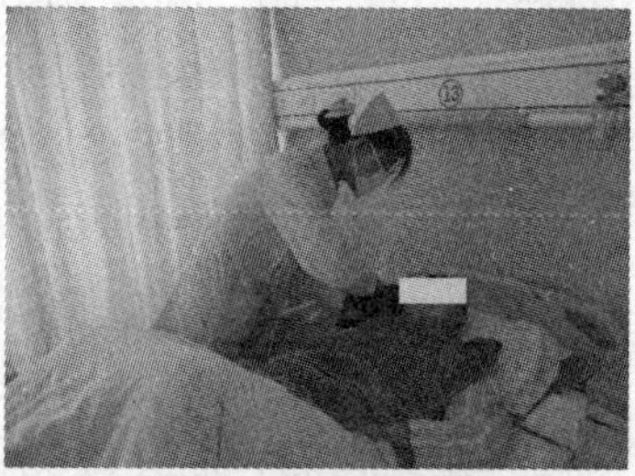

图 1-2-6-3　擦洗面部

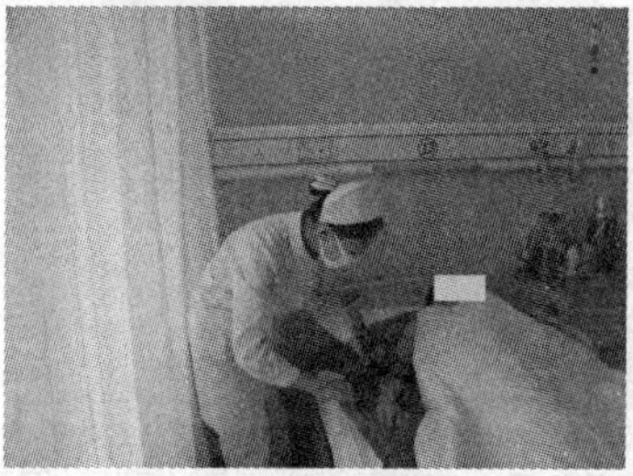

图 1-2-6-4　擦洗上肢

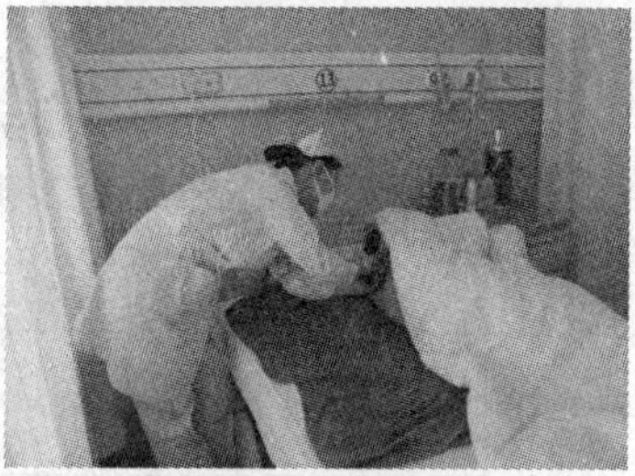

图 1-2-6-5　擦洗背部

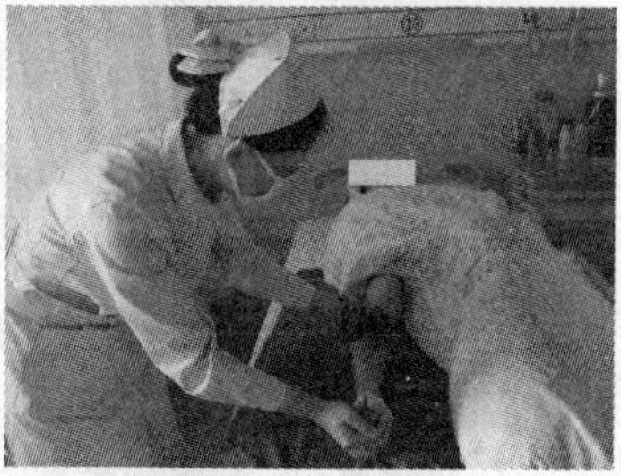

图 1-2-6-6　擦洗下肢

【操作观察要点】

1. 注意观察病人的病情变化及皮肤有无异常（如出现寒战、面色苍白等，应立即停止擦洗，给予适当处理）。

2. 注意观察骨隆突部，必要时可按压疮预防处理。

3. 观察病人心理反应及时给予帮助。

【理论提问】

1. 床上擦浴的目的是什么?

答：（1）使病人清洁、舒适，以利于血液循环。

（2）促进皮肤代谢，预防皮肤并发症，如感染、褥疮等。

2. 擦浴中应采取哪些保暖措施?

答：（1）关闭门窗，调节室温在24~26℃以上，用屏风遮挡病人。

（2）尽量少暴露病人的身体，在擦洗部位下面铺大毛巾或浴巾，擦洗过程中随时为病人擦干盖好，防止着凉。

（3）及时更换热水保持水温40~45℃。

3. 患者一侧肢体有伤口，穿、脱衣裤顺序应怎样做?

答：先穿患侧，后穿健侧；先脱健侧，后脱患侧。

4. 擦浴中应注意观察什么?

答：（1）要注意观察病人的病情变化及皮肤有无异常。

（2）要注意观察骨隆突部，必要时可按压疮预防处理。

（3）观察病人心理反应及时给予帮助。

【床上擦浴技术操作考核评分标准】

项目	技术操作要求	评分	评分等级			实际得分
			A×1	B×0.7	C×0.4	
仪表 5	仪表端庄，服装整洁	5				
评估 10	了解病情、自理程度、生活卫生习惯、心理状态	5				
	倾听病人需要和反应，认真与病人沟通语言恰当，态度真诚	5				
操作前准备 10	洗手、戴口罩	3				
	备齐用物、放置合理	7				
安全舒适 10	环境遮挡，注意隐私	5				
	注意病人体位的舒适与安全	5				

续表

项目		技术操作要求	评分	评分等级			实际得分
				A×1	B×0.7	C×0.4	
操作过程60	操作中40	水温适宜、适时换水	5				
		擦洗顺序正确、部位无遗漏（眼、脸、耳、颈、上肢、胸、背、腰、会阴、下肢、足）	5				
		擦洗手法正确，注意皮肤皱褶处清洁	5				
		防褥疮，按摩手法正确	5				
		不弄湿床单，注意保暖，不过度暴露病人	5				
		穿、脱衣裤方法正确	5				
		按需要协助病人剪指甲、梳头	5				
		操作中随时询问病人感受	5				
	操作后10	帮助病人整理床单位	5				
		用物处理正确	5				
评价 15		操作熟练、节力	5				
		操作过程注意病人安全	5				
		操作过程注意沟通	5				
总分 100			100				

（杨　红）

七、协助病人更衣法

【适用范围】

卧床病人及不能自己更衣的病人。

【背景】

患者，女性，60岁，左股骨颈骨折内固定术后第二日。体温

37℃，脉搏80次/分，血压120/80mmHg，床上排小便时不慎将衣服弄湿，需进行更换。

【操作重点强调内容】

1. 注意为病人保暖，避免病人受凉。

2. 观察病人的皮肤及患侧肢体情况。

3. 操作中注意动作轻柔，协助抬高患肢。

【操作前准备】

1. 护士：按要求着装→洗手→备齐用物→携用物至病人床旁→ 操作。

2. 物品：病人的清洁衣裤。

3. 病人：遮挡病人，保护隐私。

4. 环境：安静、整洁、温暖。

【操作程序】

携物至床旁→向病人解释图（1-2-7-1）→取得病人合作→遮挡病人 →协助病人摆好体位→为病人脱下上衣→先脱近侧→再脱对侧→如肢体有伤口或疼痛，先脱健侧→后脱患侧→取清洁上衣→先穿对侧→再穿近侧→如肢体有伤口或疼痛，先穿患侧→再穿健侧→更换裤子方法同更换上衣，（图 1-2-7-2~6）→为病人摆好舒适体位→盖好被子→向病人交代注意事项→整理用物→洗手。

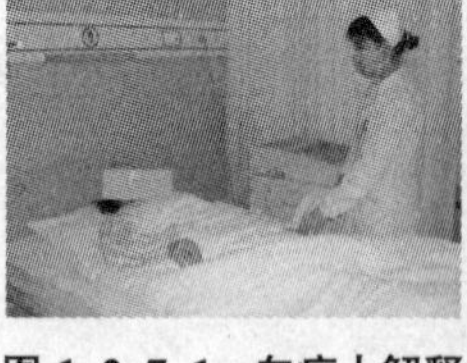

图 1-2-7-1 向病人解释

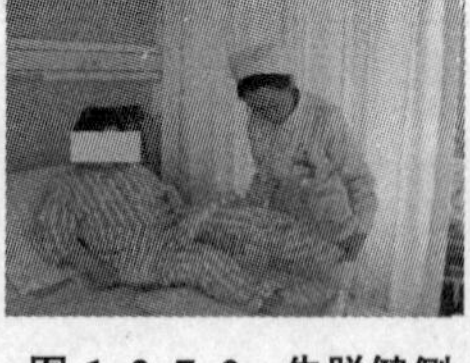

图 1-2-7-2 先脱健侧肢体的裤子

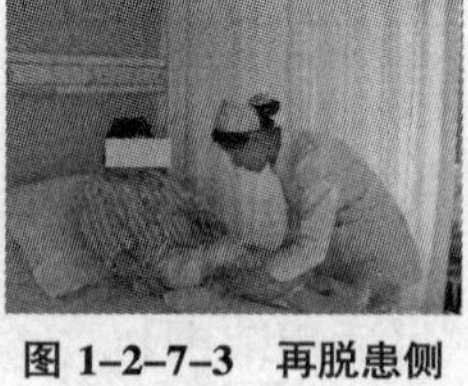

图 1-2-7-3 再脱患侧肢体的裤子

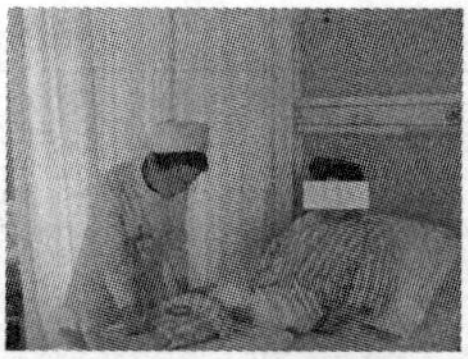

图 1-2-7-4　脱患侧动作要轻柔、缓慢

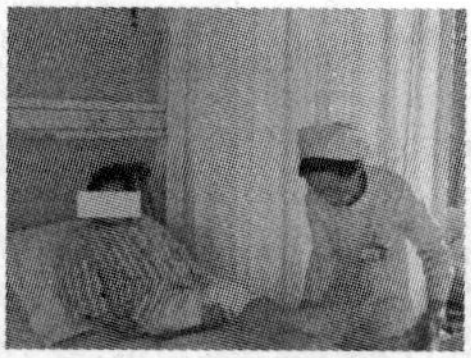

图 1-2-7-5　注意协助抬高患肢

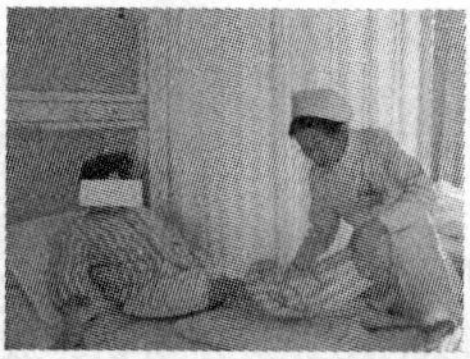

图 1-2-7-6　先穿患侧肢体的裤子

【操作观察要点】

1. 更换衣服时注意病人身上有无各种引流及管道，观察引流管是否扭曲、松脱、避免影响引流的效果，注意管路的固定。

2. 观察引流量、性状及颜色等。

【理论提问】

1. 为一侧肢体有伤口的病人更衣时，应先脱哪一侧？先穿哪一侧？

答：应先脱健侧，再脱患侧。应先穿患侧，再穿健侧。

2. 操作重点强调内容是什么？

答：注意为病人保暖，避免病人受凉。观察病人的皮肤及患侧肢体情况。

3. 操作观察要点

答：更换衣服时注意病人身上有无各种引流及管道，观察引流管是否扭曲、松脱、避免影响引流的效果，注意管路的固定。同时观察引流量、性状、色等。

【技术操作考核评分标准】

项目	技术操作要求	评分	评分等级			实际得分
			A×1	B×0.7	C×0.4	
仪表 5	仪表端庄，服装整洁	5				
评估 10	评估病情，了解伤口及各种管道的部位	5				
	评估病人自理、合作程度	5				

续表

项目		技术操作要求	评分	评分等级			实际得分
				A×1	B×0.7	C×0.4	
操作前准备 10		无长指甲，洗手	5				
		备齐用物，放置合理	5				
操作过程 60	安全舒适 10	环境遮挡，避免暴露	5				
		病人卧位舒适	5				
	操作中 40	向病人解释暴露引流管，交代注意事项	8				
		更换衣服方法、顺序正确	8				
		注意为病人保暖，避免病人受凉	8				
		观察病人的皮肤及患侧肢体情况	8				
		操作中注意动作轻柔，协助抬高患肢	8				
	操作后 10	合理安置病人与床单位	4				
		用物处理正确	3				
		洗手	3				
评价 15		操作过程中注意病人安全	5				
		操作中注意与病人沟通	5				
		操作熟练、节力	5				
总分 100			100				

（唐顺玲）

八、协助病人进食法

【适用范围】

生活不能自理，但可以进食的患者

【背景】

患者前十字韧带重建术后2天，因术后需持拐下床，行动不便，因此需护士协助病人进食。

【操作重点强调内容】

1. 动作要轻、稳、为患者选择舒适的体位。

2. 加强与患者的沟通，观察病人进食情况，讲清术后合理膳食的重要性。

3. 创造良好的进食环境。

【操作前准备】

1. 护士：按要求着装→洗手→准备用物→操作。

2. 用物：

治疗车上层：治疗盘内毛巾、香皂、治疗巾（数量根据病人情况而定）、漱口杯。

治疗车下层：水壶内盛温水1000~2000毫升、水盆、（图1–2–8–1）。

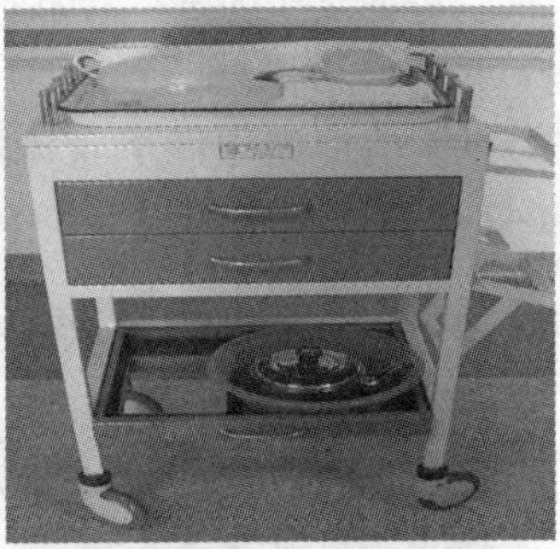

图 1–2–8–1 物品准备

3. 病人：评估病人：病人的自理情况程度，病房环境（空气新鲜，无污浊，环境整齐，协助病人排尿排便）、饮食习惯，取舒适体位。

4. 环境：安静、整洁、舒适、明亮。

【操作程序】

1. 洗手、准备用物。

2. 进餐前5分钟携用物至病人床旁→向病人解释。

①取舒适体位（坐位）→过床桌放于胸前，调整合适高度→水盆及香皂放于桌上→协助病人洗手（图1–2–8–2）→用毛巾擦手→整理用物→擦拭桌上水渍→治疗巾铺于颌下→端饭菜置桌上→协助病人进餐（图1–2–8–3）→了解病人进食情况→进餐后协助病人漱口、擦嘴、手（图1–2–8–4）→协助病人取舒适体

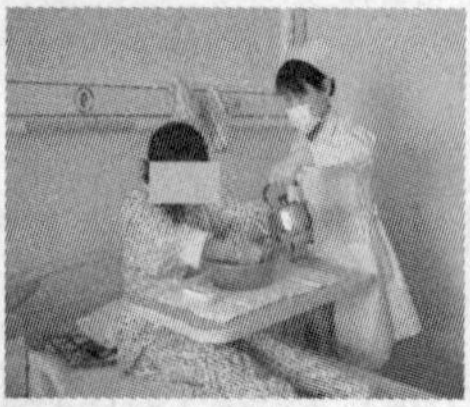

图 1-2-8-2
协助病人洗手

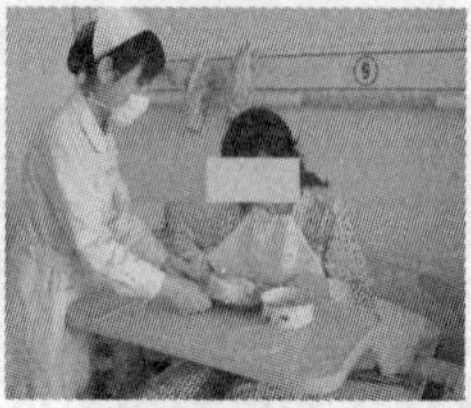

图 1-2-8-3
协助病人进食

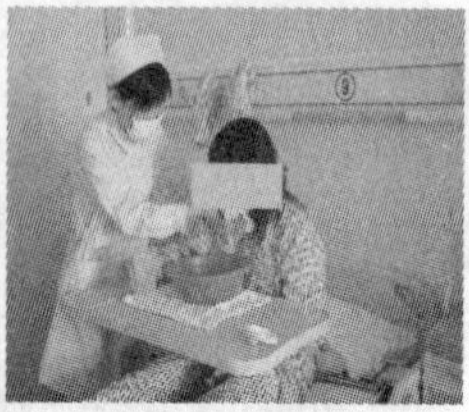

图 1-2-8-4
餐后协助病人擦嘴

位→整理床单位。

②取舒适体位（侧卧位）→治疗巾铺于床边→水盆放于治疗巾上→协助病人洗手（图1-2-8-5）→用毛巾擦手→整理用物→铺治疗巾于颌下及床边（图1-2-8-6）→协助病人进餐（图1-2-8-7）和（图1-2-8-8）→了解病人进食情况→进餐后协助

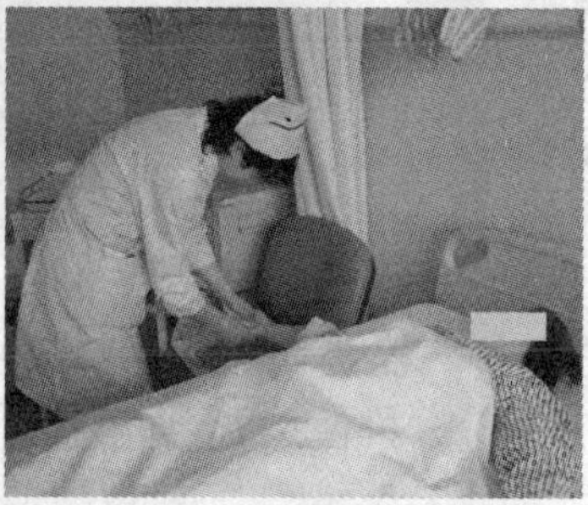

图 1-2-8-5　协助病人洗手

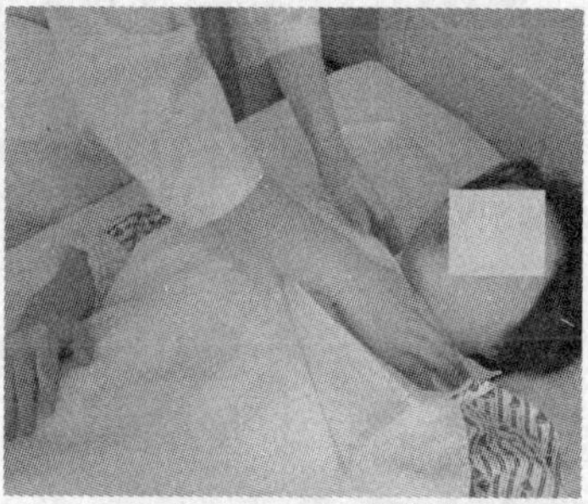

图 1-2-8-6　铺餐巾

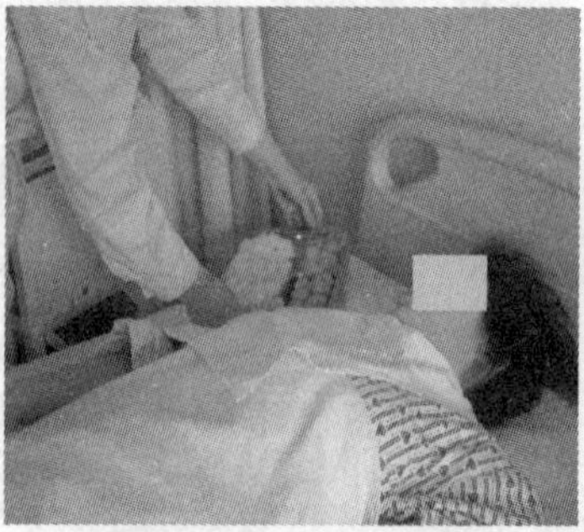

图 1-2-8-7　准备餐具

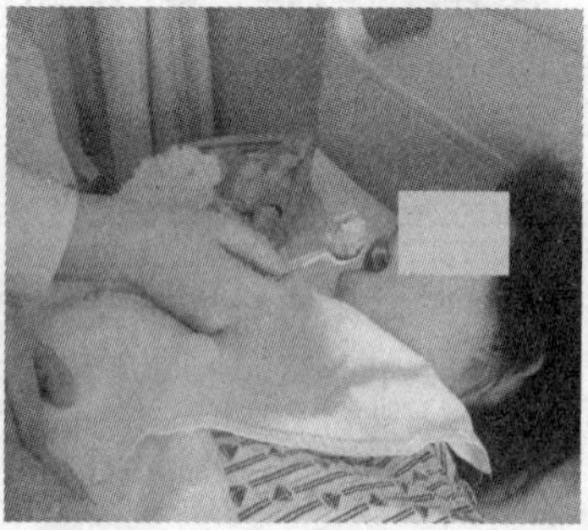

图 1-2-8-8　协助喂饭

病人漱口、擦嘴、手→协助病人取舒适体位→整理床单位。

【操作观察要点】

1. 注意观察病人的生命体征，要给予舒适体位。

2. 观察进食后的反应，特殊病人少量多餐，特别是冠心病、心绞痛病人观察病情变化。

3. 面罩吸氧的病人，进食的时候可改用鼻导管吸氧。

【理论提问】

1. 协助病人进食法重点强调的内容是什么？

答：1）动作要轻、稳、为患者选择舒适的体位。

2）加强与患者的沟通，观察病人进食情况，讲清术后合理膳食的重要性。

3）创造良好的进食环境。注意饭菜温度、色、香、味。

4）对瘫痪、易呛咳和老年患者，可将头稍垫高，偏向一侧。

2. 操作中重点观察的内容为？

答：1）注意观察病人的生命体征，要给予舒适体位。

2）观察进食后的反应，特殊病人少量多餐，特别是冠心病、心绞痛病人观察病情变化。

3）面罩吸氧的病人，进食的时候可改用鼻导管吸氧。

【技术操作考核评分标准】

项目	技术操作要求	评分	评分等级			实际得分
			A×1	B×0.7	C×0.4	
仪表 5	仪表端庄，服装整洁	5				
评估 15	评估病情、心理状态、饮食习惯、生活习惯	5				
	评估病人自理能力、合作程度	5				
	倾听病人需要和反映情况	5				
操作前准备 5	洗手	2				
	物品备齐	3				

续表

项目		技术操作要求	评分	评分等级			实际得分
				A×1	B×0.7	C×0.4	
操作过程60	安全舒适10	环境安排整洁舒适，餐具卫生	4				
		病人体位舒适，保暖，安全	4				
		餐桌放置正确，高低适中	2				
	进餐40	协助进餐方法正确（护士站位合理，饮食温度适中）	10				
		注意观察病情	10				
		餐后协助漱口及洗脸	10				
		餐后询问病人感受	10				
	操作后10	合理安置病人，取舒适体位	4				
		整理床单位	3				
		用物处理正确，洗手	3				
评价 15		动作熟练、节力	5				
		进餐时注意病人安全	5				
		进餐时注意与病人沟通	5				
总分 100			100				

（安玉洁）

九、口腔护理

【适用范围】

高热、昏迷、危重、禁食、鼻饲、口腔疾患、术后、生活不能自理者。

【背景】

患者男性，50岁，行直肠癌根治术后第一天，给予心电监测，氧饱和度监测、氧气吸入，血压120/80mmHg，脉搏80次/分，体温37℃，呼吸20次/分、留置腹腔引流管，留置尿管，留置胃管。

禁食水，生活不能自理，因此需要做口腔护理。

【操作强调内容】

1. 操作前认真评估病人情况，备齐相应的用物。

2. 操作前后要认真清点棉球，尤其是昏迷病人，禁止漱口，需用开口器时，应从臼齿处放入。

3. 动作轻柔，避免金属钳端碰到牙齿，以免引起病人的不舒适。特别是对凝血功能差的，要防止碰伤粘膜及牙龈。

4. 擦洗时须用止血钳夹紧棉球，每次一个，防止棉球遗留在口腔内。

5. 如有活动的假牙，应先取下用冷水冲洗干净，假牙放在清水中浸泡备用，不可泡在酒精或热水中，以免变色、变形和老化。

6. 操作时棉球不可太湿。

7. 传染病病人的用物按消毒隔离原则处理。

【操作前准备】

1. 护士：洗手、戴口罩，评估病人。

2. 用物：口护盘（棉球若干、止血钳1、压舌板1）、治疗巾1块、0.9%盐水、石蜡油、棉签、手电筒、备漱口水及口杯（图1–2–9–1）。

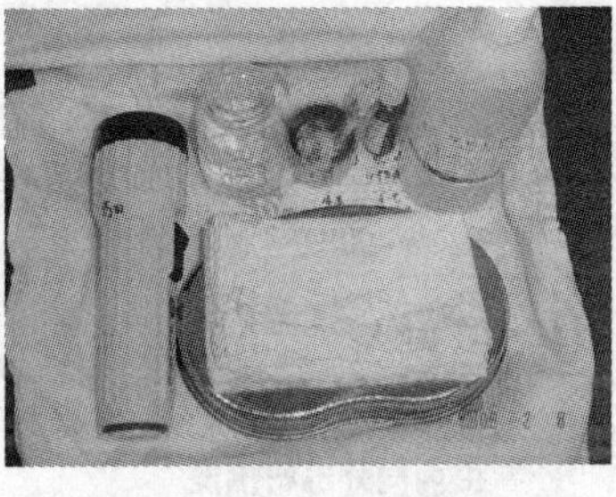

图 1–2–9–1　备齐用物

3. 病人：病情平稳，体位舒适，取得病人配合。

4. 环境：病室安静，整洁，注意病人合理暴露。

【操作程序】

携物至床旁→站于病人右侧，协助病人摆好体位→铺治疗巾于病人颌下，将空弯盘放置病人颌下，另一弯盘放置一侧（图1–

2-9-2）→清点棉球，用棉球湿润口唇（图1-2-9-3）→漱口→取压舌板，用手电筒检查口腔粘膜有无出血、溃疡（图1-2-9-4）→嘱病人咬合上下齿，用压舌板轻轻撑开左侧颊部，夹棉球由内向外纵行擦洗（图1-2-9-5）→换棉球擦右侧→嘱病人张口擦左上内侧，翻转止血钳擦咬合面（图1-2-9-6）→嘱病人张口擦左下内侧，翻转止血钳擦咬合面→弧形擦左侧颊部→同法擦右侧→擦硬腭（图1-2-9-7）→擦舌面（图1-2-9-8）→擦舌下（图1-2-9-9）→漱口、手电筒检查口腔、清点棉球→撤去治疗巾，为病人擦净面部（图1-2-9-10）→协助病人取舒适卧位→合理处置用物→洗手（或快速手消毒液洗手）。

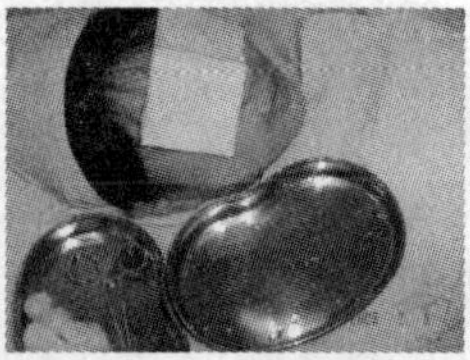

图1-2-9-2　放置弯盘

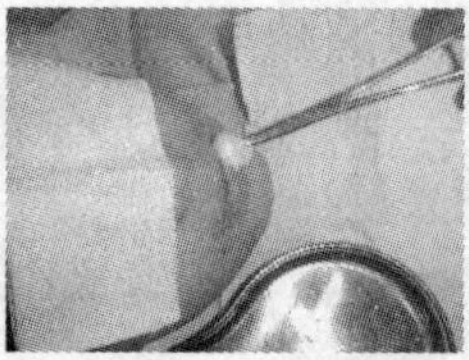

图1-2-9-3　湿润口唇

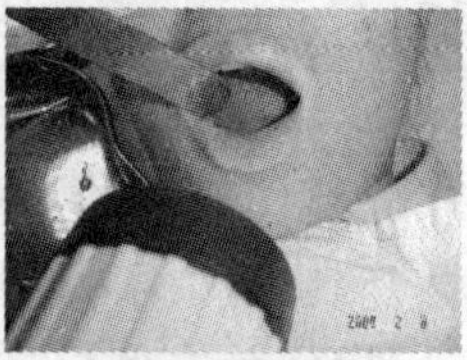

图1-2-9-4　用手电检查口腔

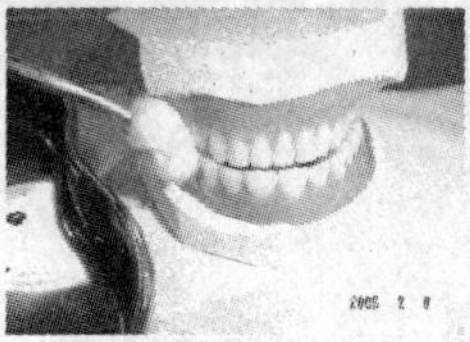

图1-2-9-5　由内向外纵行擦洗

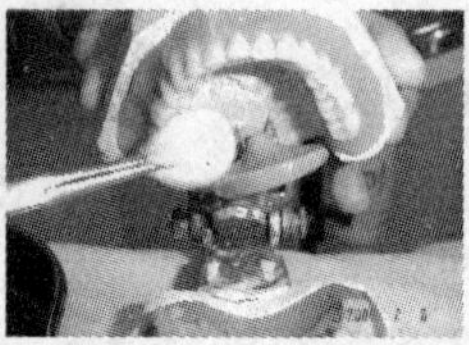

图1-2-9-6　擦咬合面

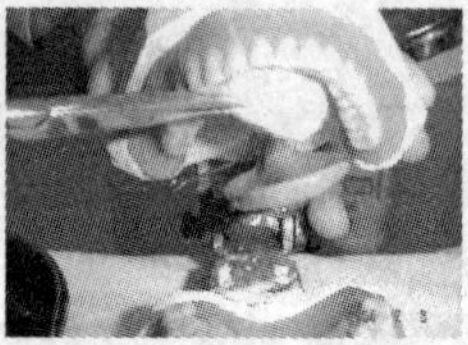

图1-2-9-7　擦硬腭

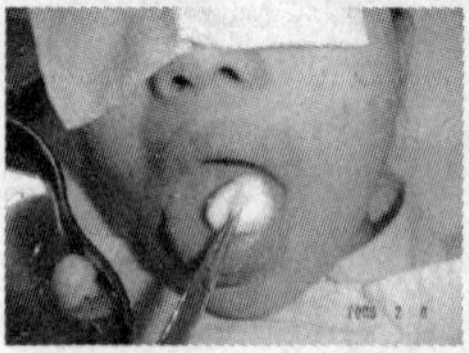

图1-2-9-8　擦舌面

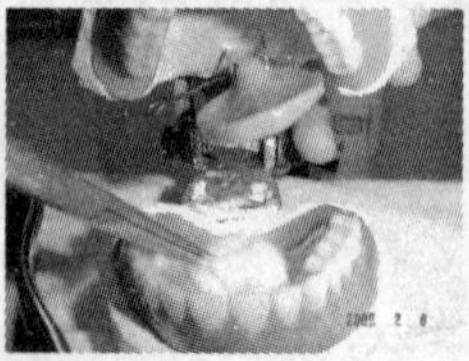

图1-2-9-9　擦舌下

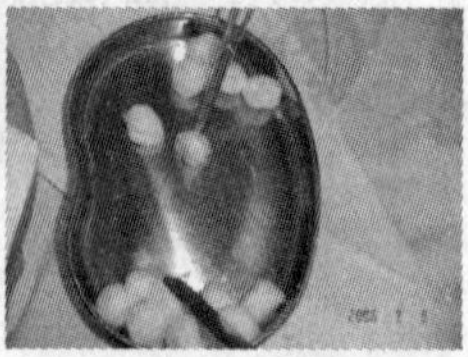

图1-2-9-10　清点棉球

【观察要点】

1. 观察口腔粘膜有无出血、溃疡等现象。

2. 操作中注意观察询问病人不适主诉，如有不适立即停止操作，对症处理。

3. 对长期应用抗生素者，应观察口腔粘膜有无真菌感染。

4. 观察口腔粘膜和舌苔的变化及特殊的口腔气味，提供病情的动态信息。

【考核评分标准】

项目	技术操作要求	评分	评分等级			实际得分
			A×1	B×0.7	C×0.4	
仪表 5	仪表端庄，着装符合要求	5				
评估 15	评估病人的病情、神志、合作程度，根据评估结果选择合适体位	10				
	评估病人的口腔状况、根据情况选择口腔护理液，做好解释工作	5				
操作过程 60	洗手、戴口罩	2				
	根据评估结果，备齐用物:口护盘(棉球若干、止血钳 1 把、或增加镊子 1 把、压舌板 1)、治疗巾 1 块、0.9%盐水、石蜡油、手电筒、备漱口水及口杯	5				
	携用物至床旁，协助病人摆好体位，铺治疗巾于病人颌下	3				
	将空弯盘放置病人颌下，另一弯盘放置一侧，清点棉球，先用棉球湿润口唇后漱口	5				
	取压舌板，用手电筒照，检查口腔粘膜有无出血、溃疡	5				

续表

项目	技术操作要求	评分	评分等级			实际得分
			A×1	B×0.7	C×0.4	
	嘱病人咬合上下齿，用压舌板轻轻撑开左侧颊部，夹棉球由内向外纵行擦洗（止血钳端背朝向口腔粘膜）	2				
	换棉球擦右侧	2				
	嘱病人张口擦洗左上内侧，翻转止血钳擦洗咬合面	3				
	嘱病人张口擦洗左下内侧，翻转止血钳擦洗咬合面	3				
	弧形擦洗左侧颊部	2				
	擦洗右上内侧，翻转止血钳擦咬合面	3				
	擦洗右下内侧，翻转止血钳擦咬合面	3				
	弧形擦洗右侧颊部	2				
	擦硬腭	2				
	擦舌面	2				
	擦舌下	2				
	漱口后用手电照检查口腔，清点棉球，撤去治疗巾，为病人擦净面部	4				
	协助病人取舒适卧位	5				
	合理处置用物	5				
评价 20	操作过程考虑病人安全	5				
	操作过程注意和病人的沟通	5				
	操作过程注意无菌原则	5				
	操作熟练、节力	5				
总分 100		100				

【理论提问】

1. 口腔护理常用的漱口水有哪些？及其作用？

答：1%~3%过氧化氢溶液（遇有机物时，放出新生氧，抗菌除臭，有防腐防臭的作用）、2%~3%硼酸溶液（属酸性防腐药，可改变细菌的酸碱平衡起抑菌作用）、1%~4%碳酸氢钠溶液（属碱性药物，用于真菌感染）、0.02%呋喃西林溶液（清洁口腔，广谱抗菌作用）、0.1%醋酸溶液（用于绿脓杆菌感染等）、生理盐水（清洁口腔，预防感染）、朵贝尔溶液（复方硼酸溶液）（抑菌，除臭）。

2. 口腔护理的目的是什么？

答：(1) 保持口腔的清洁、湿润，使病人舒适，预防口腔感染等并发症。

(2) 防止口臭、口垢，促进食欲，保持口腔正常功能。

(3) 观察口腔粘膜和舌苔的变化及特殊的口腔气味，提供病情的动态信息。

（王学英）

第三节　病人搬运法

一、协助病人由床上移至轮椅法

【适用范围】

运送不能独立行走或行走无力，可以坐起的清醒病人。

【背景】

患者：女性；26岁；左胫骨骨折；行左胫骨骨折内固定术后第三天；医嘱今日照X光片：左胫骨正侧位；协助病人由床上移至轮椅去放射科进行检查。

【重点强调的内容】

1. 病人的病情、意识、心理状态适宜搬运，评估病人适宜哪种搬运方法。

2. 安全及注意保暖。

3. 病人感觉舒适。

【操作准备】

搬运者：

1. 衣帽整齐。

2. 评估病人病情，选择搬运病人的方法。

3. 向病人解释移动的目的及方法。

4. 准备用物。

用物：双拐，轮椅并检查轮椅安全可靠性能。

病人：排便，穿好病服注意保暖，采取坐卧位，准备搬运。

环境：温暖、宽阔。

【操作流程】

评估病人状况适宜搬运→协助病人排便→检查轮椅安全可靠性能→将轮椅推至床旁→将轮椅制动系统放在锁定位置（图1-3-1-1）→协助病人穿好病服注意保暖→协助病人坐起穿鞋（图1-3-1-2）→将双拐拿给病人→协助病人下地、站起→健侧踩地→患侧不踩地（图1-3-1-3）→搬运者一手抵住轮椅→一手协助病人坐在轮椅上（图1-3-1-4）→叮嘱病人手扶轮椅扶手靠后坐→协助病人将患肢移至轮椅脚踏板→系好安全带（图1-3-1-5）→让病人拿好双拐→询问病人感觉（天气冷可以穿件大衣、盖毛毯、棉被注意保暖）（图1-3-1-6）→放开制动系统→推轮椅移动（下轮椅回床同上轮椅法）。

【操作观察要点】

1. 观察病人的耐受情况。

2. 全过程随时观察患肢及病情的变化情况。

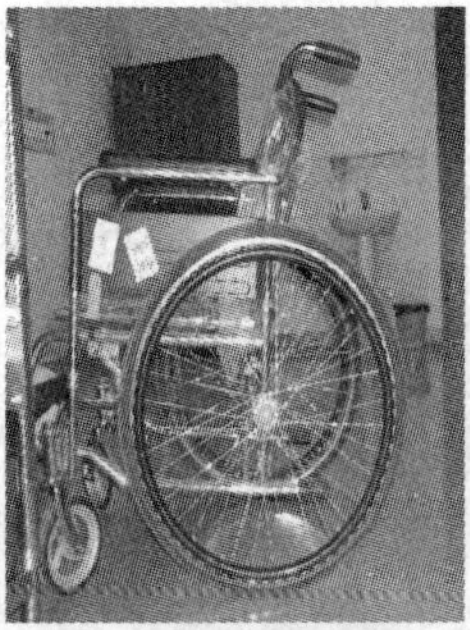

图 1–3–1–1　检查轮椅制动系统放在锁定位置

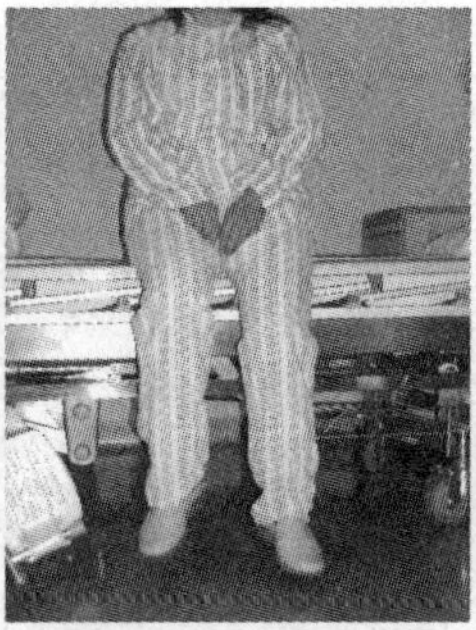

图 1–3–1–2　协助病人坐起穿好鞋

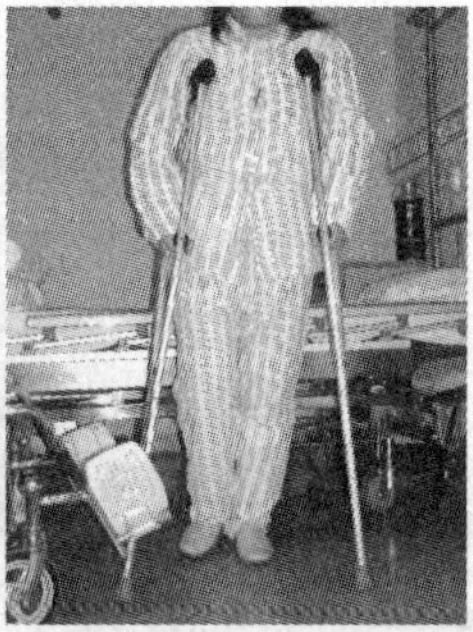

图 1–3–1–3　助病人下地、站起图

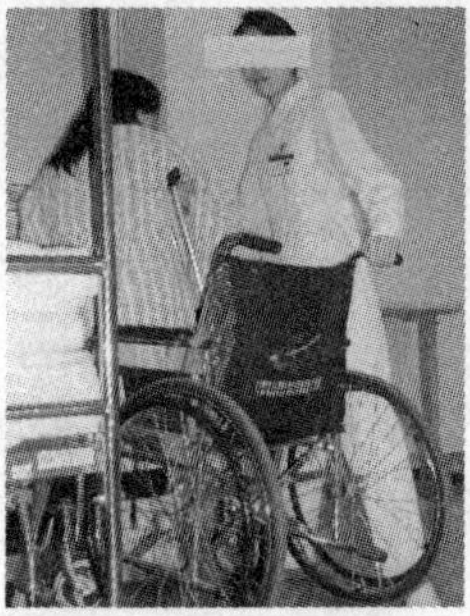

图 1–3–1–4　一手抵住轮椅→一手协助病人坐在轮椅上

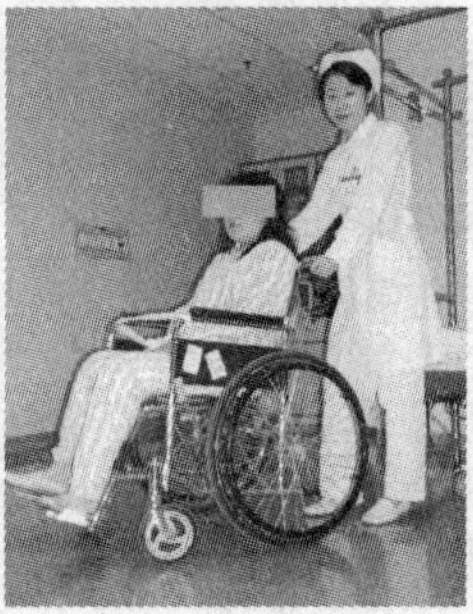

图 1–3–1–5　系好安全带图

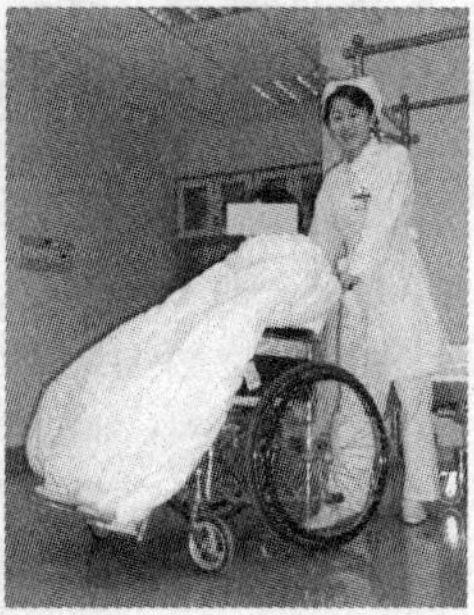

图 1–3–1–6　注意保暖

【技术操作考核评分标准】

项目	技术操作要求	评分	评分等级			实际得分
			A×1	B×0.7	C×0.4	
仪表5	服装，仪表大方，举止端庄	5				
评估10	评估病人病情、手术方式及局部皮肤情况	5				
	评估病人自理及合作程度	5				
操作前准备 10	洗手	2				
	备齐使用物品、检查轮椅情况	8				

续表

项目		技术操作要求	评分	评分等级			实际得分
				A×1	B×0.7	C×0.4	
操作过程60	安全与舒适10	环境安排合理——宽阔	5				
		注意安全，系好安全带，保暖	5				
	操作中40	再次核对病人及搬运方法	5				
		体位选择舒适、环境布置合理	5				
		协助病人穿衣，注意保暖	5				
		搬运者手法正确	10				
		搬运时观察病人	10				
		配合默契，动作熟练	5				
	操作后10	合理安置病人，观察病人情况，整理床单位	5				
		物品放置合理，洗手	5				
评价15		操作过程注意病人安全	5				
		操作过程与病人沟通有效	5				
		操作熟练、节力	5				
总分100			100				

【理论提问】

1. 轮椅移动病人运行过程中应注意哪些问题?

答：（1）轮椅移动病人运行过程中必须系好保护带以确保病人的安全，舒适，保暖，注意观察病人病情变化。

（2）推车注意平稳，匀速前进，避免车撞墙或门等，以防振动病人或损伤建筑物。

（3）推车上下坡时注意提醒病人身体向后坐稳，下坡时注意将轮椅调转为反向向后倒着走。

（唐顺玲　黄　萍）

二、协助病人由床上移至平车法

【适用范围】

运送不能下床的病人。

【背景】

患者：女性；36岁；急性腰椎间盘突出；行L4–5间盘摘除术后第三天；医嘱今日照X光片：腰椎正侧位；协助病人由床上移至平车去放射科进行检查。

【重点强调的内容】

1. 病人的病情、意识、心理状态是否适宜搬运，评估病人适宜哪种搬运方法。

2. 固定好各种管路、石膏或夹板以及牵引，不能妨碍身体移动。

3. 颈椎病人搬运前必须配戴围领，腰椎和胸椎病人搬运前必须配戴围腰或支具。

4. 安全及注意保暖。

5. 病人的头部置于大轮端，搬运者推车时把住大轮一端，以便观察病情；行车时小轮在前，大轮在后，以减轻运送过程中摇摆颠簸，增加病人舒适感。

【操作前准备】

搬运者

1. 衣帽整齐。

2. 评估病人病情选择搬运病人的方法。

3. 向病人解释移动的目的及方法。

4. 准备用物（图1–3–2–1）。

用物：平车、大单、枕头、棉被或毛毯。

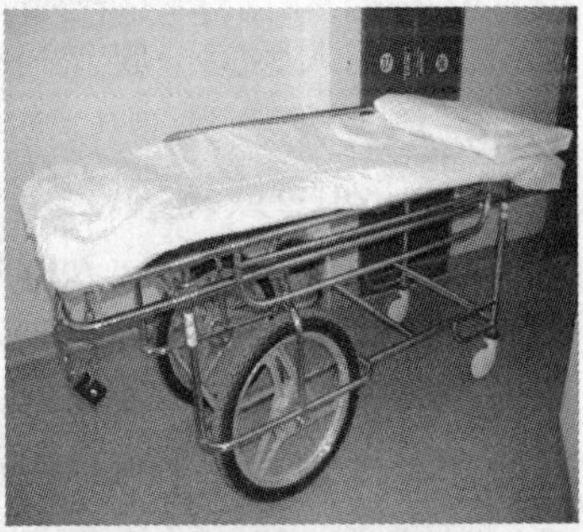

图 1–3–2–1　用物准备

病人：解大小便，穿好病服注意保暖，采取仰卧位，准备搬运。

环境：温暖、宽阔、移开床旁桌椅、松开盖被。

【操作程序】

携用物至病人床旁。

1. 挪动法

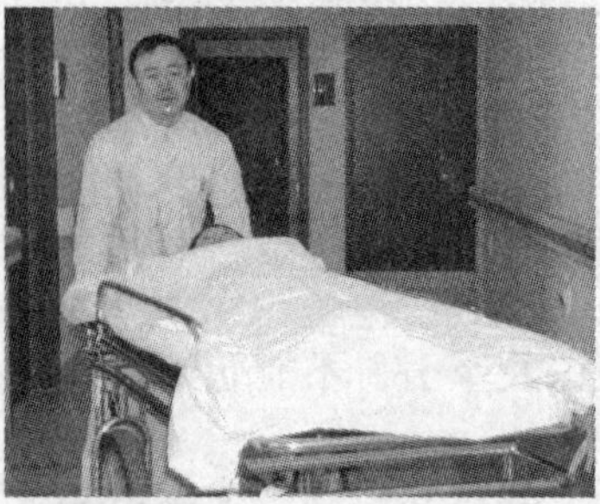

图 1–3–2–2　推平车法

（适于可自行移动身体的病人）评估病人状况适宜搬运→协助病人大小便→协助病人仰卧位→配戴支具→固定各种管路、石膏或夹板以及牵引（管路用别针固定于病服上）→松开盖被→穿好病服注意保暖→移开床旁桌椅→检查平车后推至床旁与病床平行（平车上铺大单）→摇床至平车高度→检查床及平车的制动系统放在锁定位置→将盖被叠至病床对侧（也可将盖被开口向病人方向折成半铺半盖式）→放好枕头→搬运者站在平车旁，抵住平车→帮助病人移动上身、臀部、下身向平车上移动（回床时顺序相反先帮助病人移动下身，再移动上半身）→协助病人摆好舒适体位→盖被，注意保暖（检查各种管路、石膏或夹板、牵引是否固定牢固）→观察病人情况，询问病人感觉→放开制动系统→推车移动（图1–3–2–2）。

2. 单人法

（适于儿童或体重较轻的病人）评估病人状况适宜搬运→协助病人大小便→协助病人仰卧位→配戴支具→固定各种管路、石膏或夹板以及牵引（管路用别针固定于病服上）→松开盖被→穿好病服注意保暖→移开床旁桌椅→检查平车后推至床边，平车大轮部与病床尾部呈45°夹角放置（平车上铺大单）→检查床及平车的制动系统放在锁定位置→将盖被叠至病床对侧（也可将盖被开口向病人方向折成半铺半盖式）→放好枕头→搬运者站在床与平车夹角内，右手臂自病人腋下伸入远侧肩部→另一只手臂伸入病人股下→叮嘱病人双臂交叉于搬运者颈后握住→托起病人移动至平车上→协助病人摆好舒适体位→盖被，注意保暖（检查各种管路、石膏或夹板、牵引是否固定牢固）→观察病人情况，询问病人感觉→放开制动系统→推车移动。（图1-3-2-3）

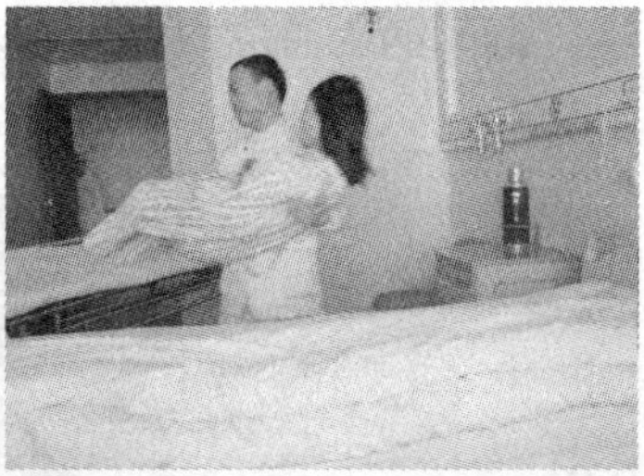

图 1-3-2-3　单人法

3. 双人法（图1-3-2-4）

（适于不能自行活动或体重较轻的病人）评估病人状况适宜搬运→协助病人大小便→协助病人仰卧位→配戴支具→固定各种管路、石膏或夹板、牵引（管路用别针固定于病服上）→松开盖被→穿好病服注意保暖→移开床旁桌椅→检查平车后推至床边与病床呈90度夹角放置（平车上铺大单）→摇床与平车高度平齐→检查床及平车的制动系统放在锁定位置→将盖被叠至病床对侧（也可将盖被开口向病人方向折成半铺半盖式）→放好枕头→搬运者两人站在夹角内→帮助病人将双上肢放于胸前→甲搬运者一只手臂托起病人的头颈、肩部，另一只手托住病人腰部→乙搬运者一只手托住病人臀部，另一只手托住病人的腘窝部与小腿部（腿部有石膏病人不能使膝关节屈曲，以免将石膏折断）→两人同时抬起病人，（使病人身体向搬运者倾斜）→两人同时移步将病人移动至平车上→协助病人摆好舒适体位→盖被，注意保暖（检查各种管路、石膏或夹板以及牵引是否固定牢固）→观察病人情

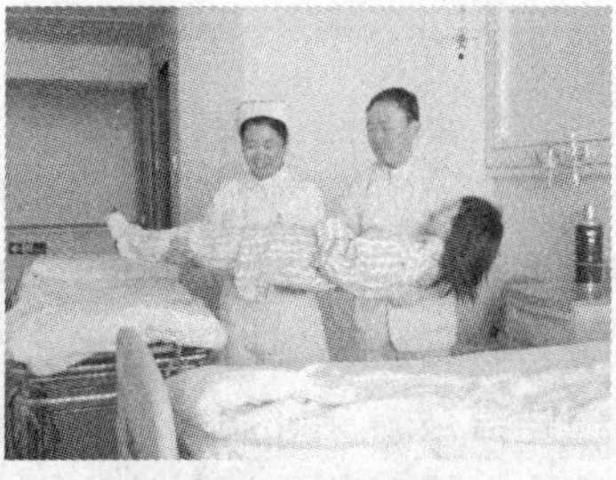

图 1-3-2-4　双人法

况，询问病人感觉→放开制动系统→推车移动。

4. 三人法（图1-3-2-5）

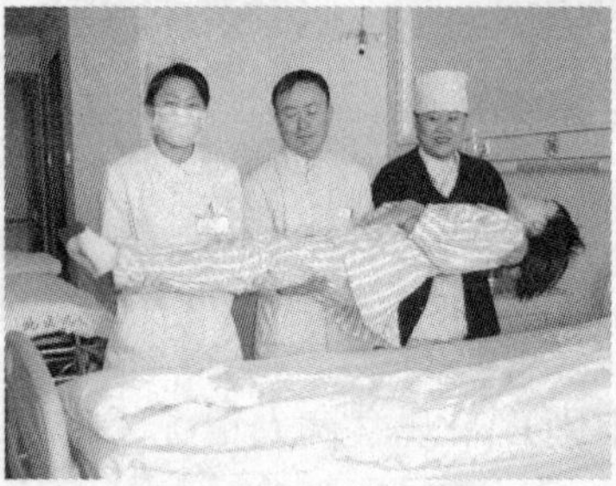

图 1-3-2-5　三人法

（适于体重较重或必须平行搬运的病人）评估病人状况适宜搬运→协助病人大小便→协助病人仰卧位→配戴支具→各种管路、石膏或夹板、牵引固定牢固（管路用别针固定于病服上）→松开盖被→穿好病服注意保暖→移开床旁桌椅→检查平车后推至床边与病床呈90度夹角放置（平车上铺大单）→摇床与平车高度平齐→检查床及平车的制动系统放在锁定位置→将盖被叠至病床对侧（也可将盖被开口向病人方向折成半铺半盖式）→放好枕头→搬运者三人站在夹角内→帮助病人双上肢放于胸前→甲搬运者一只手臂托起病人的头颈部，另一只手托住病人肩部→乙搬运者一只手托住病人腰部，另一只手托住病人的臀部→丙搬运者一只手托住病人大腿部，另一只手托住病人小腿部→三人同时抬起病人，使手臂将病人尽量环住（使病人身体向搬运者倾斜）→三人同时移步将病人移动至平车上→协助病人摆好舒适体位→盖被，注意保暖（检查各种管路、石膏或夹板、牵引固定牢固）→观察病人情况，询问病人感觉→放开制动系统→推车移动。

5. 四人法（图1-3-2-6）

（适用于病情危重或颈腰椎骨折的病人）评估病人状况适宜搬运→协助病人大小便→协助病人仰卧位→配戴支具→各种管路、石膏或夹板、牵引固定牢固（管路用别针固定于病服上）→松开盖被→穿好病服注意保暖→移开床旁桌椅→检查平车后推至床边，平车的头端与病床尾部连接放置（平车上铺大单）→摇床与平车高度平齐→去除床尾板→检查床及平车的制动系统放在锁定位置→将盖被叠至病床对侧（也可将盖被开口向病人方向折成半铺半盖式）→放好枕头→四名搬运者两人一组分别站在病床两侧→帮助病人双上肢放于胸前→一侧的甲搬运者一只手臂托起病人的头颈、肩部，另一只手托住病人背部→乙搬运者一只手托住病人腰部，另一只手托住病人的臀部→另一侧的甲搬运者一只手托住病人肩部，另一只手托住病人的腰部→另一侧的乙搬运者一只手托住病人大腿部，另一只手托住病人的小腿部→四人同时抬起病人，使手臂将病人尽量托住→四人同时移步将病人移动至平车上→协助病人摆好舒适体位→盖被，注意保暖（检查各种管路、石膏或夹板、牵引固定牢固）→观察病人情况，询问病人感觉→放开制动系统→推车移动。

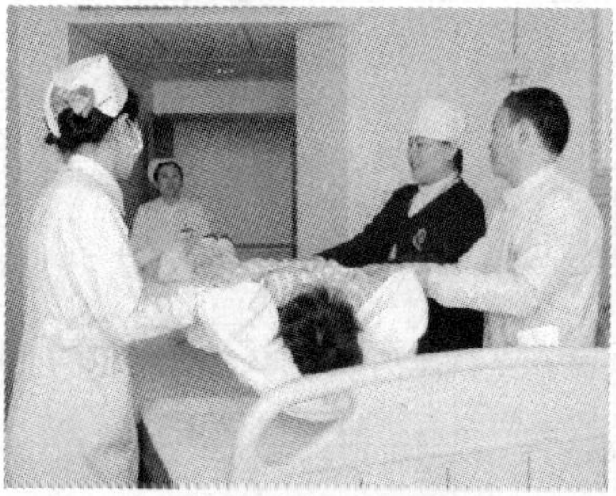

图 1-3-2-6　四人法

【操作观察要点】

1. 病人的耐受情况。

2. 病人的神志、精神变化。

3. 观察各种管路、石膏或夹板、牵引与肢体的固定情况。

4. 须要水平搬运时，全过程随时观察，保证肢体的平直搬运。

【技术操作考核评分标准】

项目		技术操作要求	评分	评分等级			实际得分
				A×1	B×0.7	C×0.4	
仪表 5		服装，鞋帽整洁；举止端庄	5				
评估 15		评估病人的身体状况，适宜搬运选择适宜搬运方法（单人、双人、三人或四人法）	5				
		评估病人手术情况及局部皮肤愈合情况	5				
		评估各种管路、石膏或夹板、牵引固定牢固、病人自理及合作程度	5				
操作前准备 5		洗手	2				
		备齐使用物品：平车、大单、棉被或毛毯	3				
操作过程 60	安全与舒适 10	环境安排合理——宽阔，病人卧位舒适——仰卧位	5				
		注意安全，保暖	5				
	操作中 45	再次核对病人及搬运方法	5				
		体位选择舒适、环境布置合理	5				
		配戴围领、围腰等方法正确	5				
		协助病人更衣，注意保暖	5				
		平车摆放方法正确，再次核对病人及搬运方法	5				
		搬运者手法正确	10				
		搬运时观察病人	5				
		配合默契，动作熟练，注意保暖	5				
	操作后 5	合理安置病人，观察病人情况，整理床单位，检查各种管路、石膏或夹板、牵引固定牢固情况，用物处理正确，洗手	3				
			2				
评价 15		操作过程注意安全	5				
		操作过程注意与病人沟通	5				
		操作过程熟练，注意节力	5				
总分 100			100				

【理论提问】

1. 协助病人翻身时如何防止皮肤损伤?

答：翻身前后将床单整理平整。一人翻身时不可拖拉，应将病人身体稍抬起，再翻转；翻转时注意将病人衣服整理平整，以防擦伤皮肤。两人协助病人翻身时，注意动作协调一致，轻柔稳妥。翻身前后注意观察病人皮肤情况，发现异常及时处理。

2. 若病人身上带有多种管路，应如何协助搬运?

答：搬运时若病人带有多种管路，应先将管路妥善固定，便于跟随病人移动，必要时可用别针固定于病人衣服上或用胶布固定于病人肢体上。搬运后必须检查管路是否扭曲，打折，管路是否通畅。有些管路可根据不同情况先夹闭（如胸引，尿管等），再固定搬运，搬运完毕安置妥当再打开管路，防止倒流。

3. 牵引病人如何搬运?

答：牵引病人必须连同牵引装置一同搬运，确保有效的牵引力。

4. 平车移动病人运行过程中应注意哪些问题?

答：（1）平车移动病人运行过程中必须拉起护栏或绑缚保护带以确保病人的安全，舒适，保暖，注意观察病人病情变化。

(2) 平车的头端为大轮端，病人的头部睡在大轮一端，搬运者推车时把住大轮一端，以便观察病情；同时大轮行车时转动摇摆较小，病人感觉舒适。

(3) 推车注意平稳，匀速前进，避免车撞墙或门等，以防振动病人或损伤建筑物。

(4) 推车上下坡时病人的头部应保持在高处端，以免病人产生不适。

（黄　萍）

第四节　协助病人更换卧位法

一、协助病人移向床头法

【适用范围】

身体移动障碍的病人

【背景】

患者男性，62岁，神志清楚，体温36.8℃，脉搏88次/分，呼吸22次/分，血压96/58mmHg，床上活动亦可引起心悸、乏力、呼吸困难，心功能不全Ⅳ级。遵医嘱卧床休息，病人下滑，协助病人移向床头。

【操作重点强调内容】

1. 评估病情、意识状态、皮肤情况、身上有无各种导管、牵引、固定。

2. 评估病人年龄、体重、需要移动目的、活动耐力以及合作程度、自理能力。

3. 了解病人的心理状态、沟通能力、对移动方法的认知水平及经验。

4. 应注意节力，动作轻稳，使病人舒适安全。

【操作前准备】

护士：按照要求着装，洗手。

物品：根据需要准备物品，如：被服。

病人：根据情况选择帮助移动病人的方法，向病人及家属解释移动的目的和方法，听取病人及家属对移动的要求。

环境：宽阔温暖。

【操作程序】

一人帮助病人移向床头法

视病情放平床头支架→将枕头横立于床头，避免撞伤病人

(图1-4-1-1) →病人仰卧屈膝位 (图1-4-1-2) →护士一手伸入病人肩下→另一只手托住病人臀部→两臂用力抬起移动，同时嘱咐病人双手握住床头栏杆，双脚蹬床面，挺身上移 (图1-4-1-3) →放回枕头，支起床头架 (图1-4-1-4) →整理床铺。(图1-4-1-5)

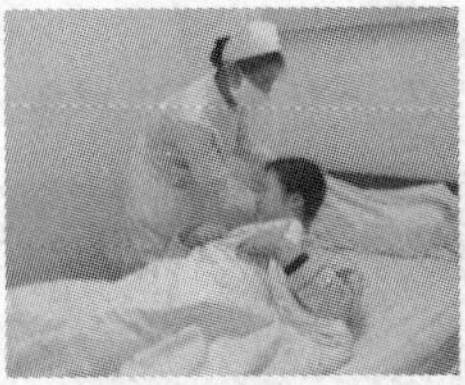

图 1-4-1-1
将枕头横立于床头

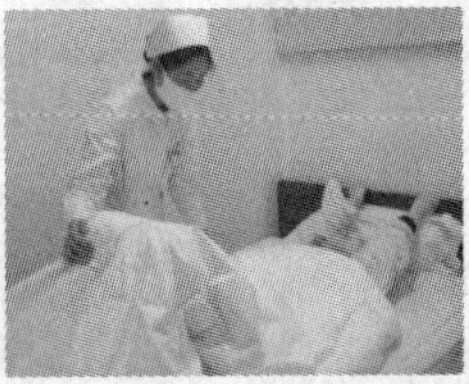

图 1-4-1-2
病人仰卧屈膝位

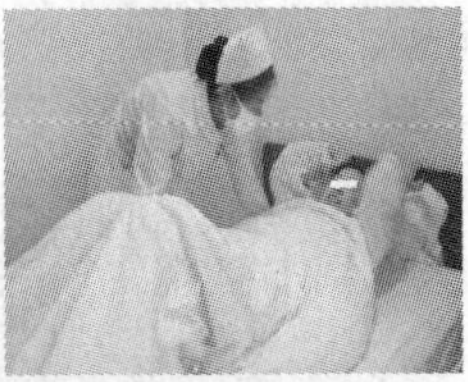

图 1-4-1-3
病人双手握住床头栏杆

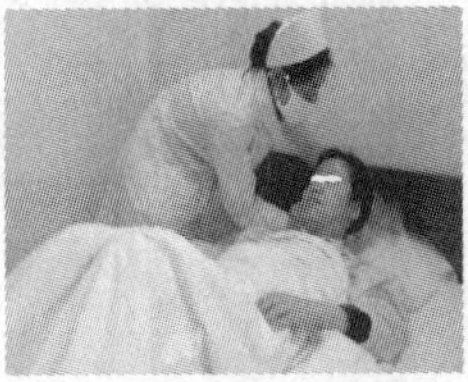

图 1-4-1-4 放回枕头

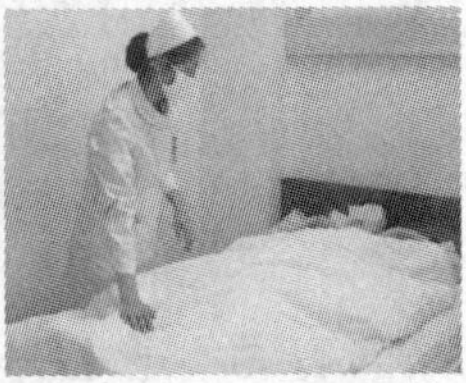

图 1-4-1-5 整理床铺

双人帮助病人移向床头法

视病情放平床头支架 (图1-4-1-6) →将枕头横立于床头，避免撞伤病人 (图1-4-1-7) →病人仰卧屈膝位或平卧位→护士分别站立在床两侧→交叉托住病人颈肩及腰臀部，两人同时用力，协调将病人抬起，移向床头 (图1-4-4-8)；亦可两人同侧，一人托住肩颈及腰臀部，另一人托住臀部及腘窝，同时抬起病人移向床头→放回枕头，整理床铺 (图1-4-1-9)。

【操作观察要点】

1. 观察病人病情、意识状态、皮肤情况。

2. 身上各种导管、牵引、固定有无异常。

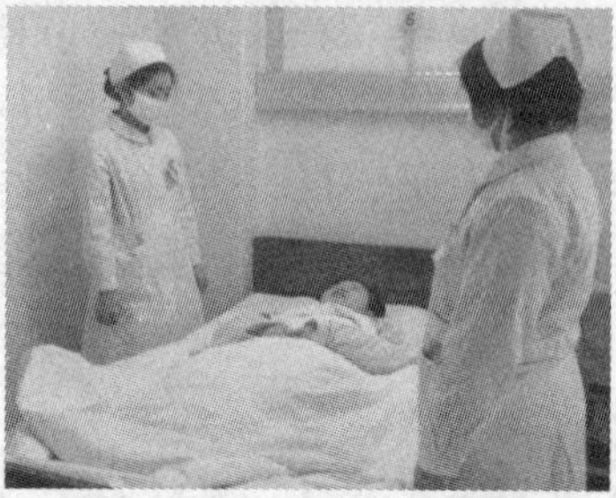

图 1-4-1-6　放平床头支架

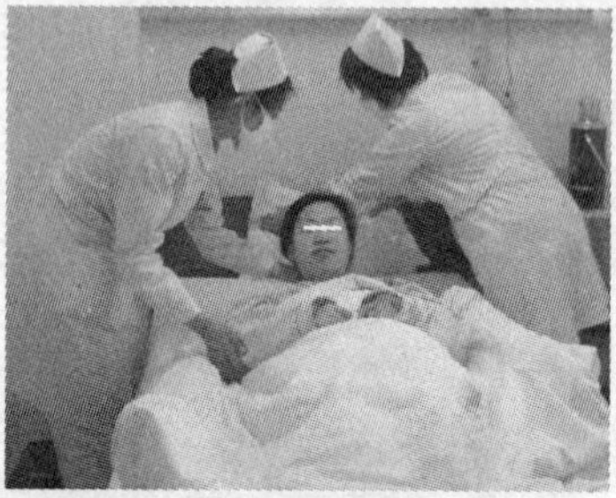

图 1-4-1-7　将枕头横立于床头

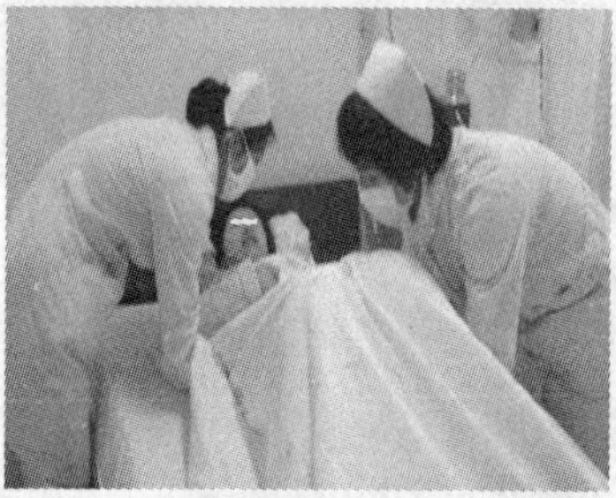

图 1-4-1-8　同时抬起病人移向床头

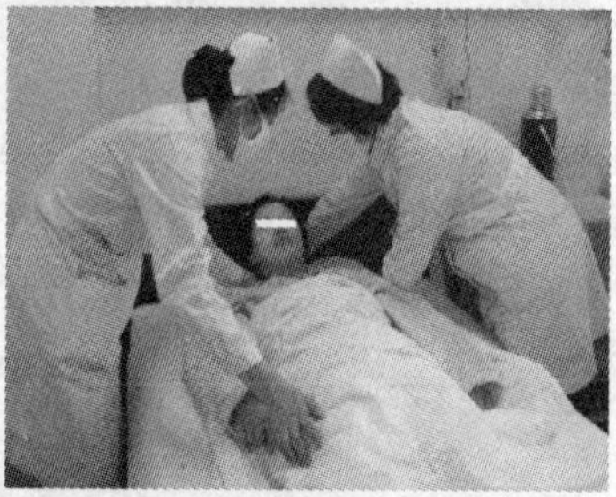

图 1-4-1-9　放回枕头，整理床铺

3. 询问病人有无不适主诉。

【理论提问】

1. 操作过程中观察要点是什么？

答：（1）观察病人病情、意识状态、皮肤情况。

(2) 观察身上各种导管、牵引、固定有无异常。

(3) 随时询问病人有无不适主诉。

【技术操作考核评分标准】

项目	技术操作要求	评分	评分等级			实际得分
			A×1	B×0.7	C×0.4	
仪表 5	仪表端庄，着装符合要求	5				
评估 20	评估病情、意识状态、皮肤情况	10				
	评估病人自理能力及合作程度	10				
操作前准备 10	洗手	2				
	准备物品，放置合理	8				
操作过程 50	向病人做好解释工作	5				
	选择合理移动病人的方法	10				
	视病情放平床头支架，将枕头横立于床头，避免撞伤病人	5				
	病人姿势摆放正确	5				
	护士助病人身体挪动，姿势正确	10				
	整理好床单位及物品	5				
	观察病人的病情变化	10				
评价 15	操作过程考虑病人安全	5				
	操作过程注意和病人的沟通	5				
	操作熟练、节力	5				
总分 100		100				

（郭　英　孙　卉）

二、协助病人翻身侧卧法

【适用范围】

1. 卧床病人。

2. 外科手术后病人。

【背景】

患者男性，82岁，主因解黑便一次收住院，既往有高血压、冠心病、脑血栓病史，目前病人生命体征平稳，血压130/86mmHg，心率72次/分，律齐。入院后未见新的出血倾向，便潜血阴性。患者神志清楚，语言沟通障碍，大小便失禁，长期卧床，丧失自主活动能力，须协助翻身。

【操作重点强调内容】

1. 协助病人翻身时，不可拖拉，以免擦伤皮肤。

2. 移动体位后，须用软枕或棉垫垫好，保持安全舒适的体位或功能位。

3. 两人协助翻身时，注意动作协调、轻稳。

4. 根据病情及皮肤受压情况，确定翻身间隔时间，做好交接班并有文字记录。

【操作前准备】

1. 用物：爽身粉、棉垫、一次性尿垫等。

2. 护士：洗手、戴口罩。评估病人的病情及皮肤状况。

3. 病人：积极配合护士，协助护士完成皮肤护理工作。

4. 环境：根据季节注意保暖，必要时关闭门窗；放置屏风或拉帘，注意保护病人隐私。

【操作程序】

1. 一人协助病人翻身法（此法适合体重较重的病人）

护士携用物至病人床旁→站于床的一侧→ 将病人两手放于腹部，双腿屈曲→护士先将病人的臀部及双下肢移向近侧（护士一手放在病人臀下，一手放在腘窝处将病人轻轻抬起）（1–4–2–1）→再将病人肩部移向近侧（护士的左臂伸入病人的右肩下，右臂伸入病人的左肩下，轻轻抬起移向床缘）（1–4–2–2）→护士一手伸入肩下，一手伸入臀下，轻轻将病人翻向对侧，使病人背向护士（1–4–2–3），再将病人双下肢放置舒适的位置→按侧卧位法，用枕头及棉垫将病人的背部和肢体垫好，使病人保持舒适安全的体位。

2. 一人协助病人翻身法（此法适合身体瘦小的病人）

护士携用物至病人床旁，站于病床的一侧→协助病人仰卧，将双手放于腹部，双腿屈曲→护士一手伸入病人肩下，一手伸入病人大腿中段，轻轻将病人抱起移向近侧（1–4–2–4）→将病人

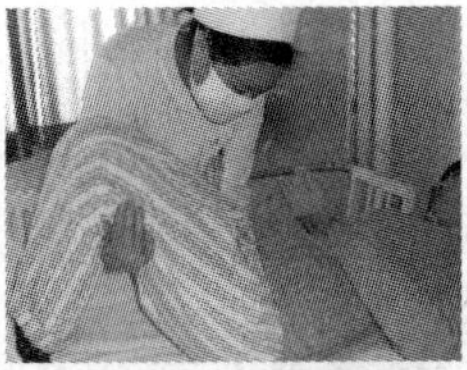

图 1-4-2-1　先将病人的臀部及双下肢移向近侧

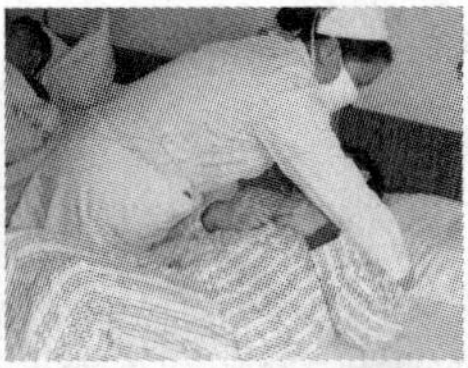

图 1-4-2-2　再将病人肩部移向近侧

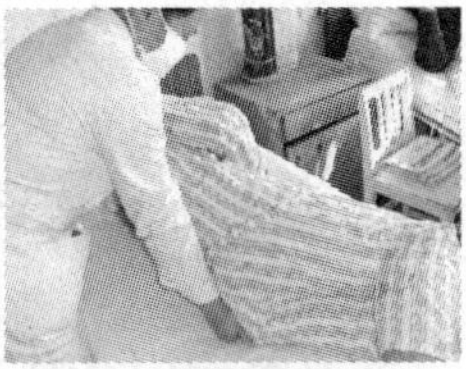

图 1-4-2-3　将病人翻向对侧

翻向对侧，使病人背向护士→按侧卧位法，用枕头及棉垫将病人的背部及肢体垫好，保持安全舒适的体位。

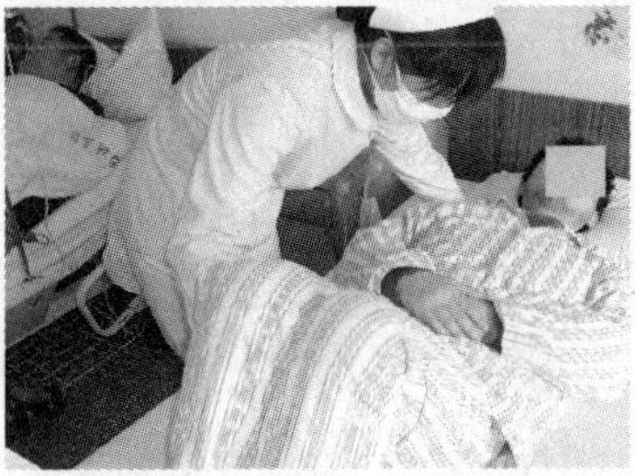

图 1-4-2-4　将病人抱起移向近侧

3. 两人协助病人翻身法

护士将用物携至病人床旁→两位护士站于病床的同一侧→协助病人仰卧，两手放于腹部，双腿屈曲→一人托住病人的颈、肩及腰部，另一人托住病人的臀部和腘窝→两人同时将病人抬起移向自己→两人分别扶托病人的肩、腰、臀及膝部，轻翻病人转向对侧（1-4-2-5）→按侧卧位法，用枕头及棉垫将病人的背部及肢体垫好，保持安全舒适的体位。

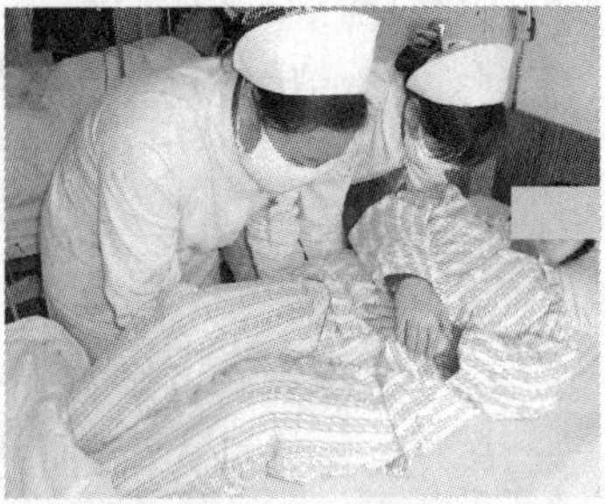

图 1-4-2-5　轻翻病人转向对侧

【操作观察要点】

1. 若病人身上置有多种导管，翻身时应观察导管是否安置妥当，翻身后检查各导管是否扭曲、受压、注意保持管道通畅，防止导管脱落。

2. 为手术后病人翻身时，应先检查敷料是否脱落，如脱落或分泌物浸湿敷料，应先换药再行翻身。

3. 颅脑手术后，头部翻身不可剧烈，以防引起脑疝，应卧于健侧或平卧，并注意观察病人的神志、瞳孔及呼吸状况。

4. 颈椎或颅骨牵引的病人，翻身时不可放松牵引，并注意观察牵引的位置、方向及牵引力是否正确。

5. 石膏固定和伤口较大的病人，翻身后应将患处放于适当位置，并观察局部皮肤的颜色、温度，防止受压及影响肢体的血液循环造成局部坏死。

6. 翻身后注意观察病人皮肤有无压红及破损，询问病人有无不适主诉。

【理论提问】

1. 协助病人翻身时的注意事项？

答：（1）指导和协助病人采取侧卧位时应注意姿势正确，支撑合理，以使病人舒适，且能维持一定时间。

（2）翻身移动体位时不可拖、拉、推，应抬起病人后再翻转，以免移动时擦伤皮肤。二人移动时应协调、轻稳。

（3）依病情及局部皮肤受压情况决定翻身间隔时间，如发现皮肤发红或破损应及时对皮肤进行评估及处理，增加翻身次数，严格进行交接班，并及时上报护理部。

（4）翻身时，若病人身上带有多种导管，应先将导管安置妥当，翻身后再检查各导管是否通畅。

（5）为特殊病人翻身时应注意：一般手术病人翻身前应检查敷料是否脱落及有无分泌物外渗，如有分泌物外渗应先更换敷料固定后再翻身，并保护伤口勿受挤压；颅脑手术的病人应健侧卧位或平卧，翻身时注意头部不可剧烈活动，以防脑移位引起脑疝；颈椎或颅骨牵引的病人，翻身时不可放松牵引，翻身后注意牵引位置、方向及牵引力是否正确；石膏固定的病人应注意翻身后石膏的位置及局部肢体血液循环状况，防止压伤。尿垫湿者及时更换尿垫。

2. 协助病人翻身侧卧时应重点观察什么？

答：（1）若病人身上置有多种导管，翻身时应观察导管是否安置妥当，翻身后检查各导管是否扭曲、受压、注意保持管道通畅，防止导管脱落。

（2）为手术后病人翻身时，应先检查敷料是否脱落，如脱落或分泌物浸湿敷料，应先换药再行翻身。

（3）颅脑手术后，头部翻身不可剧烈，以防引起脑疝，应卧于健侧或平卧，并注意观察病人的神志、瞳孔及呼吸状况。

（4）颈椎或颅骨牵引的病人，翻身时不可放松牵引，并注意观察牵引的位置、方向、及牵引力是否合适。

（5）石膏固定和伤口较大的病人，翻身后应将患处放于适当位置，并观察局部皮肤的颜色、温度，防止受压及影响肢体的血液循环造成局部坏死。

（6）翻身后注意观察病人皮肤有无压红及破损，询问病人有无不适主诉。

【技术操作考核评分标准】

项目	技术操作要求	评分	评分等级			实际得分
			A×1	B×0.7	C×0.4	
仪表5	仪表端庄、着装符合要求	5				
评估 10	评估病人病情、局部皮肤组织情况	5				
	评估病人自理及合作程度	5				
操作前准备 10	洗手、戴口罩	2				
	用物准备，环境安排合理	8				
操作过程*2 55	根据病人情况，采取不同翻身方法	10				
	为病人取仰卧位，双手放于腹部、双腿屈曲	5				
	护士站立位置正确	5				
	移动的方法正确	10				
	翻身时注意病人保暖、体位舒适	5				
	注意病人身上管道的通畅与安全	5				

续表

项目	技术操作要求	评分	评分等级			实际得分
			A×1	B×0.7	C×0.4	
	翻身后观察病人皮肤有无压红、破损	10				
	洗手、记录	5				
评价20	操作过程移动病人方法正确，无拖拽病人，保持病人皮肤的完整性	5				
	操作过程熟练、节力	5				
	操作过程注意病人安全	5				
	操作过程与病人沟通有效	5				
总分100		100				

备注：*1. 根据病人病情需要安置病床

*2. 三种翻身法任选其一进行考核

(卢世芳　王　靖)

第五节　尸体料理法

尸体料理是对临终患者实施临终关怀的最终步骤，也是实施整体护理的具体表现。做好尸体料理，不仅是对死者人格的尊重，而且有利于家属心理上的安慰，体现人道主义精神和高尚的护理职业道德。尸体料理应在医生检查证实患者确已死亡，并在医生开具死亡诊断书后立即执行。既要防止尸僵，又要避免对其他患者产生影响。护士应以严肃认真的态度尽心尽职做好尸体料理。尊重死者和家属的要求及民族习惯。

【适用范围】

适用于死亡后需要进行尸体料理的患者。

【背景】

患者张×，女性，因多器官功能衰竭，急诊收入院，经过心肺复苏，机械通气、静脉给药等多方抢救无效，经医生确认证实患者死亡，需要进行尸体料理。

【操作重点强调内容】

1. 注意检查物品准备是否齐全

2. 尊重死者和家属的要求及民族习惯

3. 安慰家属，减轻哀痛

4. 经过料理，保证尸体清洁，并易于鉴别

【操作前准备】

护士：洗手，戴口罩，穿隔离衣

准备用物：脸盆、脚盆、毛巾2块、清水、汽油、棉签、不脱脂棉球、止血钳、纱布、胶布、隔离衣、手套、缝合包、医用垃圾袋、生活垃圾袋、有伤口者准备敷料、屏风（图1-5-1~2）

病人：将尸体移至单间或用屏风遮挡

环境：劝慰家属，请家属暂离病房

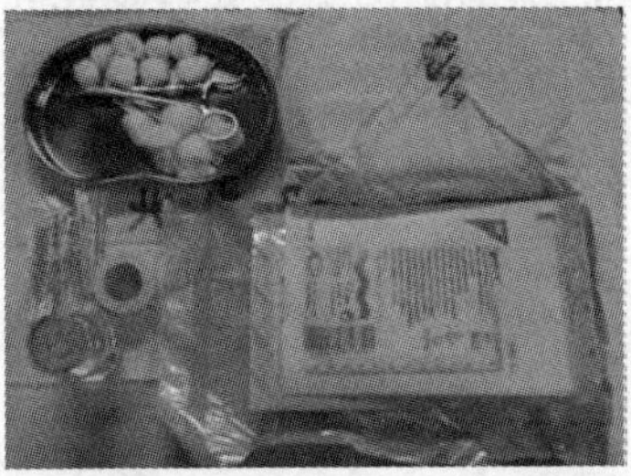

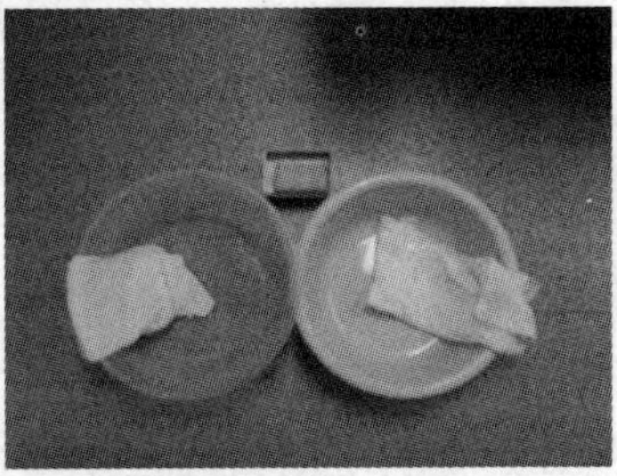

图1-5-1~2 准备用物

【操作流程】

确定死亡，记录死亡时间→通知家属→将尸体置于一个平面，仰卧，胳膊放在身体两侧，头下放置一个枕头或毛巾卷，防止其面部淤青→通知医生撤走床边所有的医疗器械和辅助设施及拔除引流，中心静脉管路等→拔除外周静脉输液，鼻饲，输氧，导尿等管路，放平床尾→用止血钳夹纱布或棉球填入口腔、鼻腔、耳道、阴道、肛门，注意棉球不外露→用手轻轻合上死者的

眼睑，不易合拢时可用温水毛巾湿敷，按摩，并停留几秒钟使其眼睑保持闭合→合拢嘴巴，必要时用绷带托起下颌。如有假牙应为其安装→撤去盖被，用大单遮盖尸体，脱去死者身上的衣物→为死者清洁面部，将头发梳理整齐→除去死者身上的胶布及药物痕迹；洗净尸体，尤其是污物部位→有伤口者更换敷料→为死者更换床单、床罩→请家属看尸体→通知太平间来接收尸体→待太平间来人后，协助他们将尸体移至平车上→并用太平间专用收尸服将尸体包裹好→与家属共同清点遗物，若家属不在场，有两名护士清点后签名→洗手，安慰家属→与家属一起护送尸体出病房→整理房间，并进行终末消毒→停止一切医嘱，记录抢救药品，整理病历。

注意：传染病患者的尸体应用消毒液擦拭，并用消毒液浸泡的棉球填塞各孔道，并作传染标记。护士着隔离衣进行操作。

【观察要点】

1. 口腔、鼻腔、耳道、阴道、肛门处的棉球要塞好，防止因棉球脱落而导致出血或分泌物流出。

2. 死者面部头发身体尤其是污物处清理干净。

3. 有伤口者敷料更换好，防止伤口再次渗血。各种管路拔除，若有外漏液体需缝合孔处，外敷纱布。

【理论提问】

1. 尸体料理的目的是什么?

答：使尸体清洁无渗液，姿势良好和易于鉴别。

2. 病人死后多长时间出现尸僵?

答：尸僵一般在死后1~3小时开始出现，4~6小时扩展到全身，12~16小时发展至高峰，24小时后尸僵开始减弱，肌肉逐渐变软。

3. 何谓临床死亡?

答：临床死亡指的是人体系统如心血管、呼吸系统等停止工作。

【技术操作考核评分标准】

项目	技术操作要求	评分	评分等级			实际得分
			A×1	B×0.7	C×0.4	
仪表 5	服装、鞋帽整洁，仪表大方，举止端庄	5				
评估 15	评估死者家属的心理状态及合作程度	5				
	评估死者的民族及宗教信仰	5				
	评估尸体清洁程度，有无伤口及引流导管	5				
操作前准备 10	劝慰家属，请家属暂离病房	4				
	戴口罩、穿隔离衣	2				
	备齐用物、放置妥当、环境屏风遮挡	4				
操作过程 55	确定死亡，记录死亡时间	3				
	将尸体移至单间或用屏风遮挡	2				
	将尸体仰卧，胳膊放在身体两侧，头下放置枕头或毛巾卷，防止其面部淤青	3				
	撤走床边所有的医疗器械和辅助设施	3				
	拔除各种引流管、静脉管路、鼻饲、给氧管及导尿等	4				
	放平床尾，用止血钳夹纱布或棉球填入口腔、鼻腔、耳道、阴道、肛门	5				
	用手轻轻合上死者的眼睑、合拢嘴巴，必要时用绷带托起下颌。如有假牙应为其安装	3				
	撤去盖被，用大单遮盖尸体，脱去死者身上的衣物	3				
	为死者清洁面部，将头发梳理整齐	2				
	除去死者身上的胶布及药物痕迹，洗净尸体，尤其是污物部位	4				
	有伤口者更换敷料	3				
	为死者更换床单、床罩	3				

续表

项目	技术操作要求	评分	评分等级			实际得分
			A×1	B×0.7	C×0.4	
	请家属瞻仰遗容	2				
	通知太平间来接收尸体，协助其将尸体移至平车上	2				
	清点遗物，并签名	3				
	洗手，安慰家属	3				
	整理房间，并进行终末消毒	2				
	停止一切医嘱，记录抢救药品，整理病历	3				
	注意：传染病患者的尸体应用消毒液擦拭，并用消毒液浸泡的棉球填塞各孔道，并作传染标记	2				
评价 15	操作中注意安全	5				
	操作熟练、节力	5				
	操作中注意与家属沟通	5				
总分 100		100				

（庄小萍　杨丽荔）

第二章　无菌技术及消毒隔离

第一节　清洗、消毒、灭菌及隔离原则

【清洗、消毒、灭菌】

重复使用无菌医疗器械在处理过程中包括清洗、消毒、灭菌三个阶段，由于处理方式不同，达到的质量效果也不同。

1. 清洗

是指用物理和化学方法清除物体表面的污垢、尘埃和有机物，其目的是去除和减少微生物，尽可能降低到比较安全的水平。常用的清洗方法有手工清洗和机械清洗，机器清洗分为全自动、半自动、长龙式等多种形式。

器械清洗是器械处理的第一步，也是其中最基本、最重要的环节，彻底清洗是保证消毒或灭菌成功的关键，属于消毒技术范畴；器械质量判定标准目前尚无科学的清洗质量检测手段，清洗后物品常用目测方法进行检查，目测标准为：器械经过清洗后，外观应光洁如新，无任何残留物质，无血渍，无水垢；器械表面，包括关节和齿等处，不应该有锈迹或腐蚀斑点。

2. 消毒

是指用物理或化学方法清除或杀灭除芽孢以外的病原微生物，使其达到无害程度的过程。这里处理的重点是病原物生物，以达到保护暴露人群不受感染的目的。消毒处理后，人工污染的微生物减少 99.9%或自然污染的微生物减少到 90%以上，认为消毒合格。器械消毒首选物理消毒法，凡是耐高温的材料均可采用

此种方法，即使用高温水或煮沸方法进行器械消毒，前提条件必须是清洗彻底的器械。器械消毒还可采用化学消毒方法，多选用含氯消毒剂浸泡消毒。

【消毒标准】

A和B级		清洗消毒器消毒级
C级		灭菌器内进行的消毒级
D级		灭菌器内进行的灭菌级
90度/1分钟	A=	破坏繁殖体型细菌，包括分枝杆菌，真菌和它们的芽孢
100度/1分钟即93度/5分钟，BGA延长至10分钟	B=	灭活所有病毒，包括肝炎病毒
105度/5分钟	C=	灭活抵抗力与炭疽杆菌相当或低的所有细菌
121度/20分钟即134度/4分钟	D=	灭活所有细菌芽孢

3. 灭菌

是指用物理或化学方法去除或杀灭全部微生物的过程。包括致病微生物和非致病微生物，也包括细菌芽孢和真菌孢子，使之达到无菌水平。灭菌合格必须通过灭菌试验和细菌检测进行判定，无菌物品的灭菌保证水平为10^{-6}。

医用物品对人体的危险性是指物品污染后造成危害的程度，分为高度危险性物品、中度危险性物品、低度危险性物品。

(1) 高度危险性物品

这类物品是穿过皮肤或粘膜而进入无菌的组织或器官内部的材料，或与破损组织、皮肤、粘膜接触的器材和用品，如手术器械和用品、穿刺针、各类穿刺包器材用品、导尿管、透析器、膀胱镜、抑制物、各类活体组织间检查钳等，必须采用灭菌方法处理，达到灭菌保证水平。需使用灭菌器，如压力灭菌器、干热灭菌器、环氧乙烷灭菌器、等离子灭菌器等。禁用化学灭菌剂浸泡方法进行物品灭菌处理。

(2) 中度危险性物品

这类物品仅和破损皮肤、粘膜接触，不进入无菌的组织内。如呼吸机管路、气管镜、压舌板、喉镜、体温表等，达到灭菌或高水平消毒。灭菌需使用灭菌器，如压力灭菌器、干热灭菌器、环氧乙烷灭菌器、等离子灭菌器等。或高温水的机械冲洗消毒、煮沸方法。

(3) 低度危险性物品

这类物品虽有微生物污染，但在一般情况下无害，直接或间接地和健康无损的皮肤相接触，如卫生纸、毛巾、面盆、床面、餐具、被褥等，达到中水平消毒或低水平消毒，方法为高温水机械冲洗除菌方法、消毒剂浸泡、根据特殊病人需要可采用灭菌器进行消毒。

4. 灭菌后物品储存

(1) 物品存放在洁净室，环境细菌菌落总数：空气≤200CFU/m^3，物体表面≤5CFU/m^2，工作人员手≤5CFU/m^2。建议温度18~24℃，湿度40~60。

(2) 存放灭菌后物品的柜子或架子应由不易吸潮、表面光滑的材料制成，表面涂以不易剥脱的涂料，并易于清洗、消毒，物品应放于离地20~25cm，离天花板50cm，离墙5cm。

(3) 物品包装完整无破损，无污迹无湿包，启闭式容器筛孔关闭。

(4) 化学指示胶带变色均匀，注明品名及有效期，开包使用前检查化学指示卡变色情况，并需在有效期内使用，有效期从每年的10月1日~4月30日为两周，5月1日~9月30日为1周，温度在25℃以下为10~14天。

(5) 物品摆放规格化，做到物品分类摆放、位置固定、位置有标记。

（6）摆放顺序，应遵循先进先出的原则，严禁出现过期物品。

（7）一次性物品必须拆除大包装，以中包装形式存放于洁净室。

隔离

是将传染病病人、高度易感人群安置在指定的地方，暂时避免和周围人群接触。对传染病人采取传染源隔离，其目的是控制传染源，切断传染途径，对易感人群采取保护性隔离。

【隔离原则】

1. 病房和病室门前悬挂隔离标志，门口放用消毒液浸湿的脚垫，门外设立隔离衣悬挂架，备消毒液水、避污纸、流动水。

2. 工作人员进入隔离室应按规定戴口罩、帽子、穿隔离衣，只能在规定的范围内活动。一切操作要严格遵守隔离规程，接触病人或污染物品后必须消毒双手。

3. 穿隔离衣前，必须将所需的物品备齐，各种护理操作应有计划并集中执行以减少穿隔离衣的次数和泡手的频率。

4. 病人接触过的物品或落地的物品应视为污染，消毒后方可给他人使用；病人的衣物、信件、钱币等经熏蒸消毒后才能交家人带回；病人的排泄物、分泌物、呕吐物须经消毒处理后方可排放；需送出病区处理的物品，置污物袋内，袋外有明显标记。

5. 病室每日进行空气消毒，可用紫外线照射或消毒液喷雾；每日晨间护理后，用消毒液擦拭床及床旁桌椅。

6. 了解病人的心理情况，尽量解除病人因隔离而产生的恐惧、孤独、自卑等心理反应。

7. 传染性分泌物三次培养结果均为阴性或已渡过隔离期，医生开出医嘱后，方可解除隔离。

8. 终末消毒处理：是指对出院、转科或死亡病人及其所住病室、用物、医疗器械等进行的消毒处理。

（1）病人的终末处理：病人出院或转科前应沐浴、换上清洁衣服，个人用物须消毒后一并带出。如病人死亡须用消毒液作尸体护理，并用浸透消毒液的棉球填塞口、鼻、耳、阴道、肛门等孔道，然后用一次性尸单包裹尸体。

(2) 病室的终末处理：关闭病室门窗、打开床旁桌、摊开棉被、竖起床垫，用消毒液熏蒸或用紫外线照射；然后打开门窗，用消毒液擦拭家具、地面；体温计用消毒液浸泡，血压计袖带消毒液浸泡消毒，听诊器用酒精消毒；被服类消毒后再清洗；床垫、棉被和枕芯可用日光暴晒处理或用紫外线消毒。

(刘　君)

第二节　无菌技术操作

一、无菌技术操作原则

1. 无菌操作环境应清洁、宽敞、定期消毒；物品布局合理；操作前 30 分钟须停止清扫工作，避免人群流动，尘埃飞扬。

2. 无菌操作前，工作人员应穿戴整洁，洗手，戴帽子，口罩须盖住口鼻。必要时穿无菌衣、戴无菌手套。

3. 无菌物品与非无菌物品分开放置，应有明确标志。无菌物品不可暴露于空气中，应存放于无菌包或无菌容器中。无菌包外须标明物品名称、灭菌日期，按失效期先后顺序摆放。过期或受潮物品应重新灭菌。无菌物品的有效期每年 5 月 1 日 ~ 9 月 30 日为 1 周，10 月 1 日 ~ 4 月 30 日为 2 周。

4. 进行无菌操作时，应标明无菌区和非无菌区。

5. 进行无菌操作时，操作者身体与无菌区保持一定距离，取放无菌物品时，应面向无菌区，并使用无菌持物钳；手臂应保持在腰部或治疗台面以上，不可跨越无菌区，手不可接触无菌物品。无菌物品一经取出，即使未用，也不可放回无菌容器内；避免在无菌区谈笑、咳嗽、打喷嚏。用物疑有或已被污染应更换并重新灭菌。

6. 一套无菌物品只供一位病人使用，以防交叉感染。

（杨美玲）

二、无菌持物钳的使用法

【适用范围】

用于取用和传递无菌物品。

【背景】

患者女性，开腹行子宫肌瘤剔除术后一日，体温 37.5℃ 脉搏 88 次 / 分，呼吸 20 次 / 分，血压 120/80mmHg，腹部伤口敷料干燥，腹稍胀，未排气，准备换药物品。

【操作前准备】

持物钳或持物镊。持物钳罐，消毒液。

【操作重点强调内容】

1. 每个容器内只放一把持物钳（镊）。

2. 无菌持物钳应浸泡在消毒液内，钳子消毒液面浸没轴节以上 2~3 厘米处，或镊子长度的 1/2 处。

3. 取放无菌持物钳（镊）时，钳端需闭合向下，且不可触及液面以上的容器各部分。

4. 使用时保持钳端向下，不能倒转向上，以免消毒液倒流污染钳端。

5. 使用后立即放回原处。

6. 取较远处物品，应连同容器一并搬移，就地使用。

7. 无菌持物钳不能夹取油纱布，用于换药及消毒皮肤，污染或可疑污染应重新消毒。

8. 无菌持物钳（镊）及容器每周消毒 2 次，并同时更换消毒液。（如干罐，应每 4 小时更换）

【操作程序】

准备用物（2–2–2–1）→检查有效期（2–2–2–2）→打开盖子检查消毒液（2–2–2–3）→闭合持物钳前端垂直取出（2–2–2–4）→垂直向下夹取物品（2–2–2–5）→将物品放入无菌容器中（2–2–2–6）→闭合持物钳前端垂直放入（2–2–2–7）→放入后将轴节打开（2–2–2–8）→闭合盖子（2–2–2–9）→完毕备用（2–2–2–10）

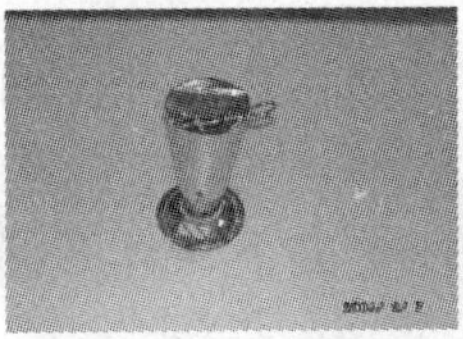
图 2–2–2–1　准备用物

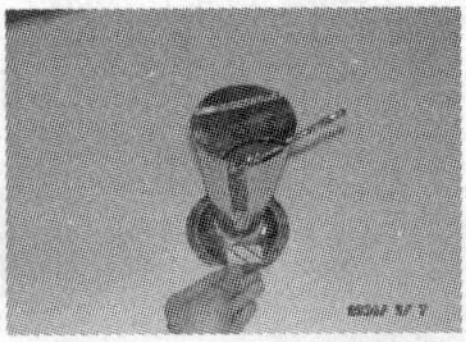
图 2–2–2–2　检查有效期

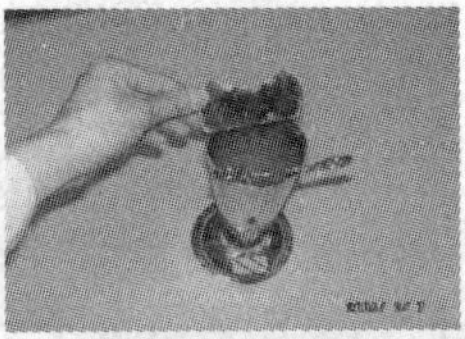
图 2–2–2–3
打开盖子检查药液

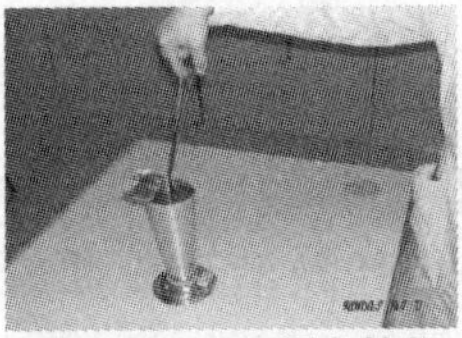
图 2–2–2–4　闭合持物钳前端垂直取出

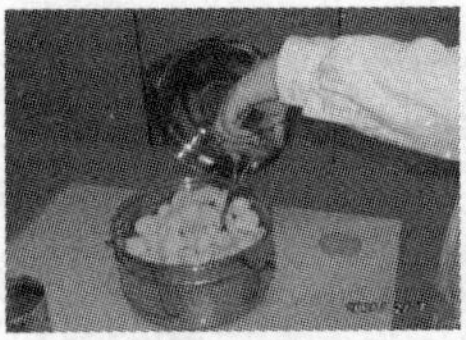
图 2–2–2–5
垂直夹取物品

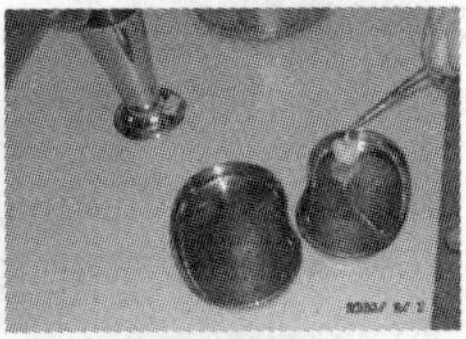
图 2–2–2–6
将物品放入无菌容器中

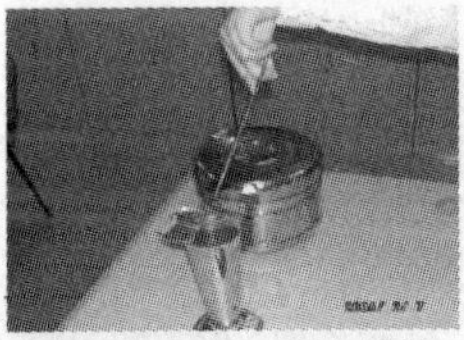
图 2–2–2–7　闭合持物钳前端垂直放入

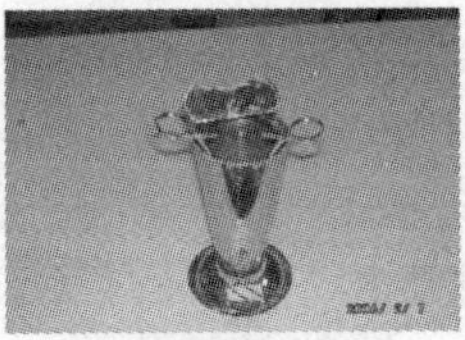
图 2–2–2–8
放入后将轴节打开

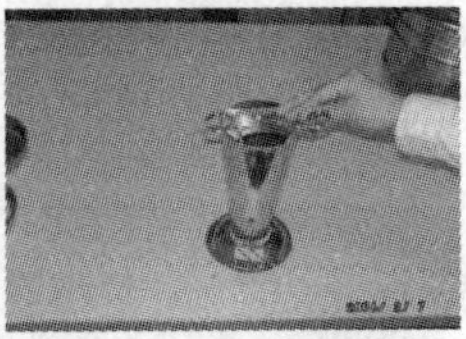
图 2–2–2–9　闭合盖子

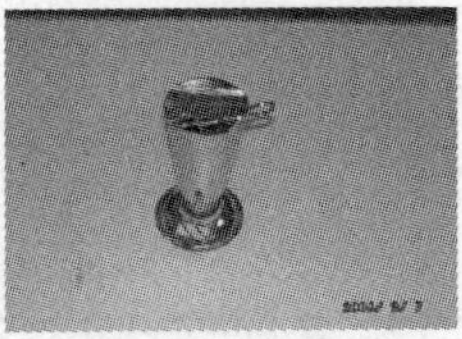
图 2–2–2–10　完毕备用

【操作观察要点】

1. 容器开盖方法正确，无污染

2. 取放物品时方法正确，不跨越无菌区

3. 物品取出后未使用，不可再放回原处

4. 容器盖子用毕即盖上，方法正确无污染

【理论提问】

1. 无菌持物钳（镊）使用注意事项?

1）每个容器内只放一把持物钳（镊）。

2）无菌持物钳应浸泡在消毒液内，钳子消毒液面浸没轴节以上 2~3 厘米处，或镊长度的 1/2 处。

3）取放无菌持物钳（镊）时，钳端需闭合向下，且不可触及液面以上的容器各部分。

4）使用时保持钳端向下，不能倒转向上，以免消毒液倒流污染钳端。

5）使用后立即放回原处。

6）取较远处物品，应连同容器一并搬移，就地使用。

7）无菌持物钳不能夹取油纱布，用于换药及消毒皮肤，污染或可疑污染应重新消毒。

8）无菌持物钳（镊）及容器每周消毒 2 次，并同时更换消毒液。（如干罐，应每 4 小时更换）

【技术操作考核评分标准】

项目	技术操作要求	评分	评分等级			实际得分
			A×1	B×0.7	C×0.4	
仪表5	仪表端庄，着装符合要求	5				
评估 10	无菌操作环境	10				
操作前准备 10	洗手，戴口罩	2				
	备齐用物，放置合理	8				

续表

项目	技术操作要求	评分	评分等级			实际得分
			A×1	B×0.7	C×0.4	
操作过程55	检查有效期及消毒液	5				
	取盒内物品时，手不可触及里面或口的边缘	5				
	闭合持物钳前端垂直取出	10				
	垂直向下夹取物品	10				
	将物品放入无菌容器中	5				
	闭合持物钳前端垂直放入	10				
	放入后将轴节打开	5				
	闭合盖子	5				
评价20	操作遵守无菌原则	10				
	操作熟练、节力	10				
总分100		100				

（葛　琳　张丽丽）

三、无菌包的使用法

【适用范围】

适用于无菌技术操作的铺单

【背景】

患者女性，50 岁，因直肠癌术后不能进食需置颈内静脉插管，应用无菌包。

【操作重点强调内容】

1. 注意环境

2. 无菌观念

【操作前准备】

护士：洗手、戴口罩

准备用物：无菌包、无菌持物钳及容器（图 2–2–3–1）

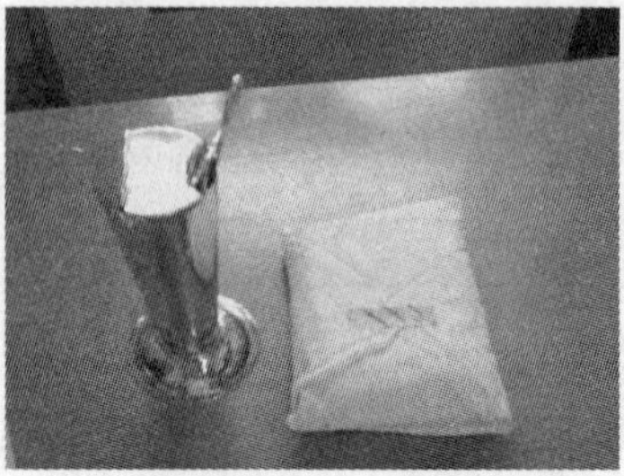

图 2–2–3–1　物品准备

环境：清洁、整齐

【操作程序】

查对无菌包的名称、有效灭菌日期、化学指示带颜色变化情况（图 2–2–3–2），→包布干燥、完整、系带严紧方可使用→缠好系带放在包布边下→自包布外角、右角、左角、近侧角的顺序打开→若双层包裹的无菌包（图 2–2–3–3~4），内层用无菌持物钳打开→用无菌持物钳夹取物品（图 2–2–3–5）→包内有剩余物品，则按原折痕包扎好→注明开包日期、时间（图 2–2–3–6），超过 24 小时不能使用→包内物品一次全部取出时，可将包托在手中打开，另一手将包布四角抓住→将包内物品妥善投置于无菌

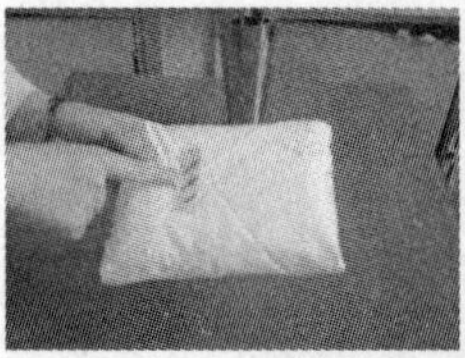

图 2–2–3–2　检查无菌包

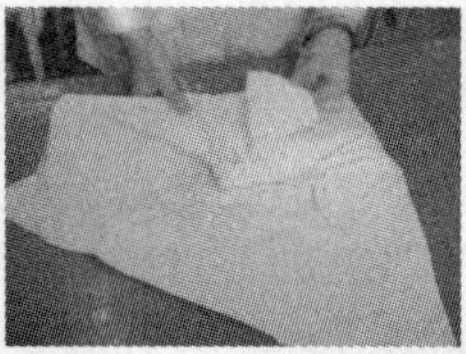

图 2–2–3–3　打开无菌包

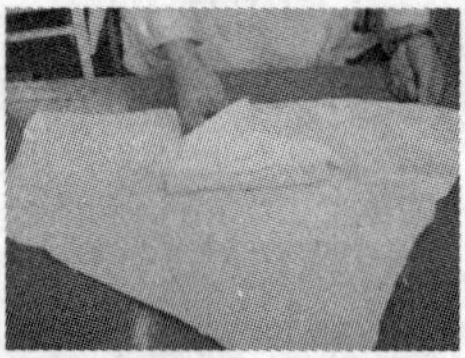

图 2–2–3–4　打开手法

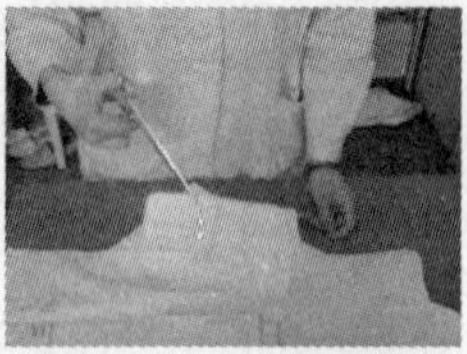

图 2–2–3–5　夹取无菌物品

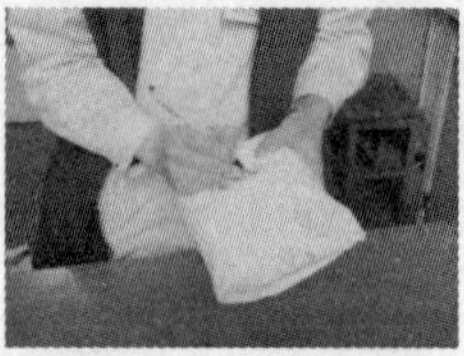

图 2–2–3–6　标明开包日期、时间

区域内。

【操作观察要点】

1. 在执行无菌操作时，必须明确物品的无菌区和非无菌区。

2. 执行无菌操作前，先戴帽子、口罩、洗手，并将手擦干，注意空气和环境清洁。

3. 夹取无菌物品，必须使用无菌持物钳。

4. 进行无菌操作时，凡未经消毒的手、臂，均不可直接接触无菌物品或超过无菌区取物。

5. 无菌物品必须保存在无菌包或灭菌容器内，不可暴露在空气中过久。无菌物与非无菌物应分别放置。无菌包一经打开即不能视为绝对无菌，应尽早使用。凡已取出的无菌物品虽未使用也不可再放回无菌包内。

6. 无菌包应按消毒日期顺序放置在固定的柜橱内，并保持清洁干燥，与非灭菌包分开放置，并经常检查无菌包或容器是否过期，其中用物是否适量。

【理论问答】

1. 已铺好的无菌盘和已打开过的无菌包、盒，能保持多长时间有效？

答：铺好的无菌盘，无菌有效期为 4 小时，打开过的无菌包、盒，无菌有效期为 24 小时。

2. 打开无菌包时应注意那些事项？

答：(1) 打开无菌包前，应先检查包外的品名标记、消毒日期、消毒指示标志，以及包布有无松散潮湿。

(2) 未使用过的无菌包，第一次打开时，要注明开包日期、时间，以便掌握有效期。

(3) 无菌包内物品若未用完，可按原折叠顺序包好备用，有效期为 24 小时。

【技术操作考核评分标准】

项目	技术操作要求	评分	评分等级			实际得分
			A×1	B×0.7	C×0.4	
仪表 5	仪表端庄，着装符合要求	5				
评估10	无菌包是否潮湿	5				
	周围环境是否符合要求	5				
操作前准备10	洗手、戴口罩	2				
	用物准备：无菌包、持物钳及容器	8				
操作过程55	检查无菌包	10				
	打开顺序正确	10				
	若双层包裹的无菌包，内层用无菌持物钳打开	5				
	用无菌持物钳夹取物品	5				
	包内有剩余物品，则按原折痕包扎好	10				
	注明开包日期、时间，超过 24 小时不能使用	5				
	包内物品一次全部取出时，可将包托在手中打开，另一手将包布四角抓住，将包内物品妥善投放于无菌区域内	5				
	处理用物方法正确	5				
评价20	操作过程中注意无菌原则，无菌区域无污染	10				
	操作熟练，节力	10				
总分100		100				

(葛　琳　刘鹭燕　倪胜连　刘春艳)

四、铺无菌盘法

【适用范围】

短期存放无菌物品和便于无菌操作

【背景】

护士 8AM 执行长期医嘱，为多名患者进行肌肉注射，铺无菌盘

【操作重点及强调内容】

1. 治疗盘必须清洁干燥，无菌巾避免潮湿，无菌盘底应为 2 层无菌治疗巾

2. 铺巾时不可触及无菌面，不可跨越无菌区

3. 覆盖无菌巾时对准边缘，一次盖好，避免污染

4. 注明铺盘日期及时间，无菌盘有效使用时间为 4 小时

【操作前准备】

1. 护士洗手，戴口罩

2. 备齐用物：治疗盘，治疗巾，无菌持物钳及容器（2-2-4-1）

【操作程序】

洗手，戴口罩→检查无菌包（2-2-4-2）→打开无菌包（2-2-4-3）→用无菌持物钳从无菌包内取出无菌治疗巾（2-2-4-4）→双手捏住无菌巾上层两角的外面→铺于治疗盘上（2-2-4-5）→再取第 2 块无菌巾→双手捏住两角展开→将第二块治疗巾扇形铺在治疗盘上（2-2-4-6）→用无菌持物钳将第三块治疗巾放入治疗盘上→用无菌持物钳将第三块治疗巾打开（2-2-4-7）→ 将第二块治疗巾扇形打开铺在第三块治疗巾上，下层边缘对齐（2-2-4-8）→开口处向上反折，两侧边缘向上反折后备用（2-2-4-9）→记录铺盘日期及时间。

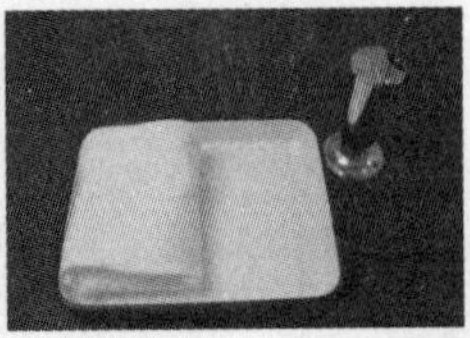

图 2-2-4-1 准备用物图

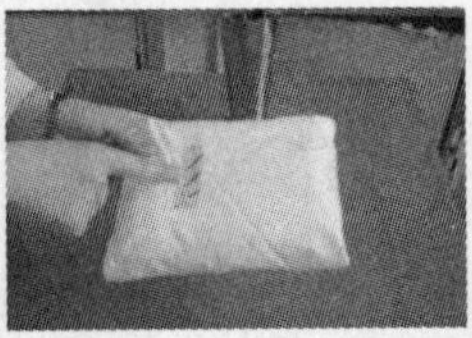

图 2-2-4-2 检查无菌包

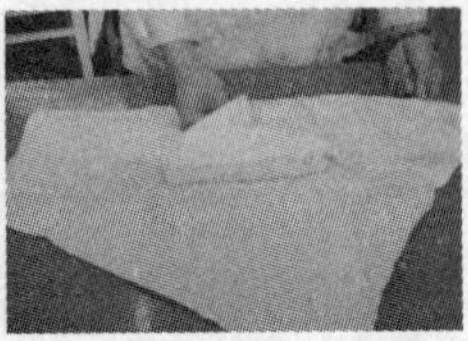

图 2-2-4-3 打开无菌包

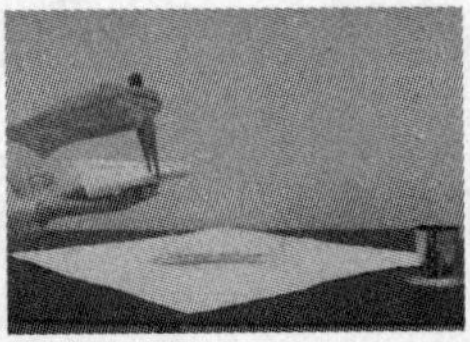

图 2-2-4-4 取出治疗巾

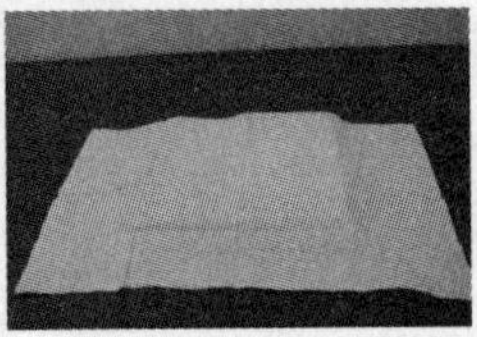

图 2-2-4-5 打开治疗巾将治疗巾铺于治疗盘上

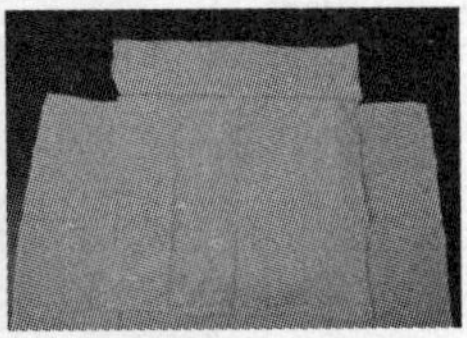

图 2-2-4-6 将第二块治疗巾扇形铺在治疗盘上

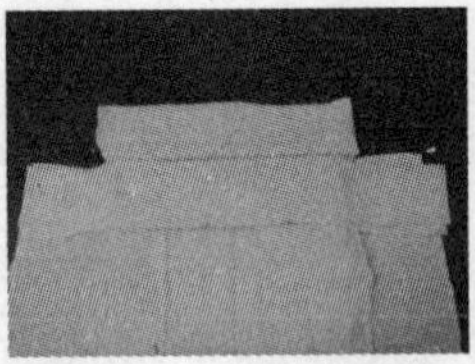

图 2-2-4-7 用无菌持物钳将第三块治疗巾打开图

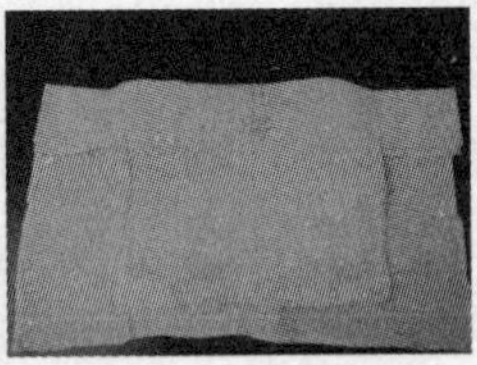

图 2-2-4-8 将第二块治疗巾扇形打开铺在第三块治疗巾上

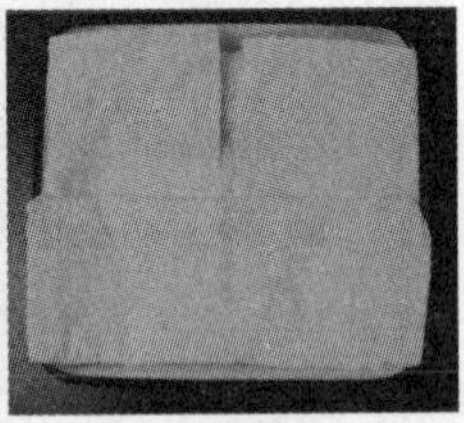

图 2-2-4-9 两侧边缘向上反折备用

【操作观察要点】

1. 取用无菌持物钳是否垂直，有无碰触器皿边缘。
2. 铺好的无菌盘，治疗巾是否被消毒液浸湿。
3. 护士在操作中手不可触及治疗巾内侧。
4. 取用物品时不可跨越无菌盘。
5. 避免无菌盘内注射器液体流出。

【理论提问】

1. 无菌技术的操作原则?

答：（1）无菌技术操作必须在清洁的环境中进行，治疗室每天用紫外线照射消毒一次。

（2）进行无菌技术操作前要衣帽整洁，戴好口罩，洗静双手。

（3）无菌物品与非无菌物品应分别放置，并定期进行检查。

（4）取无菌物品必须使用无菌持物钳。

（5）未经消毒的手和物品，不可触及或跨越无菌区。

（6）物品取出后，虽未动用，亦不能再放回原处。

2. 铺无菌盘的注意事项?

答：（1）治疗盘必须清洁干燥、无菌巾避免潮湿、破洞。

（2）铺巾时不可触及无菌面。

（3）覆盖无菌巾时对准边缘，一次盖好，避免污染。

（4）无菌盘有效时间为4小时。

【操作考核评分标准】

项目	技术操作要求	评分	评分等级			实际得分
			A×1	B×0.7	C×0.4	
仪表5	仪表端庄，着装符合要求	5				
评估10	无菌操作环境	10				
操作前准备10	洗手、戴口罩	2				
	备齐用物放置合理	8				
	备好治疗盘，治疗盘必须清洁干燥	5				

续表

项目	技术操作要求	评分	评分等级			实际得分
			A×1	B×0.7	C×0.4	
操作过程55	检查无菌巾，无菌巾避免潮湿、破洞	5				
	铺巾步骤正确	20				
	取盘内物品时，手不可触及里面或口的边缘	5				
	铺巾时不可触及无菌面 不可跨越无菌区	5				
	覆盖无菌巾时对准边缘 一次盖好 避免污染	5				
	注明铺盘日期及时间	10				
评价20	操作遵守无菌原则	10				
	操作熟练、节力	10				
总分100		100				

（葛　琳　张丽丽　李　君）

五、无菌容器的使用法

【适用范围】

盛放并保存无菌物品，保持物品的无菌，以便使用。

【背景】

患者女性，35 岁，因患不孕症 5 年，接受辅助生育技术治疗，准备进入 IVF-ET 治疗周期，于月经来潮第二天行阴道 B 超检查，需用碘伏消毒外阴，消毒前打开无菌罐夹取无菌棉球。

【操作重点强调内容】

1. 打开无菌容器时应将盖子的无菌面朝上，置于稳妥处，不可触及容器的无菌面，用毕立即将容器盖严，避免容器内的无菌物品暴露过久。

2. 从无菌容器内夹取无菌物品时不得触及容器边缘，不可跨越无菌区。

3. 手持无菌容器时应托住底部，手指不得触及容器边缘和内面。

4. 无菌容器应定期消毒灭菌。

【操作前准备】

1. 洗手、戴口罩

2. 准备用物：无菌弯盘、无菌罐、镊子罐

【操作程序】

备好无菌盘、无菌碗（图 2–2–5–1）→取罐内物品时，手不可触及容器里面或口的边缘（图 2–2–5–2）→开罐时，容器罐的盖不可在容器上方翻转（图 2–2–5–3）→开罐时将盖的里面向上，置于稳妥处（图 2–2–5–4）→取物品时，钳、镊不可触及无菌容器边缘，用后立即将盖盖严（图 2–2–5–5）→盖无菌盖时，将盖由后向前覆盖 （图 2–2–5–6）→如用罐浸泡无菌物品时，需在盖上注明日期、时间及物品名称。

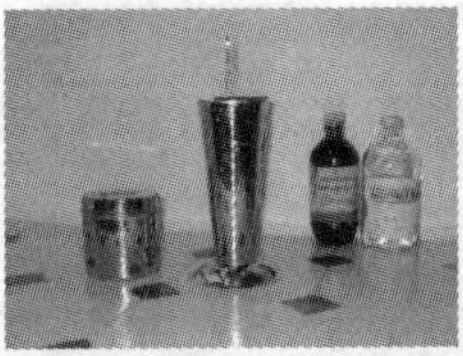

图 2–2–5–1　备齐用物

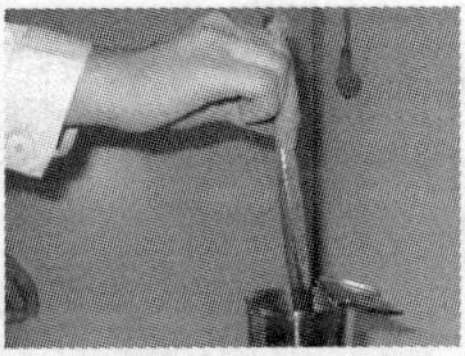

图 2–2–5–2 取用无菌持物钳

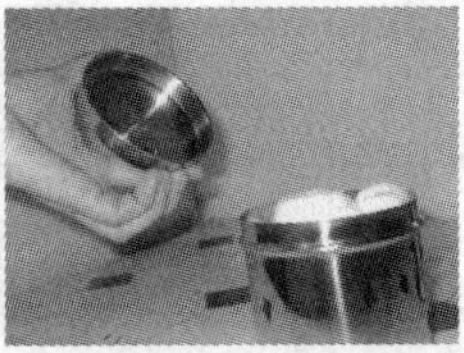

图 2–2–5–3　打开无菌罐

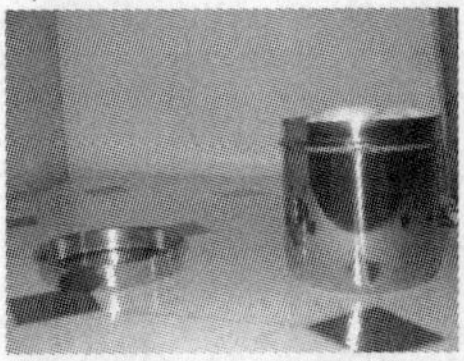

图 2–2–5–4　将无菌容器盖放于妥善位置

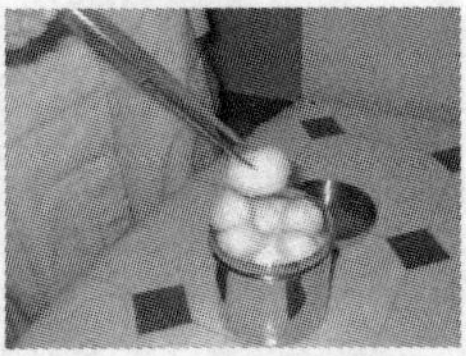

图 2–2–5–5　夹取无菌棉球

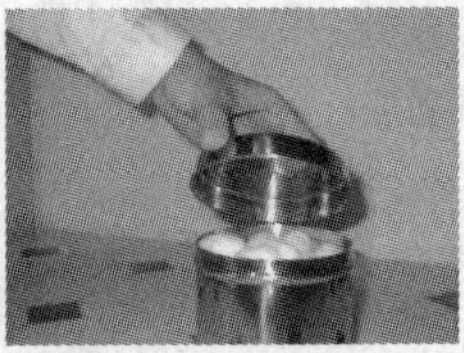

图 2–2–5–6　盖上无菌盖

【理论提问】

1. 打开无菌罐前应注意哪些事项？

答：1）打开无菌罐前应先检罐的消毒日期、开罐日期、消毒的指示标志、在有效期内使用。

2）打开无菌容器时应将盖子的无菌面朝上，置于稳妥处，不可触及容器的无菌面，用毕立即将容器盖严，避免容器内的无菌物品暴露过久。

3）从无菌容器内夹取无菌物品时不得触及容器边缘，不可跨越无菌区。

4）手持无菌容器时应托住底部，手指不得触及容器边缘和内面。

5）无菌罐打开或关闭时要严格掌握无菌操作原则，有污染或疑似有污染时，一律按脏物处理。

6）无菌容器应定期消毒灭菌。

2. 已打开的无菌罐能保持多长时间有效？

答：已打开的无菌罐有效期为 24 小时。

【技术操作考核评分标准】

项目	技术操作要求	评分	评分等级			实际得分
			A×1	B×0.7	C×0.4	
仪表5	仪表端庄，着装符合要求	5				
评估10	无菌操作环境	10				
操作前准备10	洗手、戴口罩	2				
	用物准备齐全	8				
	备好无菌盘、碗或无菌区	5				
	取盒内物品时，手不可触及容器里面或口的边缘	5				

续表

项目	技术操作要求	评分	评分等级			实际得分
			A×1	B×0.7	C×0.4	
操作过程50	开罐时，容器罐的盖不可在容器上方翻转	10				
	开罐时，将盖的里面向上，置于稳妥处，手不可触及容器里面或口的边缘	10				
	盖无菌罐时将盖由后向前覆盖	5				
	取物品时，钳、镊不可触及无菌容器边缘，用后立即将盖盖严	10				
	如用罐浸泡消毒物品时，需在盖上注明日期及物品名称	5				
评价20	操作遵守无菌原则	10				
	操作熟练、节力	10				
总分100		100				

（葛　琳　宋东红）

六、取用无菌溶液法

【适用范围】

广泛应用于临床无菌技术以及冲洗、浸泡无菌器械等。

【背景】

患者女性，37岁，因患不孕症12年，接受辅助生育技术治疗，已进入IVF-ET治疗周期，经超促排卵卵泡成熟后，在阴道B超下行取卵术，术前取20ml无菌生理盐水倒入无菌碗内将无菌棉球浸湿，擦拭阴道。

【操作重点强调内容】

1. 核对药液名称、浓度、剂量、有效日期。

2. 检查溶液是否密闭完好，有无沉淀、浑浊、絮状物、变色等，核对无误后用湿布清洁液体瓶外部。

3. 不可将敷料直接放入无菌溶液瓶内蘸取溶液，以防污染。

4. 已倒出液体不得倒回瓶内。

5. 已打开过的溶液瓶如未污染，最多保存 24 小时。

【操作前准备】

1. 护士：洗手，戴口罩

2. 用物准备：无菌溶液、无菌容器、无菌持物钳、无菌棉签、消毒剂、污物碗

【操作程序】

洗手、戴口罩、衣帽整齐→擦净瓶口及瓶体，核对标签上药物名称、浓度、剂量、有效日期等，检查瓶盖是否松动，瓶身有无裂痕，无菌溶液是否变质、沉淀、变色、浑浊等（图 2-2-6-1~3）→检查及核对好后，用启瓶器撬开无菌瓶铝盖，用拇指和食指或两拇指将瓶塞边缘向上翻起，注意手不可触及瓶口及瓶塞内面（图 2-2-6-4）→倒溶液时标签朝手心，以防浸湿，先倒出少量液体冲洗瓶口，再将所需剂量的溶液倒入无菌容器内，倒液体时无菌溶液瓶口距无菌容器口距离不少于 5~6cm，以免不慎污染（图 2-2-6-5~6）→倒完液体后，盖好瓶塞，应用安尔碘环绕瓶塞两周，注意最后消毒手接触的部位，然后按无菌原则重新盖好，注明开瓶日期及时间，已打开的溶液有效使用时间是 24 小时。

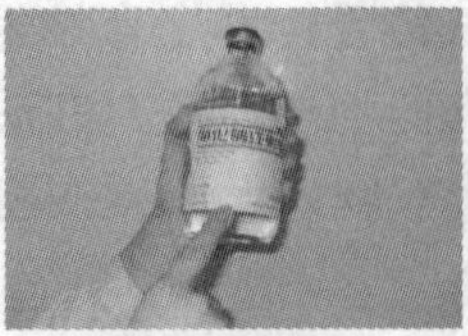

图 2-2-6-1

核对溶液名称、浓度、剂量、失效期等

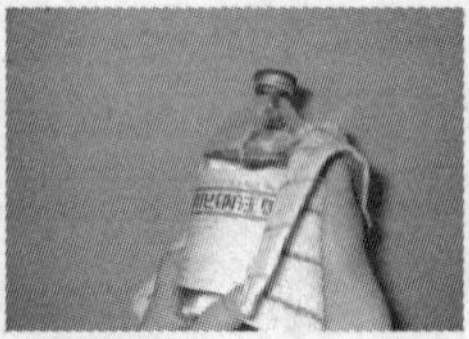

图 2-2-6-2　擦净瓶体

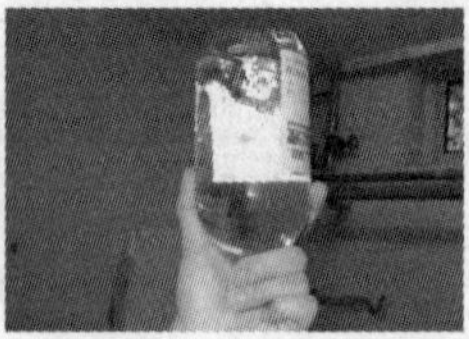

图 2-2-6-3

检查无菌溶液是否浑浊、变质、有无沉淀等

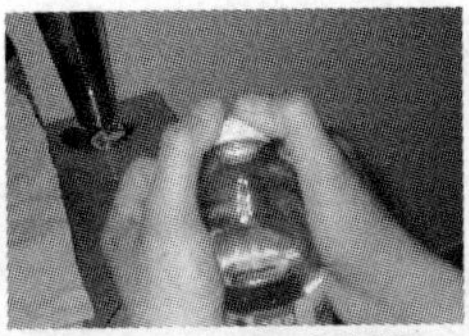

图 2-2-6-4 启瓶塞

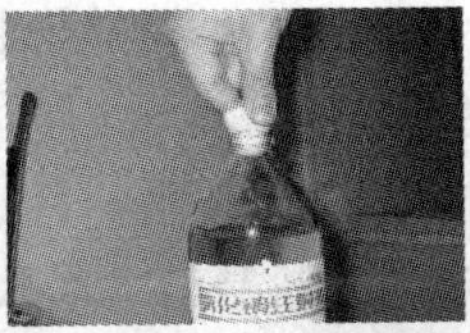

图 2-2-6-5 拔出瓶塞

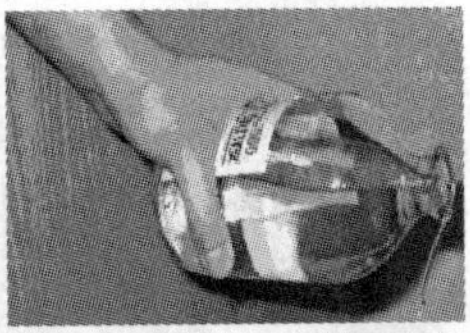

图 2-2-6-6 冲洗瓶口

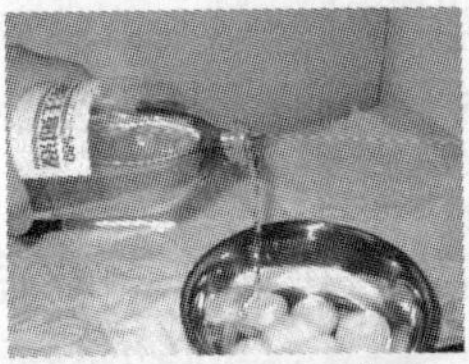

图 2-2-6-7 倒无菌溶液

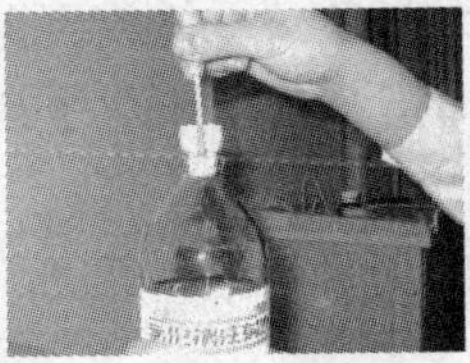

图 2-2-6-8 消毒瓶口

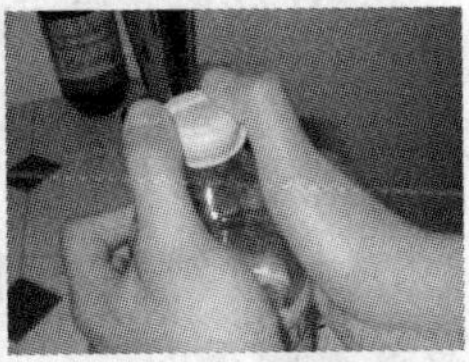

图 2-2-6-9 盖上瓶盖

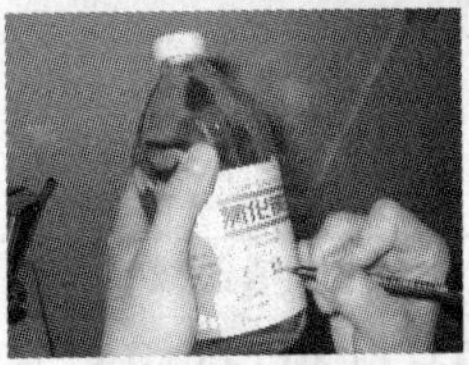

图 2-2-6-10
写上开瓶日期

【理论提问】

1. 无菌操作原则有哪些？

1）无菌技术操作必须在清洁的环境中进行，治疗室每天用紫外线照射消毒一次。

2）进行无菌技术操作前要衣帽整洁，戴好口罩，洗净双手。

3）无菌物品与非无菌物品应分别放置，并定期进行检查。

4）取无菌物品必须使用无菌持物钳。

5）未经消毒的手和物品，不可触及或跨越无菌区。

6）无菌无菌技术操作取出后，虽未动用，亦不能再放回原处。

7）执行无菌技术操作的地方要宽阔，以防无菌物品被污染。

8）进行无菌技术操作时，如疑有污染或已被污染，即不可使用，应更换或重新消毒。

9）一份无菌物品，只能供一名病人使用，以免交叉感染。

2. 取用无菌液体注意事项？

1）擦净瓶口及瓶体，核对标签上药名、浓度、剂量、失效期。

2）检查瓶盖是否松动，瓶身有无裂痕，无菌容器有无变质、沉淀、变色、浑浊等。

3）从储槽内取出无菌盘，手托放于操作台上。

4）开启铝盖，用拇指、食指或双手拇指于标签侧翻起瓶塞，拉出瓶塞标。

5）标签朝上，倒出少量溶液冲洗瓶口，再由原处倒出适量溶液置无菌盘内。

6）即时盖好瓶塞，用消毒棉签消毒瓶口。

7）注明开瓶日期及时间，打开的溶液有效期是24小时。

【技术操作考核评分标准】

项目	技术操作要求	评分	评分等级			实际得分
			A×1	B×0.7	C×0.4	
仪表5	仪表端庄，着装符合要求	5				
评估10	无菌操作环境	10				
操作前准备10	洗手、戴口罩	2				
	用物准备齐全	8				
操作过程55	核对标签上药名、浓度、剂量、失效期	10				
	擦净瓶口及瓶体	10				
	检查瓶盖是否松动，瓶身有无裂痕，无菌容器有无变质、沉淀、变色、浑浊等	5				
	从储槽内取出无菌盘，手托放于操作台上	5				
	开启铝盖，用拇指、食指或双手拇指于标签侧翻起瓶塞，拉出瓶塞	5				

续表

项目	技术操作要求	评分	评分等级			实际得分
			A×1	B×0.7	C×0.4	
	标签朝上，倒出少量溶液冲洗瓶口，再由原处倒出适量溶液置无菌盘内	10				
	及时盖好瓶塞，用消毒棉签消毒瓶口注明开瓶日期及时间，打开的溶液有效期是24小时	10				
评价20	操作遵守无菌原则	10				
	操作熟练、节力	10				
总分100		100				

(葛　琳　宋东红)

七、戴无菌手套法

【适用范围】

1. 防止病人在手术与治疗过程中受到感染。

2. 处理无菌物品过程中，确保物品无菌。

【背景】

患者女性，25岁，因临产收入院，准备行阴道检查，了解宫扩张情况。

【操作重点强调内容】

1. 未戴手套的手不可触及手套外面，戴手套的手不能触及未戴手套的手及手套的里面。

2. 手套破裂或污染，立即更换。

3. 脱手套时勿使手套外面（污染面）接触到皮肤。

【操作前准备】

1. 洗手、戴口罩。

2. 备齐用物：无菌手套1副、无菌生理盐水1瓶、无菌纱布1包。

评估所戴手套的号码适合。

3. 环境：宽敞、清洁

【操作程序】

(1) 戴无菌手套法

操作者洗手，戴口罩→检查手套的有效期及包装袋有无破损、潮湿→双手从开封处将外包装袋撕开，取出手套内包装→按手套左右提示放好并打开手套的内包装纸两侧，右手捏住左手手套的反折边，取出左手手套（图 2–2–7–1）→左手插入取出的手套内，右手同时上提，戴上左手手套（图 2–2–7–2）→用已戴好手套的左手手指插入另一只手套的反折边内，将手套取出（图 2–2–7–3）→右手插入手套内，左手同时上提（图 2–2–7–4）；并将右手手套的反折部向上翻套住袖口，戴上右手手套（图 2–2–7–5）→已戴好手套的右手指插入左手手套的反折边内，将手套边向上翻套住袖口（图 2–2–7–6）→戴好手套后挤压看有无

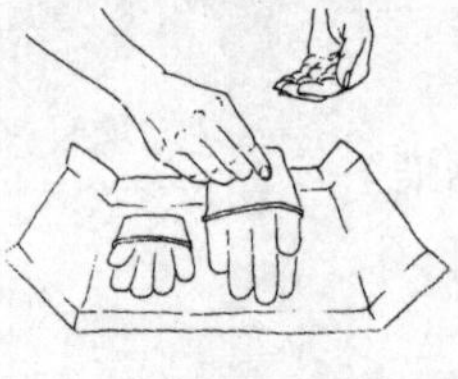

图 2–2–7–1 取出左手手套

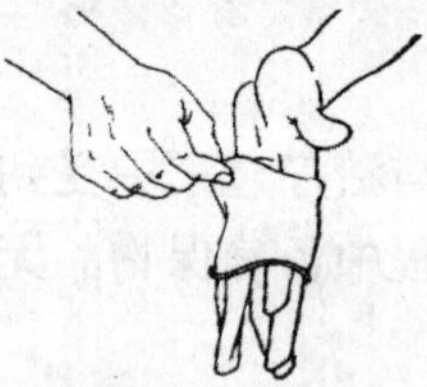

图 2–2–7–2 戴上左手手套

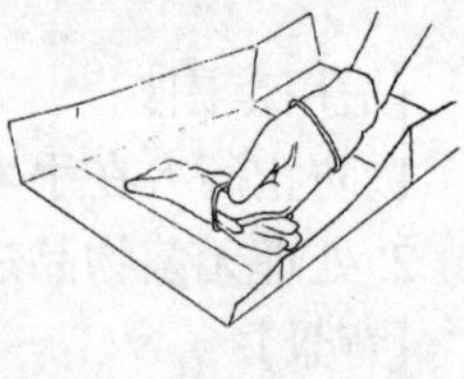

图 2–2–7–3 左手手指插入另一只手套的反折边内，将手套取出

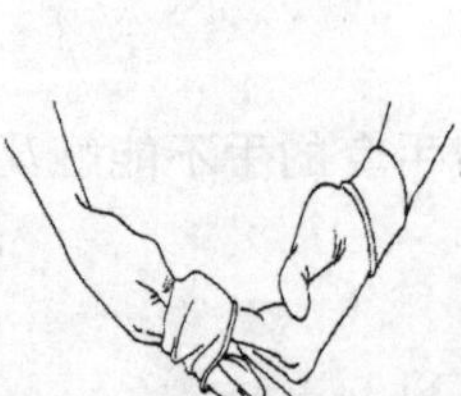

图 2–2–7–4 右手插入手套内

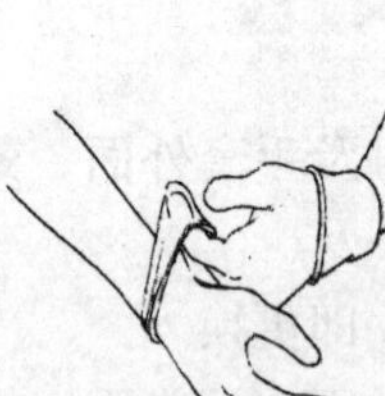

图 2–2–7–5 将右手手套的反折部向上翻套住袖口

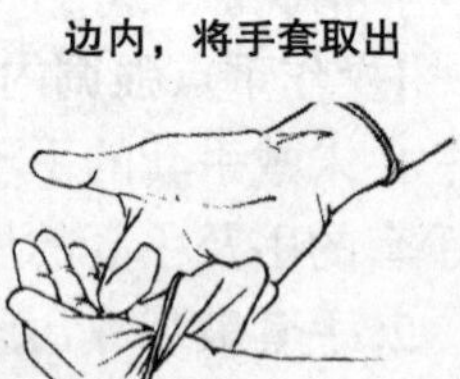

图 2–2–7–6 已戴好手套的右手指插入左手手套的反折边内，将手套边向上翻套住袖口

破裂，用纱布擦去滑石粉或用生理盐水冲洗干净。

⑵ 脱手套法

一手捏住另一只手的手套口翻转脱下（图 2–2–7–7）→已脱下手套的手伸入另一只手套内将其脱下（图 2–2–7–8）→将手套的里面翻套在两只手套外面（图 2–2–7–9）→将用过的手套放入医用垃圾袋中备处理。

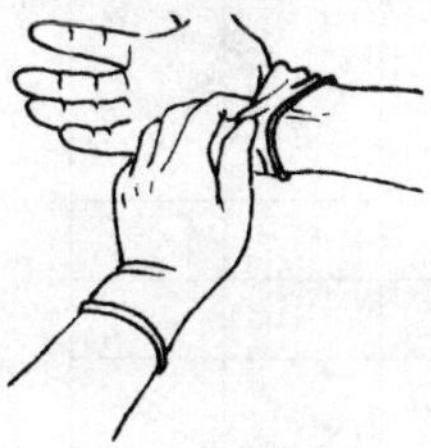

图 2–2–7–7　一手捏住另一只手的手套口翻转脱下

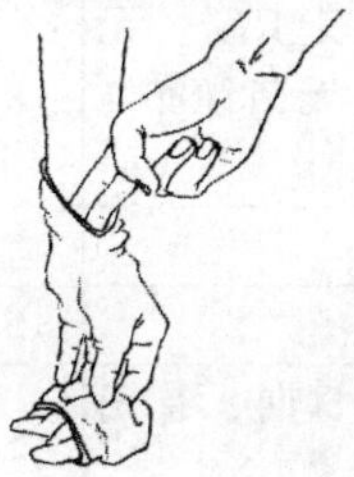

图 2–2–7–8　已脱下手套的手伸入另一只手套内将其脱下

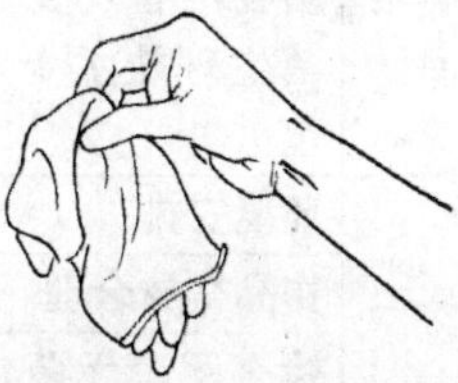

图 2–2–7–9　将手套的里面翻套在两只手套外面

【理论提问】

1. 无菌技术的操作原则

答：（1）无菌技术操作必须在清洁的环境中进行，治疗室每天用紫外线照射消毒一次。

⑵ 进行无菌技术操作前要衣帽整洁，戴好口罩，洗净双手。

⑶ 无菌物品与非无菌物品应分别放置，并定期进行检查。

⑷ 取无菌物品必须使用无菌持物钳。

⑸ 未经消毒的手和物品，不可触及或跨越无菌区。

⑹ 无菌物品取出后，虽未动用，亦不能再放回原处。

2. 戴无菌手套的注意事项

答：（1）未戴手套的手不可触及手套外面，戴手套的手不可触及未戴手套的手及手套的里面。

⑵ 手套破裂或污染，立即更换。

【技术操作考核评分标准】

项目	技术操作要求	评分	评分等级			实际得分
			A×1	B×0.7	C×0.4	
仪表5	仪表端庄，着装符合要求	5				
评估 10	评估所戴手套的号码适合	10				
操作前准备10	洗手、戴口罩	2				
	用物准备：无菌手套 1 副、无菌生理盐水 1 瓶、无菌纱布 1 包	8				
操作过程55	环境安排	5				
	物品摆放合理	5				
	检查手套无菌包装日期，有无破损	5				
	戴手套方法正确	10				
	戴手套后，手臂不可下垂，应保持在腰以上，肩以下	5				
	戴手套后如发现手套破裂，应立即更换	5				
	用纱布擦去滑石粉或用生理盐水冲洗干净	5				
	脱手套方法正确	5				
	将用过的手套放入医用垃圾袋里备处理	5				
	洗手	5				
评价20	操作中注意无菌原则	10				
	操作熟练节力	10				
总分100		100				

（葛　琳　卢　洁　张晓静）

第三节　隔离技术操作法

一、口罩的使用法

【适用范围】

1. 保护病人及工作人员，避免交叉感染。

2. 防止飞沫污染无菌物品或清洁物品。

【背景】

患者男性，73 岁，主因突发言语不清 1 周，加重伴左侧肢体无力 1 天收入院。患者神志清楚，双侧瞳孔等大等圆，对光反射灵敏，左侧肢体肌力 4 级，遵医嘱即刻给予 20% 甘露醇 125ml 静脉输入，现在需要戴好口罩进行无菌操作。

【操作前准备】

1. 护士：着装整齐——洗手并擦干——取下手表

2. 物品：口罩

3. 环境：保持环境的清洁干燥，不被污染

【操作要点】

1. 使用时应遮住口鼻，不可用污染的手接触口罩。

2. 口罩暂时不用时应妥善保管，不可悬挂于胸前、耳后。

3. 使用过程中如有污染或潮湿应立即更换。

4. 应勤洗勤换，保持清洁、干燥，使用纱布口罩 4~8 小时应更换，使用一次性口罩不得超过 4 小时。

【操作程序】

1. 使用口罩应遮住口鼻，不可用污染的手接触口罩（图 2-3-1-1 ~ 4）。用毕立即取下（图 2-3-1-5），向内折叠放入清洁口袋内，不应挂在胸前（图 2-3-1-6）。

2. 使用纱布口罩 4~8 小时应更换，口罩潮湿应立即更换；使用一次性口罩不得超过 4 小时。

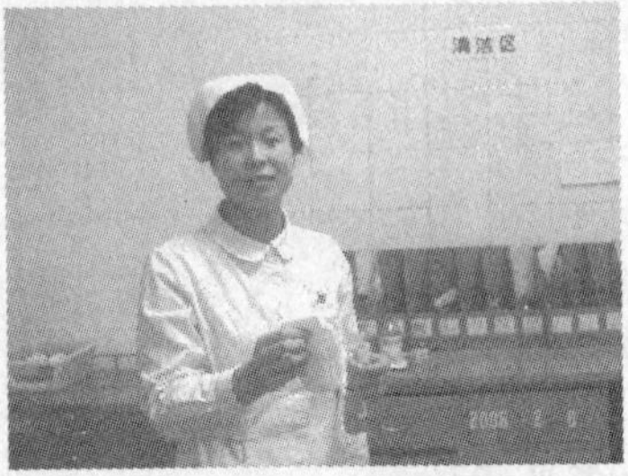

图 2-3-1-1　取口罩

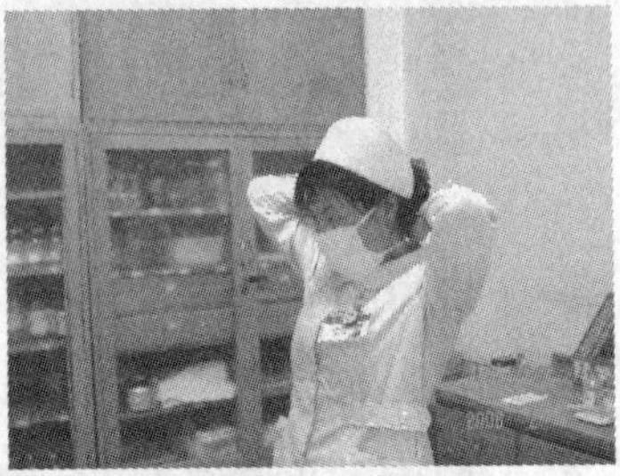

图 2-3-1-2　戴口罩

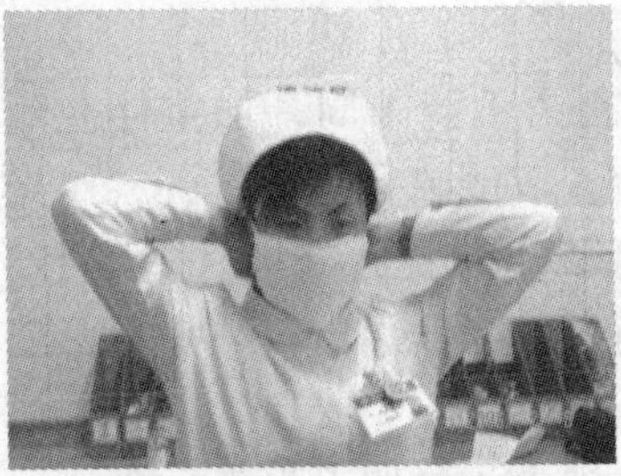

图 2-3-1-3　口罩遮住口鼻

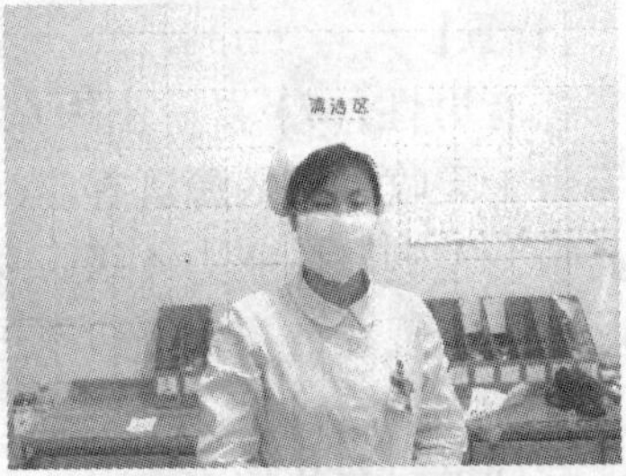

图 2-3-1-4　戴好口罩

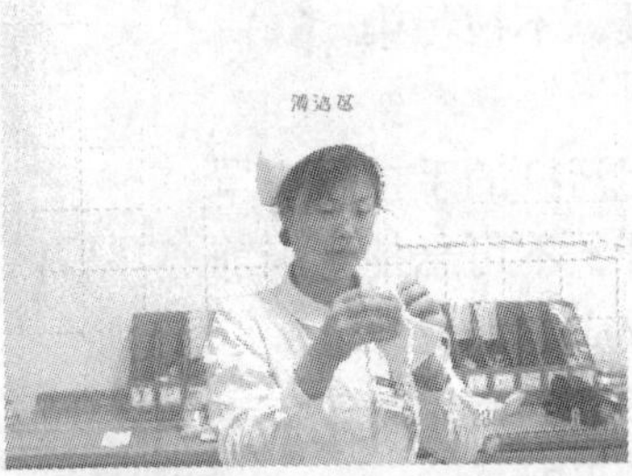

图 2-3-1-5　取下口罩

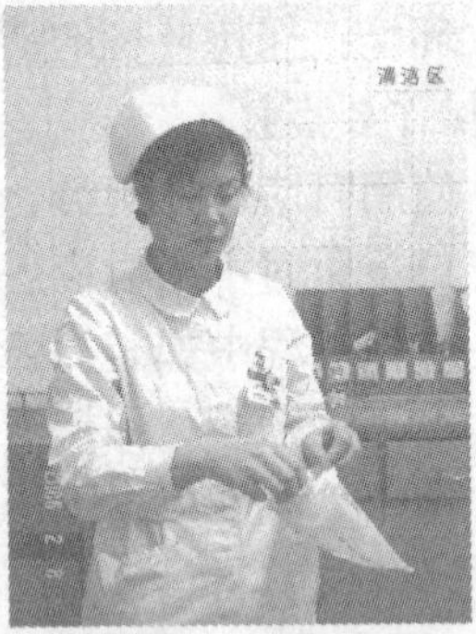

图 2-3-1-6　收好口罩

3. 接触严密隔离的病人应每次更换口罩。

【技术操作考核评分标准】

项目	技术操作要求	评分	评分等级			实际得分
			A×1	B×0.7	C×0.4	
仪表10	仪表端庄，着装符合要求	10				
操作前准备10	护士洗手	5				
	用物准备：口罩	5				
操作过程80	备齐用物，放置合理	20				
	使用口罩应遮住口鼻，不可用污染的手接触口罩。用毕立即取下，污染面向内折叠放入清洁口袋内，不应挂在胸前	25				
	使用纱布口罩4~8小时应更换，口罩潮湿应立即更换；使用一次性口罩不得超过4小时	25				
	接触严密隔离的病人应每次更换口罩	10				
总分100		100				

【理论提问】

1. 口罩的有效时间。

答：使用纱布口罩4~8小时应更换，口罩潮湿应立即更换；使用一次性口罩不得超过4小时。

2. 使用口罩的目的。

答：保护病人及工作人员，避免交叉感染。防止飞沫污染无菌物品或清洁物品。

（张　进　裴月红）

二、洗手法

【适用范围】

1. 洗去污垢、皮屑及暂存细菌，减少将病原体带给病人、物品及个人的机会。

2. 每次护理病人前后。

3. 执行无菌操作。

4. 取用清洁物品前及接触污物后均应洗手。

【背景】

患者女性，78 岁，冠心病收入院，否认肝炎、结核、糖尿病等病史。遵医嘱需静脉输入唯新 0.4 克，操作前后需洗手。

【操作重点强调内容】

1. 双手揉搓时间不少于 10 秒。

2. 注意指尖、指缝、指关节等处的揉搓。

3. 范围为双手、手腕及腕上 10 厘米。

【操作前准备】

1. 用物：肥皂或洗手液、毛巾（纸巾或暖风吹手设备）、流动自来水及水池设备。

2. 护士：着装整齐，戴口罩，取下手表，卷袖过肘（图 2–3–2–1）。

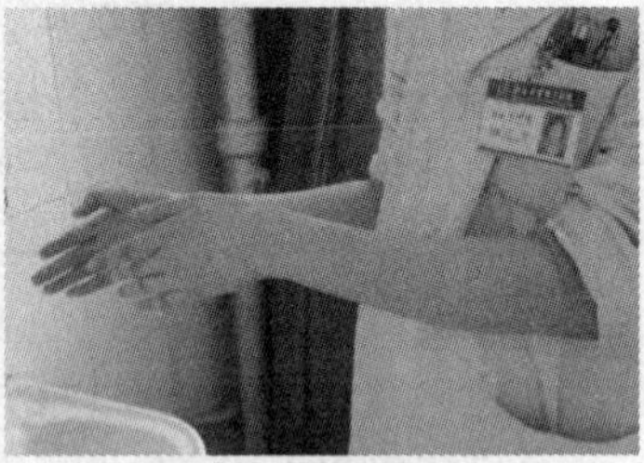

图 2–3–2–1　洗手前取下手表，卷袖过肘

3. 病人：病人取舒适体位。

4. 环境：水池周围保持清洁，定时通风。

【操作程序】

打开水龙头，湿润双手（图 2–3–2–2）→取洁净肥皂或洗手液（图 2–3–2–3）→双手揉搓，搓洗时间不少于 10 秒→掌心相对，手指并拢相互搓擦（图 2–3–2–4）→手心对手背沿指缝相互搓擦（图 2–3–2–5）→掌心相对，双手交叉沿指缝相互搓擦（图 2–3–2–6）→弯曲各手指关节，双手相扣进行搓擦（图 2–3–2–7）→一手握另一手大拇指旋转搓擦，交换进行（图 2–3–2–8）→一手指尖在另一手掌心旋转搓擦，交换进行（图 2–3–2–9）→流动水冲洗干净→用干净毛巾或纸巾擦干或烘干双手。

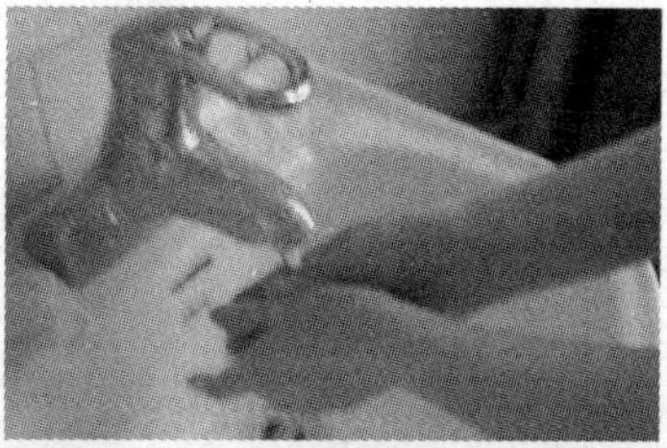

图 2-3-2-2　打开水龙头，湿润双手

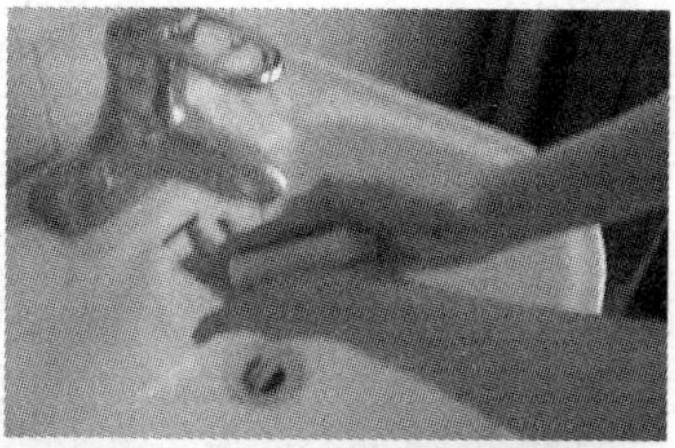

图 2-3-2-3　取洁净肥皂或洗手液

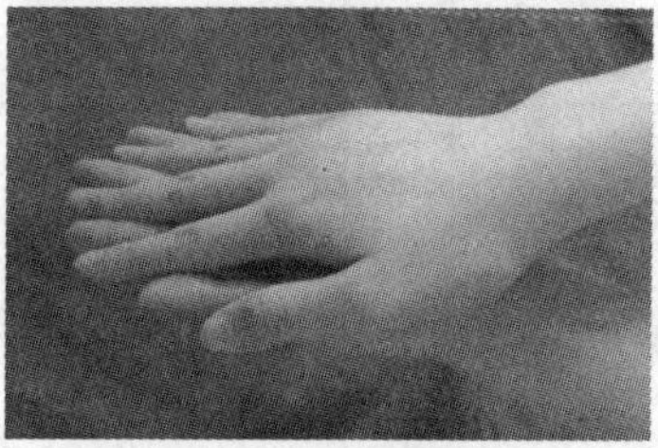

图 2-3-2-4　掌心相对，手指并拢相互搓擦

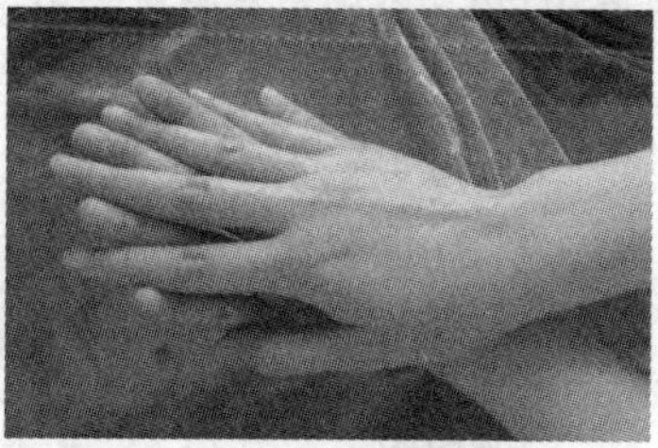

图 2-3-2-5　手心对手背沿指缝相互搓擦

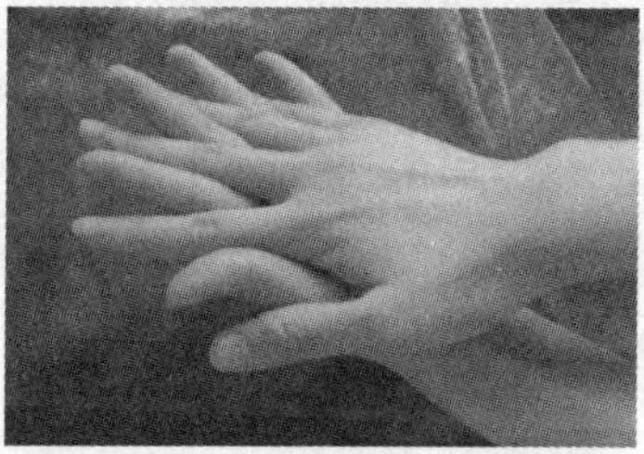

图 2-3-2-6　掌心相对，双手交叉沿指缝相互搓擦

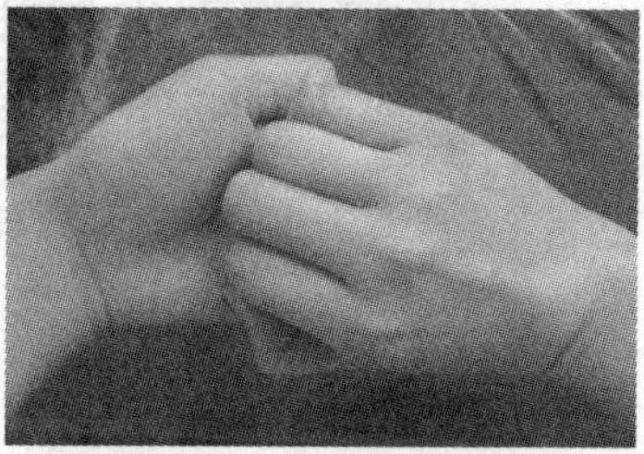

图 2-3-2-7　弯曲各手指关节，双手相扣进行搓擦

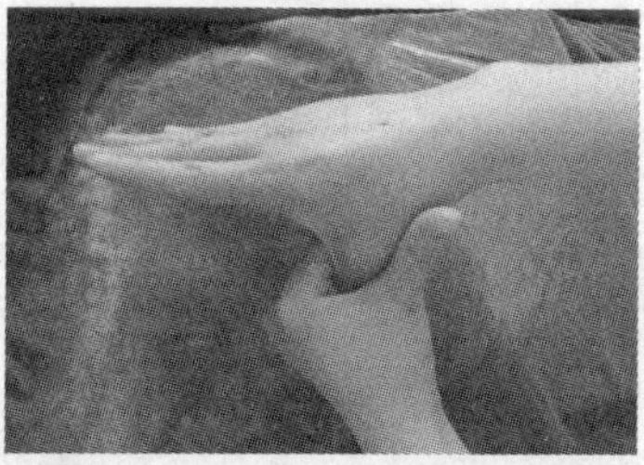

图 2-3-2-8　一手握另一手大拇指旋转搓擦，交换进行

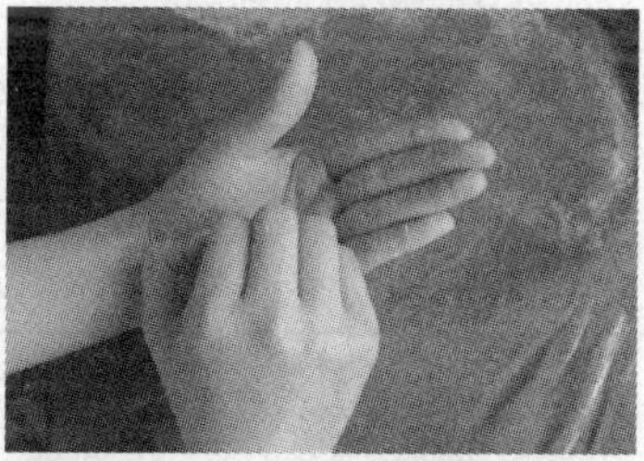

图 2-3-2-9　一手指尖在另一手掌心旋转搓擦，交换进行

【技术操作考核评分标准】

项目	技术操作要求	评分	评分等级			实际得分
			A×1	B×0.7	C×0.4	
仪表5	仪表端庄，着装符合要求	5				
操作前准备10	洗手前取下手表，卷袖过肘	5				
	用物准备：肥皂或洗手液、毛巾、（纸巾或暖风吹手设备）、流动自来水及水池设备	5				
操作过程65	备齐用物，放置合理	4				
	打开水龙头，湿润双手；取肥皂或洗手液	5				
	双手揉搓使肥皂气泡，范围为双手、手腕及腕上10厘米，搓洗时间不小于10秒	8				
	掌心相对，手指并拢相互搓擦	8				
	手心对手背，沿指缝相互搓擦	8				
	掌心相对，双手交叉沿指缝相互搓擦	8				
	弯曲各手指关节，双手相扣进行搓擦	8				
	一手握另一手大拇指旋转搓擦，交换进行	8				
	一手指尖在另一手掌心旋转搓擦，交换进行	8				
评价20	流动水冲洗干净	10				
	擦干或烘干双手	5				
	操作熟练，节力	5				
总分100		100				

【理论提问】

1. 掌握洗手法的适用范围

答：（1）洗去污垢、皮屑及暂存细菌，减少将病原体带给病人、物品及个人的机会。

(2) 每次护理病人前后。

(3) 执行无菌操作。

(4) 取用清洁物品前及接触污物后均应洗手。

(汤淑鸿)

三、穿脱隔离衣法

【适用范围】

1. 护理传染病病人。

2. 护理抵抗力弱的病人。

【背景】

患者男性，37 岁，体温 38.8℃，脉搏 88 次 / 分，呼吸 22 次/分，血压 140/78mmHg，患者主诉乏力、厌食、厌油、恶心、呕吐，查体可见皮肤巩膜黄染，肝肿大，肝区隐痛，有压痛和叩击痛，尿色变深，ALT 明显升高。临床诊断：急性黄疸型肝炎（甲型）。为该病人操作时注意隔离技术。

【操作重点强调内容】

1. 了解病人的隔离种类。

2. 隔离区操作用品齐全、用物放置合理。隔离衣是否符合隔离要求，长短合适、干燥、完好。

3. 隔离衣挂在半污染区，清洁面向外；挂在污染区，则污染面向外。

4. 严格无菌操作。

【操作前准备】

1. 护士：洗手，戴好口罩、帽子。

2. 用物：刷手用品、隔离衣（图 2-3-3-1）。

3. 病人：平卧，等待操作，未进行其

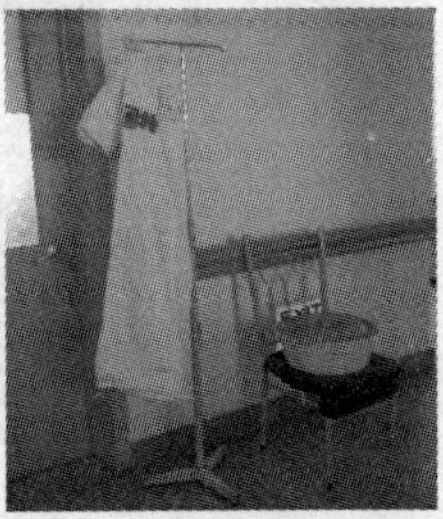

图 2-3-3-1 隔离衣

他活动。

4. 环境：污染区、半污染区、清洁区标志明确。

【操作程序】

取下手表，挽袖过肘（冬天卷袖过前臂中部）→右手持衣领将隔离衣取下（图 2-3-3-2）→两手将衣领的两端向外折，使内面向操作者，并露出袖子内口（图 2-3-3-3）→将左臂入袖，举起手臂，露出左手（图 2-3-3-4）→用左手持衣领，同法穿右臂衣袖→两手持领子中央，沿着领边向后将领口系好（图 2-3-3-5）→再扣好袖口→解开腰带将隔离衣的一边渐向前拉，直至见到边缘后用手捏起，同法捏住另一边，双手在背后将两侧边缘对齐，向一侧折叠，以一手按住，另一手将腰带拉至背后压住折叠处（图 2-3-3-6）→将腰带在背后交叉（图2-3-3-7）再回到前面打一

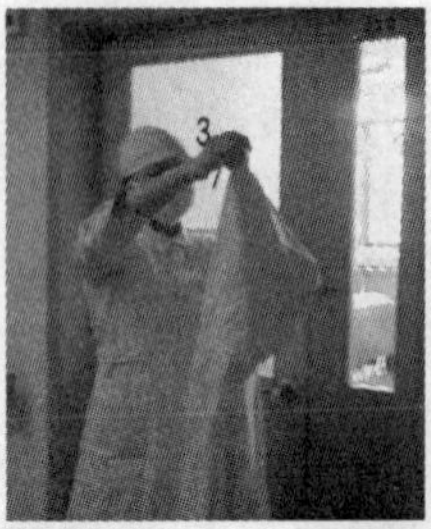

图 2-3-3-2　右手持衣领将隔离衣取下

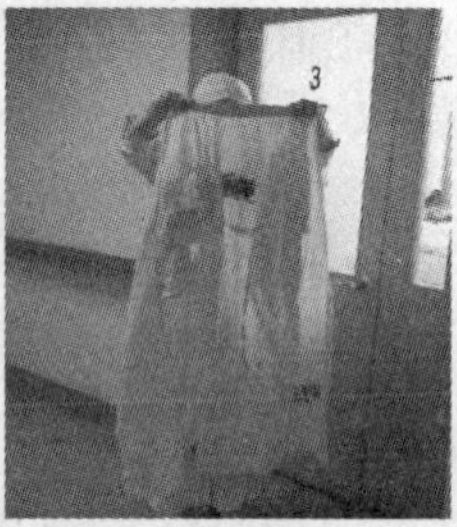

图 2-3-3-3 并露出袖子内口

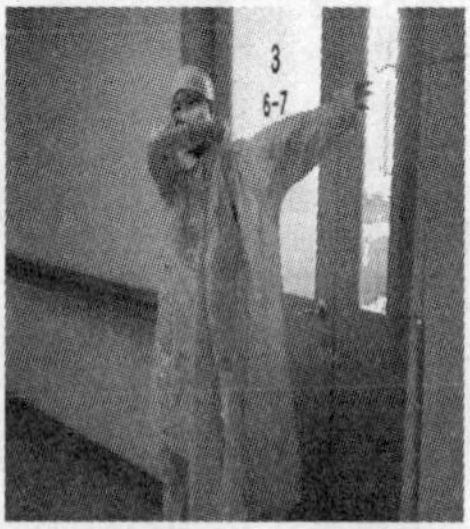

图 2-3-3-4　将左臂入袖

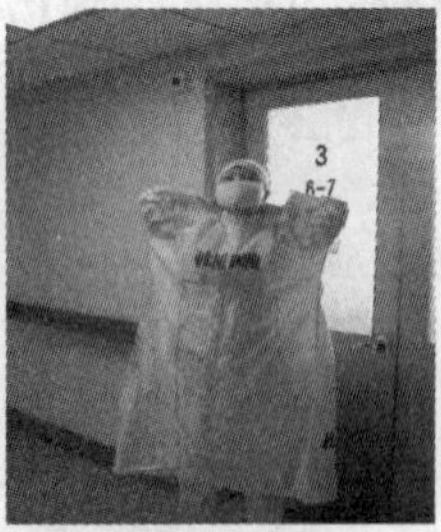

图 2-3-3-5 将领口系好

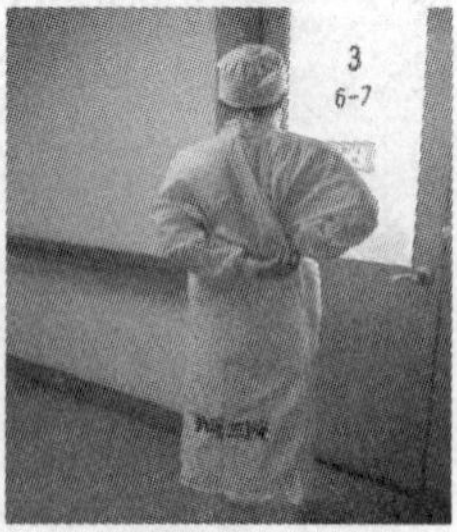

图 2-3-3-6 对齐后襟折叠

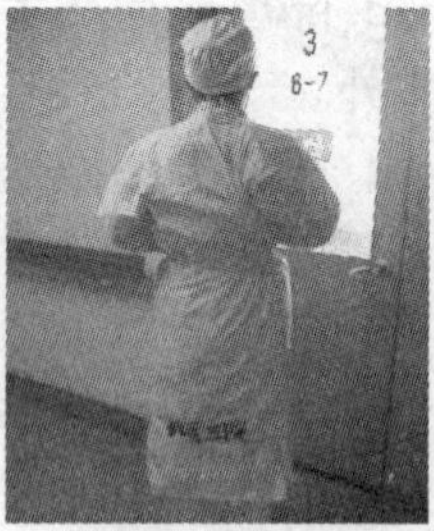

图 2-3-3-7 前面打一活结

活结→双手至胸前（图 2–3–3–8）→进行操作。

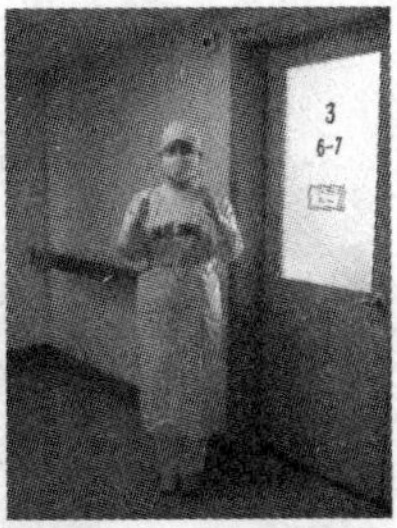
图 2–3–3–8　双手至胸前

操作完毕后：

解开腰带，在腹前打一活结（图 2–3–3–9）→解开两袖口，在袖外将袖管上拉，在肘部将部分袖子塞入工作服衣袖下，使双手充分暴露（图 2–3–3–10）→泡手一分钟，擦干（图 2–3–3–11）→解开领口→右手伸入左侧袖口内拉下衣袖过手（图 2–3–3–12）→再用衣袖遮住左手（图 2–3–3–13）再在衣袖外面拉下右手衣袖过手，双手轮换拉下袖子，对齐双袖管（图 2–3–3–14）手在袖内退到袖中间→左手拉住衣领，右手自衣内握住肩缝，对齐后襟边缘，找

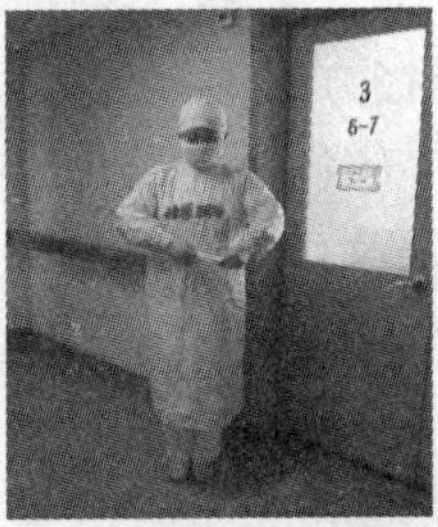
图 2–3–3–9　腹前打一活结

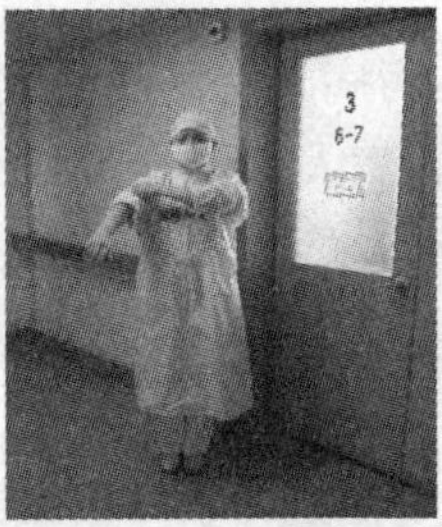
图 2–3–3–10　挽起衣袖

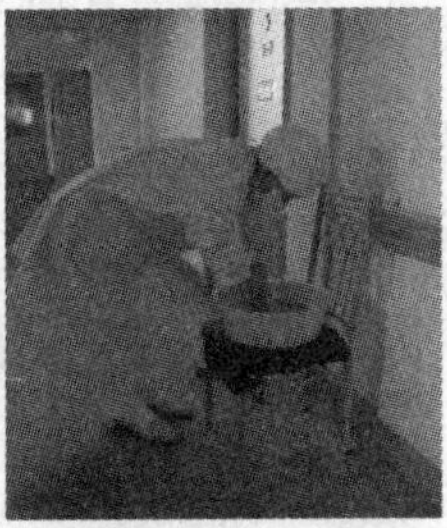
图 2–3–3–11　泡手

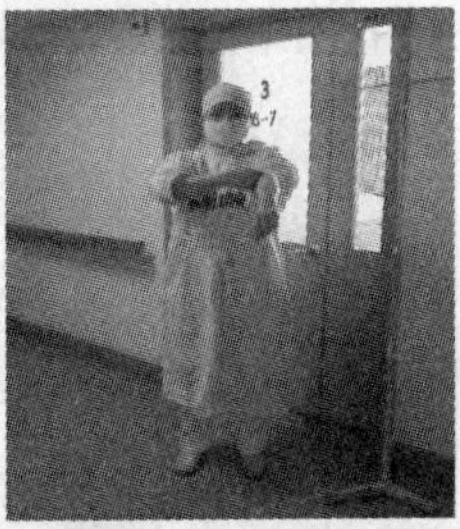
图 2–3–3–12　拉下衣袖过手

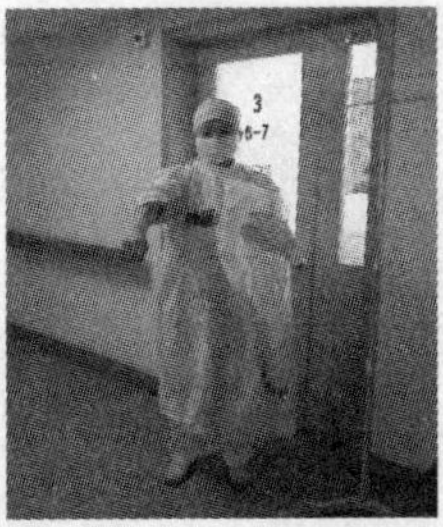
图 2–3–3–13　遮住左手

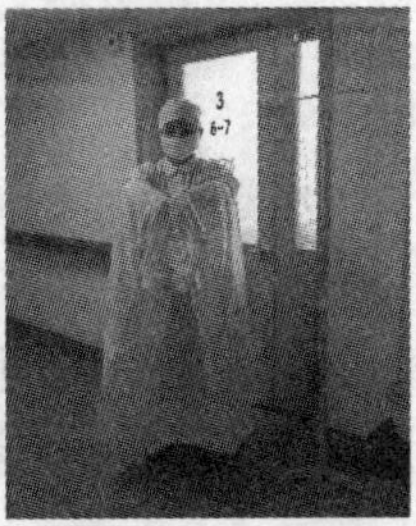
图 2–3–3–14　对齐双袖管

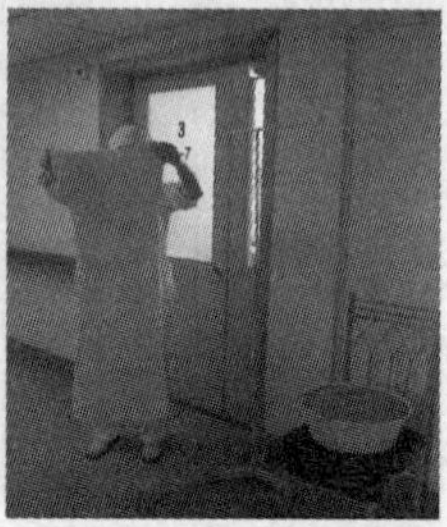
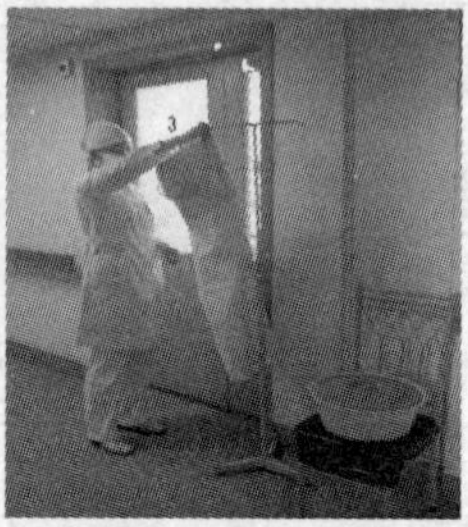

图 2–3–3–15　露出马蹄袖　图 2–3–3–16　挂回原位

前襟中线，露出马蹄袖（图 2–3–3–15）→挂回原位（图 2–3–3–16）（不再穿的隔离衣将清洁面向外卷好，投入污衣桶）→洗手。

【理论提问】

1. 穿脱隔离衣的目的

答：（1）接触传染病病人，防止各种传播方式向社会扩散。

（2）接触抵抗力弱的病人，防止受到外界的病原体的传染。

（3）保护病人及工作人员，避免交叉感染及自身感染。

2. 穿脱隔离衣注意事项

答：

（1）明确清洁区、污染区及半污染区的概念。

（2）隔离区操作用品齐全、用物放置合理。隔离衣是否符合隔离要求，长短合适、干燥、完好。

（3）隔离衣挂在半污染区，清洁面向外；挂在污染区，则污染面向外。

（4）严格无菌操作。

（5）在隔离区工作时，做好解释工作，得到病人理解。多与病人沟通，做好心理支持，满足病人的心理需要。

【技术操作考核评分标准】

项目	技术操作要求	评分	评分等级			实际得分
			A×1	B×0.7	C×0.4	
仪表 5	仪表端庄，着装符合要求	5				
评估10	评估病人病情	5				
	评估病人自理及合作程度	5				
操作前准备 5	洗手，戴好帽子、口罩	2				
	备齐用物，放置合理	3				
操作过程60	取下手表，挽袖过肘（冬天卷袖过前臂中部）	5				
	右手持衣领将隔离衣取下，两手将衣领的两端向外折，使内面向着操作者，并露出袖子内口	5				
	将左臂入袖，举起手臂，使衣袖上抖；用左手持衣领，同法穿右臂衣袖	5				
	两手持领子中央，沿着领边向后将领口扣好，再扣好袖口	5				
	解开腰带，将隔离衣的一边渐向前拉，直至见到边缘后用手捏起，同法捏住另一侧，两手在背后将两侧边缘对齐，向一侧折叠，以一手按住，另一手将腰带拉至背后压住折叠处，将腰带在背后交叉，再回到前面打一活结。双手至胸前。进行操作	10				
	操作完毕。解开腰带，再腹前打一活结	5				
	解开两袖口，在袖外将袖管上拉，在肘部将部分袖子塞入工作	5				
	服衣袖下，使双手充分露出。泡手一分钟，擦干	5				

续表

项目	技术操作要求	评分	评分等级			实际得分
			A×1	B×0.7	C×0.4	
	解开领口，右手伸入左侧袖口内拉下衣袖过手，再用衣袖遮住的左手，在衣袖外面拉下右手衣袖过手，双手轮换拉下袖子，对齐双袖管，手在袖内退到袖中间。用左手拉住衣领，右手自衣内握住肩缝，对齐后襟边缘，找前襟中线，露出马蹄袖	10				
	(不再穿的隔离衣将清洁面向外卷好，投入污衣桶）洗手	5				
评价20	操作过程注意无菌原则	10				
	操作熟练、节力	10				
总分100		100				

（郭　英　孙　卉）

四、避污纸的使用方法

【适用范围】

1. 为病人进行各种基础护理和技术操作前。
2. 收集各类血尿便标本时。
3. 收取传染病人的药杯及拿取病人的物品。
4. 污染的手接触清洁物品时。
5. 污染物品从污染区到公共用品区。

【背景】

王××，男性，65岁，脑梗死，双下肢无力，今日晨留取尿标本需要送到护士站的标本收集器中以便送检，病人行走困难无法到护士站，护士要帮助病人，将病人留取好的尿标本用避污纸取回放到标本收集器中。

【操作强调内容】

1. 使用避污纸时先从页面抓取，不可掀页撕取。

2. 避污纸避免潮湿破损。

3. 避污纸不能重复使用。

4. 普通避污纸用后放入生活污物桶内，传染病人使用的应放入固定污物桶内，集中焚烧处理。

5. 操作中严格执行隔离消毒原则，动作轻稳、准确、规范，保证清洁区或清洁物品不被污染。

【操作前准备】

1. 用物　避污纸、手消毒剂。

2. 护士　着装整齐，洗手，戴口罩。

【操作程序】

洗手→准备用物→从页面抓取避污纸（图 2-3-4-1）→拿好避污纸到病人处，用避污纸裹取尿杯（图 2-3-4-2）→用后将避污纸放入污物桶内（图 1-2-3-4-3）→洗手。

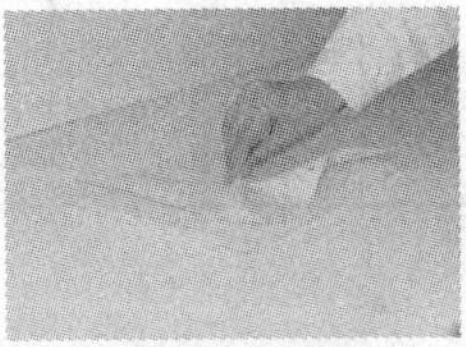

图 2-3-4-1
从页面抓取避污纸

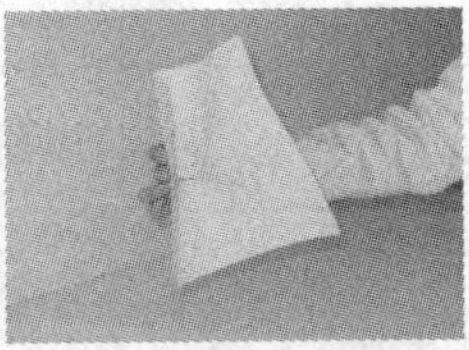

图 2-3-4-2
用避污纸裹取尿杯

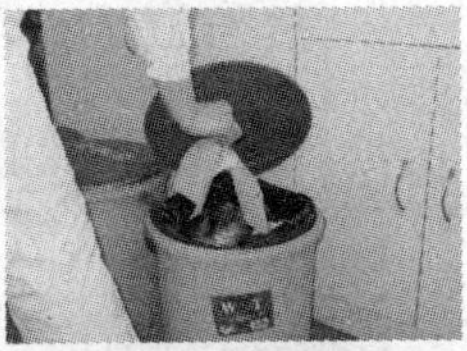

图 2-3-4-3 用后将避污纸放入污物桶内

【技术操作考核评分标准】

项目	技术操作要求	评分	评分等级			实际得分
			A×1	B×0.7	C×0.4	
仪表5	仪表端庄，着装符合要求	5				
评估20	评估病人的病情	10				
	评估病人自理及合作程度	10				
操作前准备10	护士洗手、戴口罩	2				
	用物准备：避污纸、手消毒剂	8				
操作过程45	备齐用物，放置合理	5				
	核对病人姓名、床号、医嘱，向病人做好解释	10				
	从页面抓取避污纸	5				
	拿好避污纸到病人处，用避污纸裹取尿杯	10				
	用后将避污纸放入污物桶内	10				
	操作后洗手	5				
评价20	操作过程注意自我保护	5				
	操作熟练，节力	5				
	操作过程注意病人安全	5				
	操作过程与病人沟通有效	5				
总分100		100				

【理论提问】

1. 避污纸的使用范围？

答：（1）为病人进行各种基础护理和技术操作前。

（2）收集各类血尿便标本时。

（3）收取传染病人的药杯及拿取病人的物品。

（4）污染的手接触清洁物品时。

（5）污染物品从污染区到公共用品区。

2. 使用避污纸的注意事项？

答：（1）使用避污纸时先从页面抓取，不可掀页撕取。

(2) 避污纸避免潮湿破损。

(3) 避污纸不能重复使用。

(4) 普通避污纸用后放入生活污物桶内，传染病人使用的应放入固定污物桶内，集中焚烧处理。

(5) 操作中严格执行隔离消毒原则，动作轻稳、准确、规范，保证清洁区或清洁物品不被污染。

(罗永梅　徐　艳　刘雪花)

五、床单位终末消毒法

【适用范围】

用于转科、出院或死亡病人的床单位及用物消毒。

【背景】

患者，女性，68 岁，以右眼老年性白内障收入院，既往无传染病史，术后第 2 天，体温：36℃，脉搏：78 次 /min，血压：120/80mmHg，右眼视力：1.0，右眼眼压：14mmHg，遵医嘱患者于今日出院。

【操作强调内容】

1. 消毒液配比正确。

2. 病人进餐、治疗时，暂停操作。

3. 操作过程中注意节力原则。

4. 床垫、棉被、枕芯阳光暴晒或紫外线消毒时应按时翻转。

5. 床单位清洁、消毒彻底。

6. 病室开窗通风。

【操作前准备】

护士：按要求着装、洗手、戴口罩

用物：消毒溶液、床单、被套、枕套

病人：评估同病室其他病人情况，满足病人需要

环境：病室病人无进餐或治疗

【操作流程】

携物品至床旁（图 2-3-5-1）→开窗通风→移开床旁桌椅（图 2-3-5-2）→撤除污被服（内侧折叠法，不污染床褥、枕芯）（图 2-3-5-3）→放入污衣袋→床垫、棉被、枕芯阳光暴晒或紫外线消毒 6 小时 / 或送洗衣房拆洗→消毒液擦拭病床、床旁桌椅（500ml 水 + 250mg 健之素）（图 2-3-5-4）→消毒液擦拭暖瓶，煮沸或消毒锅消毒暖瓶塞→铺备用床（同铺备用床技术）（图 2-3-5-5）。

【操作观察要点】

1. 观察病室内病人的情况，满足病人需要。

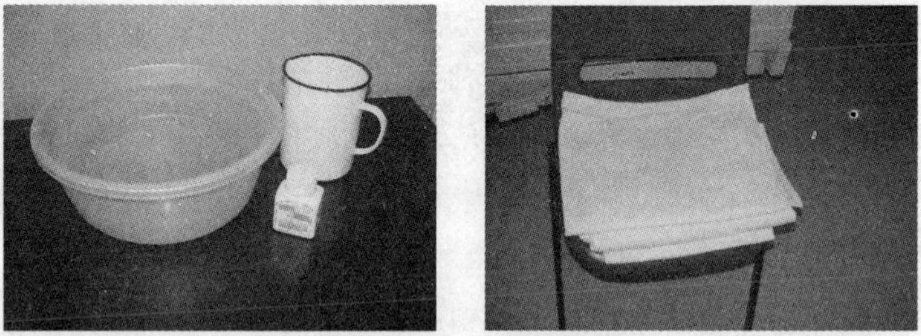

图 2-3-5-1　备齐用物

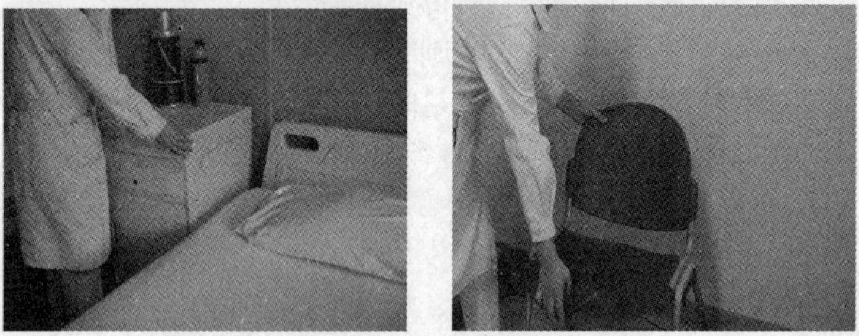

图 2-3-5-2　移开床旁桌椅

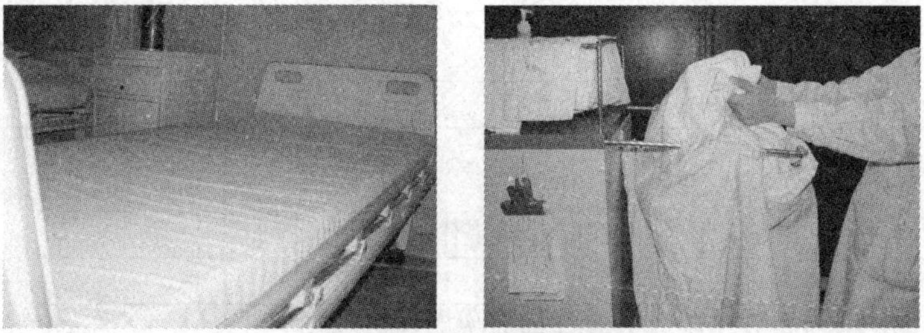

图 2-3-5-3　撤除污单

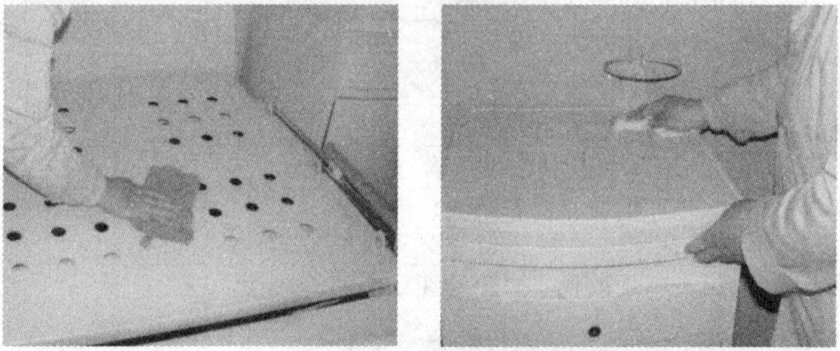

图 2-3-5-4　擦拭床单位

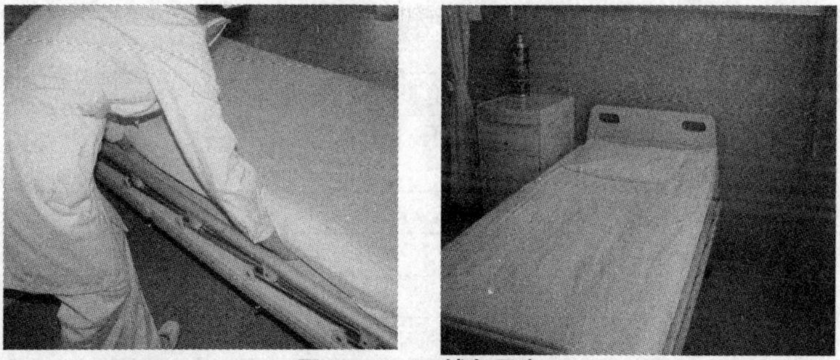

图 2-3-5-5　铺备用床

【考核评分标准】

项目		技术操作要求	评分	评分等级			实际得分
				A×1	B×0.7	C×0.4	
仪表 5		仪表端庄、服装整洁	5				
评估 10		评估床、被褥是否符合安全、舒适要求	5				
		向同病室病人作好解释工作	5				
操作前准备 10		洗手、戴口罩	2				
		备齐用物，放置合理（按顺序摆放整齐），置于床尾椅子上	6				
		根据需要移开床旁桌椅	2				
操作过程 60	撤污被服 8	撤污大单方法正确	2				
		撤污被套方法正确	4				
		撤污枕套方法正确	2				
	清洗消毒 22	擦拭消毒液配比浓度正确	4				
		床垫、棉被、枕芯清洗、消毒方法正确	4				
		污大单、被套、枕套处理、消毒方法正确	4				
		病人用物清洗、消毒方法正确	6				
		擦拭床单位方法正确	4				
	铺备用床 22	检查病床、床头桌、椅完好，处于工作状态	3				
		大单清洁、中线正、四角正齐	5				
		盖被被筒对称、中线正、平整，被尾整齐	6				
		枕套清洁，开口背门放置，平整	4				
		外观平整、美观	4				
	操作后 8	床旁桌椅放回原处	4				
		床单位整齐、美观	4				
评价 15		操作过程按消毒隔离原则处理	5				
		操作过程熟练、节力	5				
		操作过程注意安全	5				
总分 100			100				

【理论提问】

1. 床单位终末消毒技术目的?

答：清洁、消毒床单位，铺备用床，准备迎接新病人。

2. 擦拭消毒床单位，消毒液的配比浓度?

答：一般病人：水：1000ml+ 健之素 500mg

传染病人：水：1000ml+ 健之素 1000mg

3. 临床常用的化学消毒剂哪些属于高效、中效、低效消毒剂?

答：（1）属于高效的消毒剂有：戊二醛、甲醛、环氧乙烷、过氧化氢、过氧乙酸、碘酊等。

（2）属于中效的消毒剂有：乙醇、碘伏、含氯消毒剂。

（3）属于低效的消毒剂有：新洁尔灭、洗必泰、碳酸、乳酸、煤酚皂溶液等。

（庞宏蕾　胡晋平）

六、手术室刷手法

【适用范围】

参加手术人员。

【背景】

患者男性，今日在连续硬膜外麻醉下行阑尾切除术，体温36.5℃，脉搏 86 次 /min，血压 125/70mmHg，护士准备刷手。

【操作强调内容】

1. 指甲要重点刷洗；
2. 刷洗动作宜快速和用力；
3. 用灭菌毛巾擦干，勿超越刷手范围区域。

【操作前准备】

1. 备齐用物：

手刷，治疗碗盛有 0.5%碘伏、肥皂水、无菌毛巾、流动自来水（图 2–3–6–1）。

2. 正规更衣，戴好帽子、口罩，修剪指甲，取下饰物（图 2–3–6–2）。

【碘伏刷手法操作程序】

先用肥皂水清洗双手及手臂，至肘上 10 厘米（图 2–3–6–3）→用流动水冲洗→取无菌刷蘸 0.5%碘伏刷手和臂，顺序是指尖→手指→指蹼→手掌→手背→腕部→前臂→肘上 10 厘米处。刷手 5 分钟。双手交替，循序渐进（图 2–3–6–4）。→取无菌毛巾擦干双手及手臂（图 2–3–6–5）→将双手悬空举在胸前（图 2–3–6–6）。

【理论提问】

外科刷手的目的

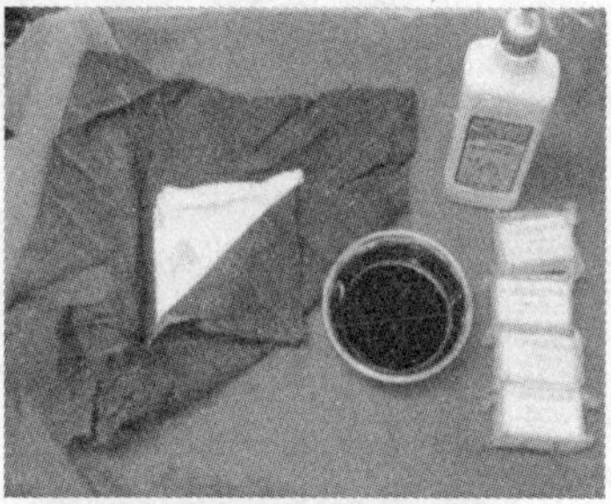

图 2–3–6–1　备齐用物

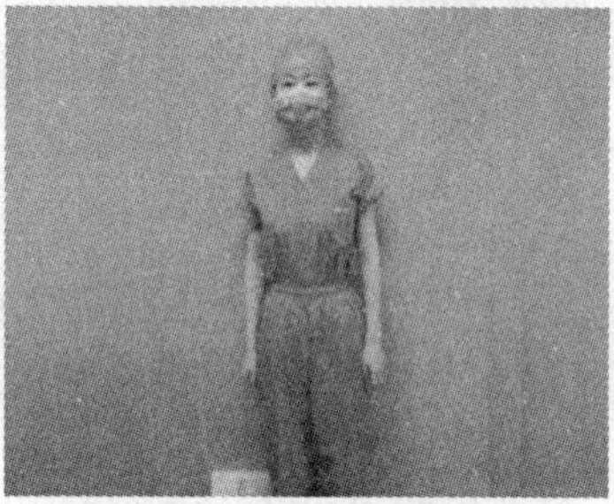

图 2–3–6–2　正规更衣

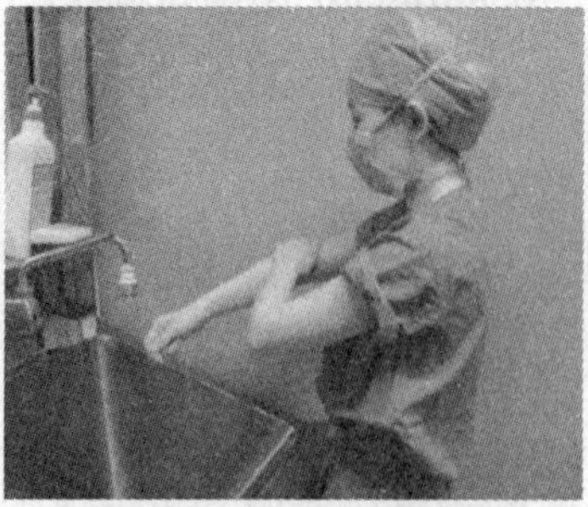

图 2–3–6–3　肥皂水洗手

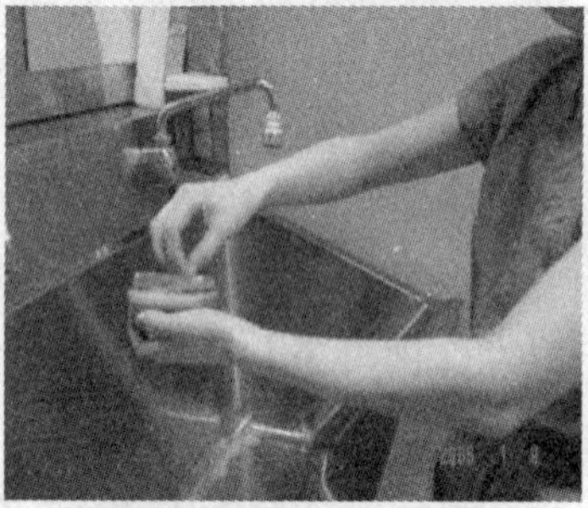

图 2–3–6–4　碘伏刷手

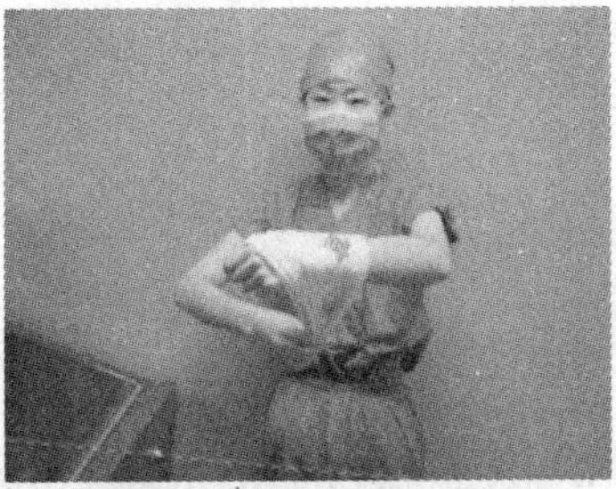

图 2-3-6-5　毛巾擦干

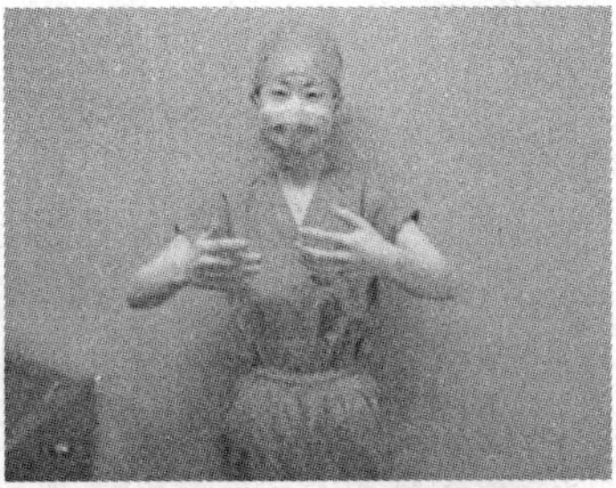

图 2-3-6-6　双手高举胸前

答：在于除去手及前臂皮肤上暂存菌和部分居留菌。

【技术操作考核评分标准】

项目	技术操作要求	评分	评分等级			实际得分
			A×1	B×0.7	C×0.4	
操作前准备20	更衣符合要求	5				
	头发、口鼻不外露	5				
	修剪指甲，取下饰物	5				
	用物准备齐全	5				
操作过程60	肥皂水洗双手顺序正确 冲洗手臂方法正确	15				
	碘伏刷手顺序正确	15				
	刷手时间 5 分钟	5				
	重点指尖	5				
	双手交替，循序渐进	5				
	毛巾擦拭方法正确	10				
	双手高举置于胸前	5				
操作后评价20	操作过程中注意无菌原则	10				
	操作过程中时间安排合理	5				
	操作熟练、节力	5				
总分100		100				

（周　惠　郭　莉）

第四节　隔离方法

一、严密隔离

【适用范围】

预防有高度传染性及致死性的传染病。如 SARS、咽部白喉、天花、肺鼠疫、霍乱、免疫播散型带状疱疹、病毒性出血热等。

【背景】

患者男性，37 岁，3 天前护理其弟（诊断肺鼠疫），随后出现寒战、高热，体温 39~40℃，胸痛、剧烈咳嗽、咯血、头疼及四肢剧痛，呼吸窘迫，诊断“肺鼠疫”。遵医嘱给予吸氧。

【操作重点强调内容】

1. 取下手表及口袋中的物品

2. 卷袖过肘

3. 分清隔离区和清洁区

【操作前准备】

1. 护士：洗手、戴口罩

2. 备齐物品：隔离衣、隔离鞋、消毒液、面盆、防护眼镜、橡胶手套

3. 环境：病室安静，关好门窗，室温适宜

4. 病人：舒适体位

【操作程序】

核对→ 一级防护（按穿隔离衣方法，戴防护眼镜）→护理及操作→按脱隔离衣方法→摘护目镜→物品整理→洗手

【操作观察要点】

1. 病人必须单间隔离，隔离室应关闭通向走廊的门窗

2. 进入病人房间的人员必须一级防护

3. 病房门口置放一警示牌，防止无关人员进入

4. 门外放置隔离衣、隔离鞋、橡胶手套、泡手的消毒液

5. 污染敷料应装黄色袋、贴签焚烧处理

6. 病人不得离开病室，禁止探视

7. 病室每日消毒液喷雾消毒一次，紫外线进行空气消毒

【理论提问】

严密隔离病人的适应证？

答：预防有高度传染性及致死性的传染病。如 SARS、咽部白喉、天花、肺鼠疫、霍乱、免疫播散型带状疱疹、病毒性出血热等。

【技术操作考核评分标准】

项目		技术操作要求	评分	评分等级			实际得分
				A×1	B×0.7	C×0.4	
仪表 5		服装整洁，仪表端庄	5				
评估 20		评估病情	10				
		评估病人自理及合作情况	10				
操作前准备 10		洗手、戴口罩	2				
		物品齐全	8				
操作过程 45	安全与舒适 15	环境安排合理（关门窗、室温适宜）	5				
		病人体位舒适、安全	5				
		注意保护病人的隐私	5				
	擦拭过程 20	穿隔离衣方法正确	5				
		戴手套的方法正确	5				
		泡手消毒液配比浓度正确	5				
		脱隔离衣方法正确	5				
	操作后 10	用物处理方法正确	5				
		洗手	5				
评价 20		严格区分清洁区和污染区	10				
		穿戴美观	10				
总分 100			100				

（王　群）

二、呼吸道隔离

【适用范围】

经飞沫及鼻咽分泌物经呼吸道传播的疾病。肺结核、百日咳、SARS、流感等。

【背景】

患者男性，23 岁，咳嗽、咳痰，痰液较黄，喷嚏，流涕，体温：37.3℃，患者主诉全身无力，发冷，咳嗽厉害，来院就诊。

【操作重点强调内容】

1. 戴帽子口罩

2. 治疗时间集中

3. 每日消毒病室，擦桌面，地面

4. 患者用过的物品的消毒及处理

【操作前准备】

护士：洗手，戴帽子，口罩

用物准备：备好治疗用品及生活用品，紫外线灯，消毒柜，消毒液

病人：评估病人病情，有无呼吸道疾病的既往史、遗传史；评估病人自理及合作程度

环境：整洁、舒适、安静

【操作程序】

同种病人安置同一房间→接触者戴帽子，口罩→每日用紫外线灯或消毒柜消毒空气→每日用含氯消毒剂的水擦桌面，地面→治疗及生活物品的消毒

【操作观察要点】

1. 空气培养指标

2. 患者的体温

3. 各种血项指标

4. 病人不可互串病室

【理论提问】

1. 同种疾病病人安置在一室，___通向___的门窗须关闭。(走廊、病室)

2. 下列那些不属于操作流程：（D）

A. 接触者戴帽子，口罩

B. 同种病人安置同一房间

C. 每日用紫外线灯或消毒柜消毒

D. 每日用酒精擦桌面，地面→治疗及生活物品的消毒

3. 呼吸道隔离的观察要点是什么?

答：（1）空气培养指标

（2）患者的体温

（3）各种血项指标

（4）病人不可互串病室

【操作考核评分标准】

<table>
<tr><th colspan="2" rowspan="2">项目</th><th rowspan="2">技术操作要求</th><th rowspan="2">评分</th><th colspan="3">评分等级</th><th rowspan="2">实际得分</th></tr>
<tr><th>A×1</th><th>B×0.7</th><th>C×0.4</th></tr>
<tr><td colspan="2">仪表 5</td><td>仪表端庄、服装整洁</td><td>5</td><td></td><td></td><td></td><td></td></tr>
<tr><td colspan="2" rowspan="2">评估 10</td><td>评估病人病情，有无呼吸道疾病的既往史、遗传史</td><td>5</td><td></td><td></td><td></td><td rowspan="2"></td></tr>
<tr><td>评估病人自理及合作程度</td><td>5</td><td></td><td></td><td></td></tr>
<tr><td colspan="2" rowspan="2">操作前准备 10</td><td>洗手，戴好帽子、口罩</td><td>2</td><td></td><td></td><td></td><td rowspan="2"></td></tr>
<tr><td>备齐物品</td><td>8</td><td></td><td></td><td></td></tr>
<tr><td rowspan="5">操作过程 60</td><td rowspan="2">安全与舒适 10</td><td>充分向病人解释呼吸道隔离的注意事项</td><td>5</td><td></td><td></td><td></td><td rowspan="5"></td></tr>
<tr><td>协助病人采取舒适体位</td><td>5</td><td></td><td></td><td></td></tr>
<tr><td rowspan="3">操作方法 45</td><td>同种疾病病人安置在一室，病室通向走廊的门窗须关闭</td><td>5</td><td></td><td></td><td></td></tr>
<tr><td>接触病人戴好口罩</td><td>5</td><td></td><td></td><td></td></tr>
<tr><td>病人外出检查、治疗时戴好口罩</td><td>5</td><td></td><td></td><td></td></tr>
</table>

续表

项目		技术操作要求	评分	评分等级			实际得分
				A×1	B×0.7	C×0.4	
		病室内每日用紫外线或空气消毒柜消毒一次	5				
		地面、桌面需用含消毒剂的水檫	5				
		患者口罩分泌物及痰应消毒后倾倒	5				
		患者用物（痰杯、餐饮用具）定期消毒	5				
		治疗应集中，减少进出病室次数	5				
		患者用的体温计、听诊器等治疗用品专人专用	5				
	操作后 5	帮助病人取舒适体位，整理床单位	4				
		洗手	3				
评价 15		操作时注意病人安全	5				
		操作时注意与病人沟通	5				
		操作熟练、节力	5				
总分 100			100				

（乔红梅）

三、消化道隔离

【适用范围】

消化道隔离适用于由病人粪便传染的疾病。如：伤寒、细菌性痢疾、甲型病毒肝炎等。

【背景】

患者，男性，22岁，因发热，全身乏力，恶心，食欲不振，右上腹隐痛五天，近三天来发现皮肤发黄，尿色如浓茶色，于2000年10月8日入院。身体评估：体温：37.5℃，一般情况好，皮肤巩膜轻度黄染，肝肋下3cm，质地中等，有触痛，脾肋下未及，余无异常。实验室检查：Hb125g/L，ALT240U/L，

AST190U/L，SB133μmol/L，HBsAg(+)，HAV-IgG(-)，HAV-IgM(+)，HCVAg(-).B 超示肝肿大，光点增粗，胆道未见异常。临床诊断为急性黄疸型甲型肝炎，给予消化道隔离。

【重点强调内容】

1. 管理传染源：早发现，早诊断，早治疗，执行严格的传染病报告制度，对病人和疑似病人早期隔离，早期治疗，对可能的传染源性环境及物品进行有效的消毒。

2. 切断传播途径：消除四害，对饮食，水源，粪便应加强管理或无害化处理，重视个人防护。

3. 减少易感人群：提高人群的非特异性免疫功能。

【操作前准备】

1. 不同病种分室居住，如条件有限同居一室应作好床边隔离；病人不互相接触或互用物品。

2. 根据病种不同分别穿隔离衣，带防护镜，戴好口罩和帽子。

3. 接触污染物前应戴好手套。

【操作流程】

1. 洗手戴口罩和帽子，穿好隔离衣，戴好防护镜方可进行操作；

2. 每一病人应有专用食具和便器，用后消毒，食具先洗净后煮沸消毒 30 分钟，便器用 2%~3%漂白粉液浸泡 2 小时；

3. 病室应有防蝇设备，保持无蝇无蟑螂；

4. 接触病人及病人的用物后应消毒双手；

5. 病人的排泄物，呕吐物，剩余事务均须消毒后方可倒掉；

6. 对病人使用过的器械，如针头等，应浸泡消毒后处理，病人用过的敷料等物品需用双层黄色塑料袋套好并贴好标签注明；

7. 对病人使用的听诊器，血压计，护理盘，用后要统一熏蒸消毒。

【观察要点】

1. 穿脱隔离衣

2. 自我保护操作

3. 用物处理

【理论提问】

1. 消化道隔离适用于由病人___传染的疾病。（粪便）

2. 消化道隔离的重点强调内容有哪三点？

答：管理传染源

切断传播途径

减少易感人群

3. 不同病种分室居住，如条件有限同居一室应作好____隔离；病人不互相接触或互用物品。（床边）

4. 每一病人应有专用食具和便器，用后消毒，食具先洗净后___消毒 30 分钟，便器用__液浸泡。（煮沸、2%~3%漂白粉）

【技术操作考核评分标准】

项目	技术操作要求	评分	评分等级			实际得分
			A×1	B×0.7	C×0.4	
仪表 5	仪表端庄、服装整洁	5				
评估 20	评估病人病情，有无消化道疾病的既往史、遗传史	10				
	评估患者心理状况、自理及合作程度	10				
操作前准备 15	不同病种分室居住，如条件有限同居一室应作好床边隔离；病人不互相接触或互用物品	5				
	根据病种不同分别穿隔离衣，带防护镜，戴好口罩和帽子	5				
	接触污染物前应戴好手套	5				
安全与舒适 15	向病人解释消化道隔离的注意事项	5				
	协助病人采取舒适体位	5				
	环境整洁、舒适、安静	5				

续表

项目		技术操作要求	评分	评分等级			实际得分
				A×1	B×0.7	C×0.4	
操作过程45	操作方法30	每一病人应有专用食具和便器，用后消毒，食具先洗净后煮沸消毒30分钟或消毒柜消毒，便器用2%~3%漂白粉液浸泡2小时	5				
		病室应有防蝇设备，保持无蝇无蟑螂	5				
		接触病人及病人的用物后应消毒双手	5				
		病人的排泄物，呕吐物，剩余食物均须消毒后方可倒掉	5				
		对病人使用过的器械，如针头等，应浸泡消毒后处理，病人用过的敷料等物品需用双层黄色塑料袋套好并贴好标签注明	5				
		对病人使用的听诊器，血压计，护理盘，用后要统一熏蒸消毒	5				
操作后5		帮助病人取舒适体位，整理床单位	3				
		洗手	2				
评价10		操作注意消毒隔离原则	5				
		操作熟练、节力	5				
总分100			100				

（乔红梅　张　静）

四、接触隔离

【目的】

对由体表或伤口排出的病原微生物，接触皮肤或粘膜破损处而引起的传染病执行接触隔离。

【适用范围】

主要预防，还有直接接触具有高度传染性及有重要流行病学意义的感染源，但不必严格隔离者。如：新生儿脓胞疹、播散性原发性单纯疱疹、狂犬病、风疹、疥疮、重型皮肤伤口及烧伤感染、流感等。

【背景】

张某，女，15 岁，于 2 天前出现恶心、呕吐、咳嗽、头痛、肌肉酸痛、腹痛、腹泻、稀水样便，体温 39.2℃，于今晨收入院。

【操作重点强调内容】

1. 病人应收入隔离病室隔离，同种病原感染者同室隔离，在爆发流行时具有相同呼吸道症状者可同室隔离；

2. 接触病人应戴口罩，有可能被污染时要穿隔离衣；

3. 接触病人的血液、体液、分泌物时要戴手套，脱手套后一定要洗手；

4. 接触病人或可能污染的物品时以及护理另外病人前要洗手；

5. 病人污染的物品按医疗废物处理，要装入双层黄色污物袋后，贴上标识后统一焚烧处理；

6. 探视者进入隔离病室前应通知值班护士。

【操作前准备】

1. 洗手，戴帽子，口罩

2. 戴手套，穿隔离衣

【操作程序】

1. 穿防护用品，一只手托着口罩扣于面部适当的部位，另一只手将口罩戴在合适的部位，压紧鼻夹，紧贴于鼻尖处，在此过程中，双手不接触面部任何部位；

2. 戴帽子，戴帽子时注意双手不接触面部；

3. 穿防护服；

4. 戴上防护眼镜，注意双手不接触面部；

5. 穿上鞋套或胶鞋；

6. 戴上手套，将手套套在防护服袖口外边。

脱掉防护用品

1. 摘下防护镜，放入消毒液中；

2. 脱掉防护服，将反面朝外，放入黄色塑料袋中；

3. 摘掉手套，一次性手套应将反面朝外，放入黄色塑料袋中，橡胶手套放入消毒液中；

4. 将手指反勾进帽子，将帽子轻轻摘下，反面朝外，放入黄色塑料袋中；

5. 脱下鞋套或胶鞋，将鞋套反面朝外，放入黄色塑料袋中，将胶鞋放入消毒液中；

6. 摘口罩，一手按住口罩，另一只手将口罩带摘下，放入黄色塑料袋中，注意双手不接触面部。

【理论提问】

1. 接触隔离的适用范围是什么？

答：主要预防还由直接接触具有高度传染性及有重要流行病学意义的感染源，但不必严格隔离者。

2. 接触隔离的操作重点强调内容错误的是那项（A）

A. 病人应收入隔离病室隔离，同种病原感染者同室隔离，在爆发流行时具有相同呼吸道症状者不可同室隔离；

B. 接触病人应戴口罩，有可能被污染时要穿隔离衣；

C. 接触病人的血液、体液、分泌物时要戴手套，脱手套后一定要洗手；

D. 接触病人或可能污染的物品时以及护理另外病人前要洗手；

E. 病人污染的物品按医疗废物处理，要装入双层黄色污物袋后，贴上标识后统一焚烧处理。

3. 接触隔离是：对由体表或伤口排出的___，接触皮肤或黏膜破损处而引起的传染病执行接触隔离。（病原微生物）

【技术操作考核评分标准】

项目		技术操作要求	评分	评分等级			实际得分
				A×1	B×0.7	C×0.4	
仪表 5		仪表端庄、服装整洁	5				
评估 10		评估病人病情	5				
		评估患者心理状况、自理及合作程度	5				
操作前准备 10		洗手、戴帽子、戴口罩	5				
		戴手套，穿隔离衣	5				
操作过程 60	安全与舒适 15	向病人解释接触隔离的注意事项	5				
		协助病人采取舒适体位	5				
		环境整洁、舒适、安静	5				
	操作方法 45	穿防护服	5				
		戴上防护眼镜，注意双手不接触面部	3				
		穿上鞋套或胶鞋	2				
		戴上手套，将手套套在防护服袖口外边	5				
		脱掉防护用品：摘下防护镜，放入消毒液中	5				
		脱掉防护服，将反面朝外，放入黄色塑料袋中	5				
		摘掉手套，一次性手套应将反面朝外，放入黄色塑料袋中，橡胶手套放入消毒液中	5				
		将手指反勾进帽子，将帽子轻轻摘下，反面朝外，放入黄色塑料袋中	5				

续表

项目	技术操作要求	评分	评分等级			实际得分
			A×1	B×0.7	C×0.4	
	脱下鞋套或胶鞋，将鞋套反面朝外，放入黄色塑料袋中，将胶鞋放入消毒液中	5				
	摘口罩，一手按住口罩，另一只手将口罩带摘下，放入黄色塑料袋中，注意双手不接触面部	5				
操作后 5	帮助病人取舒适体位，整理床单位	3				
	洗手	2				
评价 10	操作注意消毒隔离原则	5				
	操作熟练、节力	5				
总分 100		100				

（乔红梅）

五、昆虫隔离

【适用范围】

乙型脑炎、流行型出血热、斑疹伤寒、疟疾、回归热等疾病。

【背景】

患者男性 25 岁，主诉：头痛，查体：颈强直，心电示波：窦性心律齐、心率 87 次 / 分、血压 168/76mmHg、呼吸 24 次 / 分、体温 39.5℃。化验检查：脑脊液 500×10^6/L 酶联免疫法测出抗乙型脑炎病毒，IgM 抗体，确诊为乙型脑炎。就地进行血液隔离，护理人员在操作时需戴口罩，病室要加强灭蚊蝇，等待转院。

【操作重点强调内容】

1. 报告：以上疾病是我国《传染病防治法》规定管理的乙类传染病之一，各级各类医疗卫生机构和工作人员发现乙型脑炎疑似或确诊病例时，应在 12 小时内向主管卫生行政部门电话报告，填报《甲、乙类传染病报告卡》。

2. 病人转运：病人应就近隔离治疗，若当地不具备救治条件需转院时，应先予支持治疗。

3. 隔离：病人应实施床旁隔离，做到室内无蚊虫，使用蚊帐。临床症状消失后即可解除隔离。

4. 灭蚊：病家周围 50 米半径范围内的居室 畜圈及蚊虫孳生地用药物灭蚊蝇。采取个人防蚊措施。

【操作前准备】

防蚊蝇防鼠设备

【操作程序】

1. 流行性乙型脑炎：由蚊子传播，故病室应有防蚊设备，灭蚊措施。

2. 斑疹伤寒：回归热由虱传播，病人需经灭虱，沐浴更衣后进入病室，衣服也需灭虱处理。

3. 流行性出血热：其传染源的中间宿主是野鼠，通过寄生在鼠身上的螨叮咬而传播，故病人需淋浴更衣后入病室，其衣服用煮沸或高压蒸汽消毒灭螨。病人的被褥需勤晒。

4. 做好防鼠，灭鼠工作。

【操作观察要点】

针对不同病种，采取不同的防蚊蝇防鼠灭虱工作。

【理论提问】

1. 哪些传染病需要进行昆虫隔离？

乙型脑炎、流行型出血热、斑疹伤寒、疟疾、回归热等疾病。

【技术操作考核评分标准】

项目	技术操作要求	评分	评分等级			实际得分
			A×1	B×0.7	C×0.4	
仪表5	仪表端庄、服装整洁	5				
操作前准备15	用物准备：防蚊设备	5				
	护理人员做好个人防护	10				
操作过程40	环境安排合理	10				
	流行性乙型脑炎病室设有防蚊灭蚊设备	10				
	斑疹伤寒、回归热病人需经灭虱，沐浴更衣后进入病室，衣服需灭虱处理	10				
	流行性出血热病人淋浴更衣后人病室，其衣服用煮沸或高压蒸汽消毒灭螨，被褥需勤晒。做好防鼠，灭鼠工作	10				
操作后20	协助病人整理衣物、取舒适卧位	5				
	密切监测病人病情	5				
	记录正确	5				
	用物处置合理，洗手	5				
评价20	操作规范，严格无菌操作	5				
	操作过程考虑病人安全	5				
	操作过程和病人有效沟通	5				
	操作熟练、节力	5				
总分100		100				

（于桂香）

六、血液、体液隔离

【适用范围】

乙、丙、丁型肝炎、艾滋病、梅毒等经血液、体液传染的疾病。

【背景】

患者男性，55 岁，主诉乏力，恶心，呕吐，肝区胀痛，腹胀。查体：肝，脾肿大，肝区叩击痛。心电示波：窦性心律齐、心率：87 次分，血压：138/96mmHg，呼吸：24 次 / 分，体温 37℃。化验检查：Anti-HBC IgM 效价高，Anti-HBC IgG 阴性。确诊为急性乙型肝炎，就地进行血液、体液隔离，等待转院。

【操作重点强调内容】

1. 报告：各级医务人员应依照《传染病防治法》，对病毒性肝炎病例作传染病报告，急性病毒性肝炎应做病原学分型报告和统计。

2. 隔离：乙型、丙型、丁型肝炎应血液与体液隔离。

3. 消毒：乙型、丙型、和丁型肝炎病人的血液、血性分泌物和体液也应进行消毒。

【操作前准备】

用物准备：隔离衣、乳胶手套

护士：洗手、口罩

【操作程序】

1. 同种病原体感染者同住一室。

2. 血液体液可能污染工作服时需穿隔离衣，接触血液，体液时应戴手套（图 2-4-6-1）。

3. 血液 体液污染的物品应装袋，病人用过的针头应放入锐器针头盒内焚烧，按医用垃圾处理。

4. 工作人员被病人血液污染处应立即用消毒液清洗并采取相应措施。

【操作观察要点】

1. 穿隔离衣、戴手套方法正确。

2. 医疗垃圾处理正确。

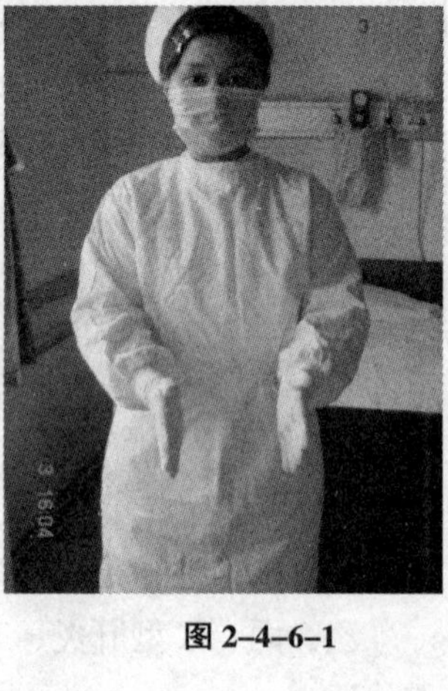

图 2-4-6-1

【理论提问】

1. 哪些传染病需要进行血液、体液隔离?

答：乙、丙、丁型肝炎、艾滋病、梅毒等经血液、体液传染的疾病。

【技术操作考核评分标准】

项目	技术操作要求	评分	评分等级			实际得分
			A×1	B×0.7	C×0.4	
仪表10	仪表端庄、服装整洁	10				
准备用物10	隔离衣、口罩、乳胶手套	10				
操作过程40	环境安排合理	3				
	同种病原体感染者同住一室	3				
	体液可能污染工作服时需穿隔离衣	4				
	接触血液、体液时应戴手套	10				
	血液、体液污染的物品应装袋	10				
	病人用过的针头应放入锐器针头盒内焚烧	10				
操作后20	协助病人整理衣物、取舒适卧位	5				
	密切监测病人病情	5				
	记录正确	5				
	用物处置合理	5				
评价20	操作规范，严格无菌操作	5				
	操作过程考虑病人安全	5				
	操作过程和病人有效沟通	5				
	操作熟练有序	5				
总分100		100				

（于桂香）

七、保护性隔离

【适用范围】

抵抗力低下或易感染的病人，如大面积烧伤、早产、脏器移植术后病人。

【背景】

患者女性，26 岁，行肝移植术后，为避免感染，住单人间，在为其进行护理时要进行保护隔离。

【操作重点强调内容】

1. 病人住单人间，同病种可住一室。
2. 接触前要洗手，戴口罩、帽子，换鞋，穿隔离衣。
3. 病室每日用紫外线照射消毒 2 小时。
4. 每日通风换气，要注意保暖。

【操作前准备】

1. 护士洗手、戴口罩，换鞋。
2. 备齐用物：隔离衣、帽子、口罩、乳胶手套、拖鞋、紫外线灯。

【操作程序】

1. 设专用隔离室，病人住单间病室隔离。
2. 凡进入室内应穿戴无菌的隔离衣、帽子、口罩、手套和拖鞋。
3. 接触病人前后及护理另一位病人前应洗手，更换隔离衣、帽子、口罩、手套和拖鞋。
4. 凡患呼吸道疾病或咽部带菌者，均应避免接触病人。
5. 未经消毒处理的物品不能带入隔离区。
6. 病室每日用紫外线消毒，并通风换气。
7. 探视者应采取相应的隔离措施。

【保护性隔离操作流程】

1. 接触病人前应先洗手、戴口罩、帽子。
2. 穿隔离衣。
3. 戴无菌手套，换拖鞋。

4. 操作时注意无菌原则。

【操作观察要点】

1. 戴无菌手套及穿脱隔离衣时注意无菌操作。

2. 紫外线照射不可过长。

3. 注意体温及有无感染现象。

【理论提问】

1. 哪些疾病需要进行保护性隔离？

抵抗力低下或易感染的病人，如大面积烧伤、早产、脏器移植术后病人。

【技术操作考核评分标准】

项目	技术操作要求	评分	评分等级			实际得分
			A×1	B×0.7	C×0.4	
仪表5	仪表端庄、着装符合要求	5				
评估10	评估病人病情，做好解释	5				
	评估病人自理及合作程度	5				
操作前准备10	洗手，戴口罩、帽子	2				
	备齐用物，放置合理	8				
操作过程55	环境安排合理	5				
	同种病原体感染者同住一室	10				
	穿脱隔离衣方法正确	10				
	戴无菌手套方法正确，符合无菌原则	10				
	操作过程中注意保护病人，无菌观念强	10				
	用物处置合理	10				
评价20	操作过程注意安全	5				
	操作过程和病人有效沟通	5				
	操作熟练、节力	5				
	操作过程遵守无菌原则	5				
总分100		100				

（阳　凡）

第三章　临床技术操作

第一节　注射法

一、皮内注射法

【适用范围】

用于过敏试验、免疫接种、局部麻醉。

【背景】

患者男性，42岁，因鼻窦炎两天来我院五官科门诊就诊，给予青霉素静脉点滴治疗。特来我注射室做过敏试验。

【操作强调内容】

1. 严格执行查对制度及无菌操作。

2. 与患者沟通，安慰病人，减少紧张情绪。

3. 动作轻柔，熟练，以免引起疼痛。

【操作前准备】

1. 护士：洗手，戴口罩。

2. 用物：注射盘，75%酒精、棉签，注射器：1毫升，快速手消毒剂。

3. 病人：评估患者病情，注射部位的皮肤情况；病人对注射的配合程度。

4. 环境：设置屏风或遮帘，坐椅舒适。

【操作流程】

1. 核对医嘱或处方。核对患者的姓名，性别，年龄，注射药品的名称。

2. 检查皮试液的有效期。（3–1–1–1）

3. 核对处方皮试的药物名称，各联处方均盖专用的皮试章。核对并登记患者的姓名，性别，年龄。询问患者用药史、过敏史、家族史。

4. 查注射器的有效期、有无破损。

5. 协助患者摆好体位，评估前下臂的注射部位。（3–1–1–2）

6. 再次核对，消毒药瓶，抽取皮试液0.2毫升，排出气体。（3–1–1–3,（1）~3–1–1–3,（2））

7. 75%酒精消毒皮肤一次，面积为直径5厘米。（3–1–1–4）

8. 左手绷紧前臂掌侧皮肤，右手以平执式持注射器，针尖斜面向上与皮肤呈5°或平行刺入皮内，轻轻注入药液0.1毫升。（3–1–1–5）

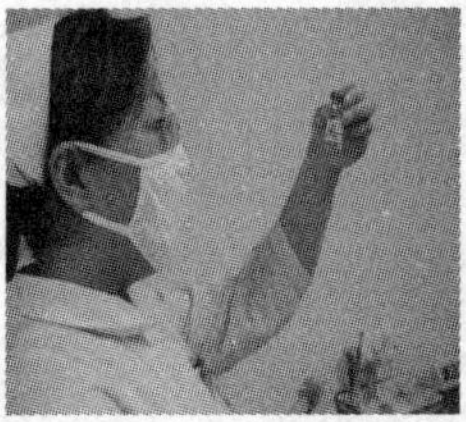

图 3–1–1–1
核对药名、有效期

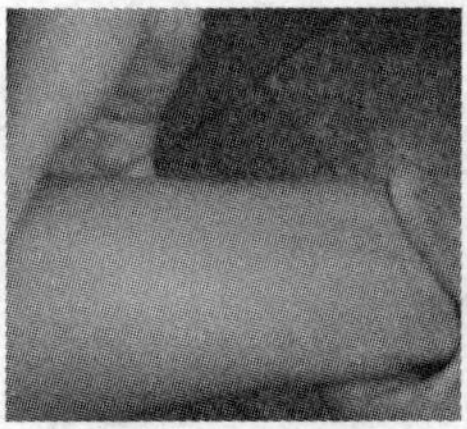

图 3–1–1–2
评估注射部位

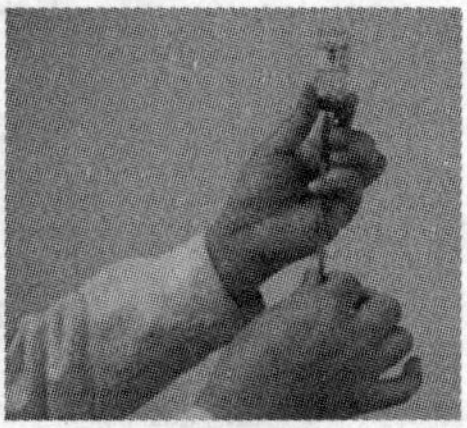

图 3–1–1–3,（1）
抽取药液

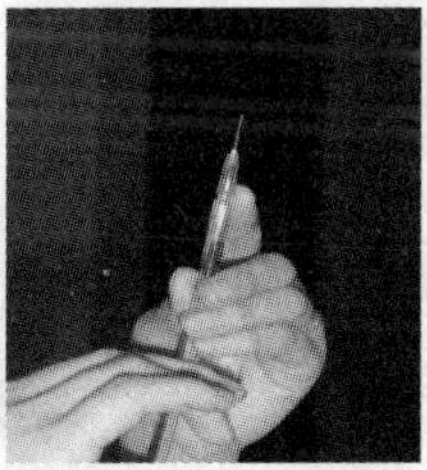

图 3–1–1–3，（2）
排出气体

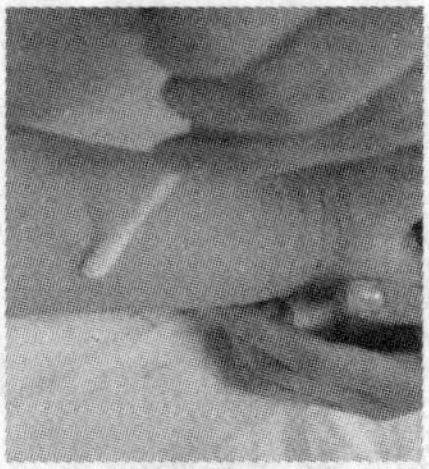

图 3–1–1–4
消毒皮肤

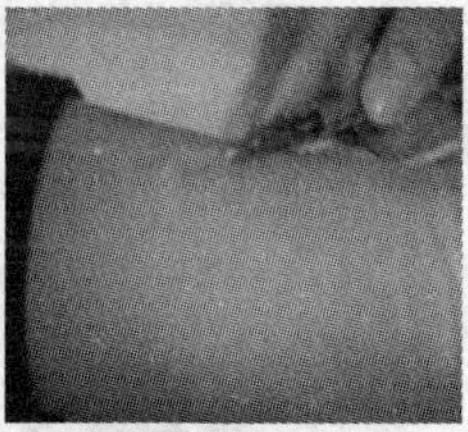

图 3–1–1–5
穿刺，注入药液

9. 轻轻拔出针头，以棉签轻轻按压针眼一下，勿按揉。（3-1-1-6）

10. 皮试后，嘱患者静候15分钟后观察结果。（3-1-1-7）

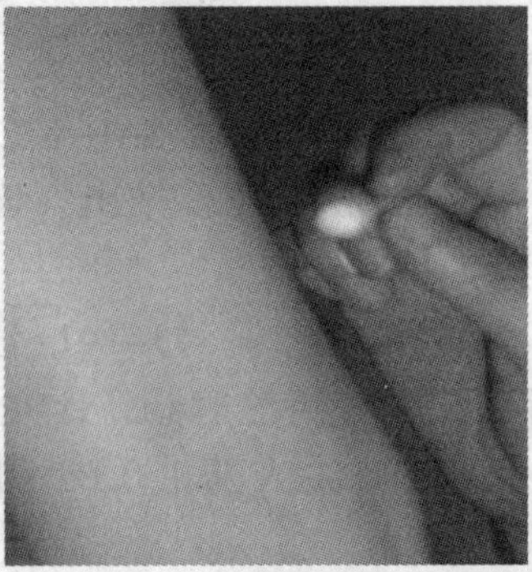

图 3-1-1-6　用棉签轻轻按压针眼

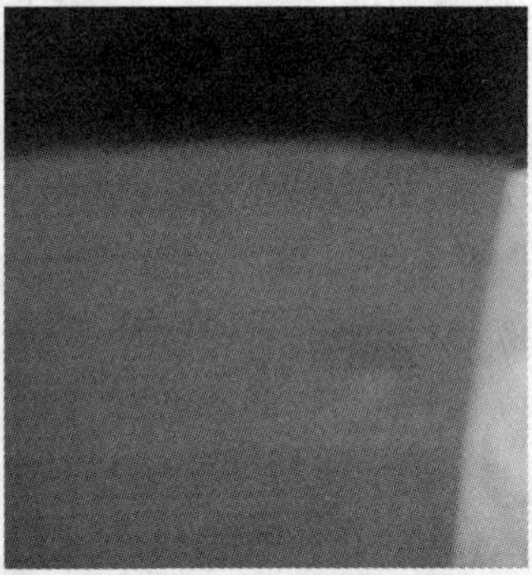

图 3-1-1-7　观察结果

11. 第三次核对。

12. 整理用物，注射器针头放在锐器盒内，用过的棉签和注射器弃在医疗垃圾箱中。

13. 快速手消2分钟或洗手。

14. 十五分钟后，观察结果，登记记录，签名。

【观察要点】

1. 抢救物品和药品齐全，处于备用状态。

2. 选择合适的注射部位，局部不能有炎症，破损。

3. 原药液皮试时，要现用现配，剂量要准确。

4. 皮试阳性的患者，继续观察30分钟后，才可离开医院。

5. 与患者交流沟通，嘱患者在皮试及等候的时间内，如有不适，及时报告。如不适加剧，及时请医生看望病人。

6. 嘱患者勿揉擦，按压注射部位。

【技术操作考核评分标准】

项目	技术操作要求	评分	评分等级			实际得分
			A×1	B×0.7	C×0.4	
仪表 5	着装符合要求	5				
评估 10	评估患者的病情及注射部位皮肤情况	5				
	评估患者自理及合作程度	5				
操作前准备 10	洗手、戴口罩	2				
	备齐用物	8				
操作过程 55	核对医嘱执行单或处方配药	10				
	检查药液、注射器	5				
	消毒瓶口正确	5				
	药液抽吸方法正确	5				
	协助患者摆好体位，再次核对	5				
	消毒皮肤方法正确	5				
	排气方法正确	5				
	注射方法正确	5				
	向患者交代注射注意事项	5				
	清理用物方法正确，手部消毒	5				
评价 20	操作过程有无沟通	5				
	操作熟练、节力	5				
	操作过程注意无菌原则	5				
	操作过程是否注意病人的安全	5				
总分 100		100				

【理论提问】

1. 皮试阳性如何判断？

答：局部皮丘红肿、发硬或有伪足丘疹，直径1厘米。

2. PPD试验的判断标准？

答：阴性：皮丘微红无硬结或无反应者。

假阳性：注射后24~36小时内皮丘发红而较软、72小时反应消退者，红斑硬结直径在5毫米以内者为可疑（±）。

阳性：红斑硬结直径在5~9毫米为弱阳性（+），红斑硬结直径在10~19毫米为阳性（++），红斑硬结直径在20毫米以上为强阳性（+ + +）。有水疱、溃疡、坏死为最强阳性（+ + + +）。

（魏　霞　郝明非　于红霞）

二、皮下注射法

【适用范围】

1. 不能或不宜用口服给药时。

2. 需皮下给药，治疗疾病。

3. 预防接种。

4. 局部麻醉用药。

【背景】

患者女性，25岁，因血小板增多症，来我院血液科门诊就诊。医生给予干扰素α-2a 300万单位皮下注射治疗。

【操作强调内容】

1. 严格执行查对制度及无菌操作。

2. 与患者沟通，安慰病人，减少紧张情绪。

3. 动作轻柔，熟练，以免引起疼痛。

【操作前准备】

1. 护士：洗手，戴口罩，戴手套。

2. 用物：注射盘，安尔碘、棉签，注射器：2毫升，快速手消毒剂。

3. 病人：评估患者病情，注射部位的皮肤情况；病人对注射的配合程度。

4. 环境：设置屏风，坐椅舒适。

【操作流程】

1. 核对医嘱或处方。核对患者的姓名，性别，年龄，注射药品的名称和剂量。

2. 检查药物的药名、剂量、浓度、有效期、瓶盖有无松动、瓶身有无裂缝、对光检查药液有无沉淀、浑浊、絮状物等。（3-1-2-1）

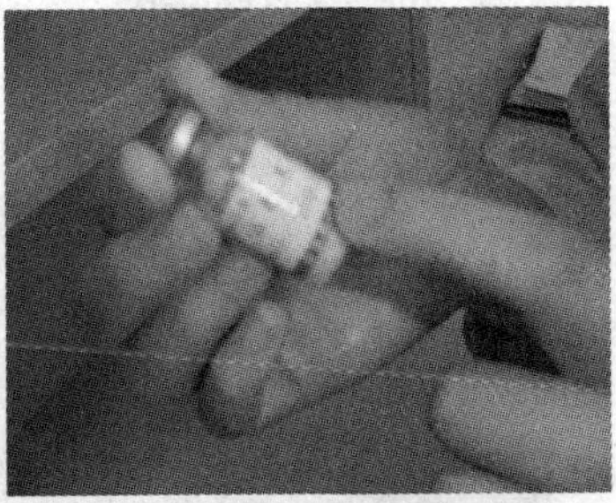

图 3-1-2-1　检查药物

3. 查注射器的有效期、有无破损。

4. 与病人沟通，协助患者摆好体位，评估上臂的注射部位。（3-1-2-2）

5. 再次核对，摇匀药液，消毒药瓶，按处方剂量抽取药液，排出气体。（3-1-2-3）

6. 安尔碘消毒皮肤一次，面积为直径5厘米。（3-1-2-4）

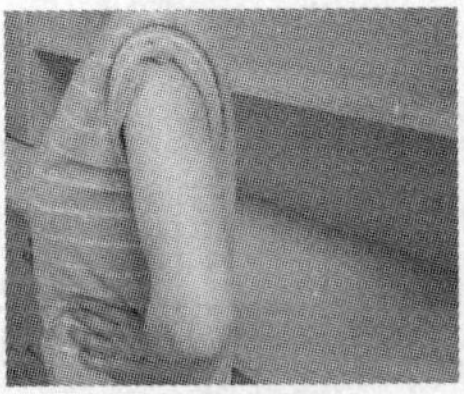

图 3-1-2-2
评估注射部位

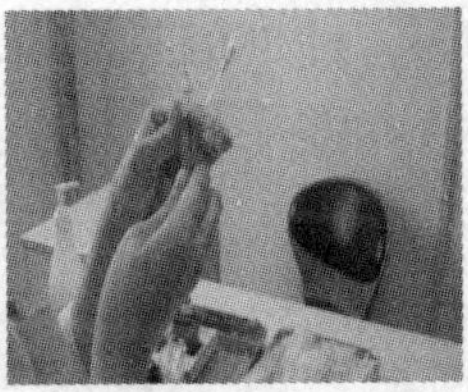

图 3-1-2-3
抽药，排气

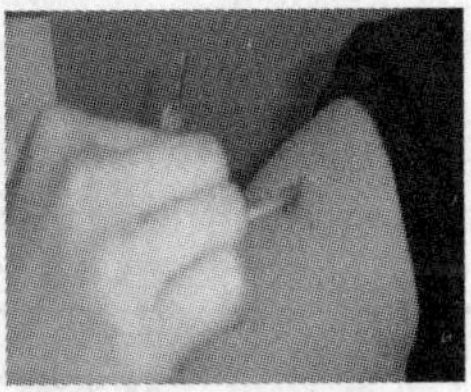

图 3-1-2-4
消毒

7. 左手绷紧局部皮肤，右手持注射器，与皮肤呈30°~40°角，快速刺入皮下，固定针栓，回抽无血液，轻轻注药。（3-1-2-5）

8. 药液推尽后，快速拔出针头，按压片刻。（3-1-2-6）

9. 第三次核对。

10. 协助患者穿好衣服，整理随身用物。

11. 清理用物，用过的针头放在锐器盒内，用过的棉签和注射器放在医疗垃圾箱中。（3–1–2–7）

12. 快速手消2分钟或洗手。

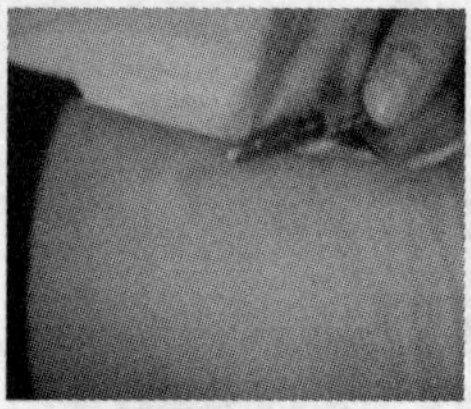

图 3–1–2–5
注射

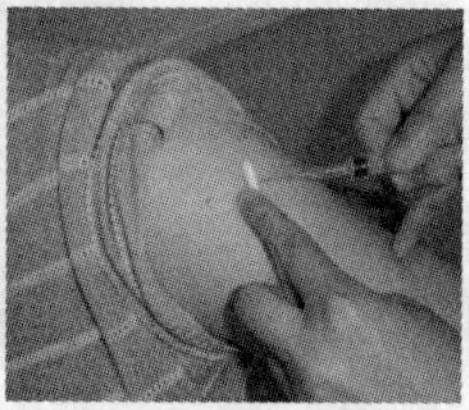

图 3–1–2–6
拔针，按压

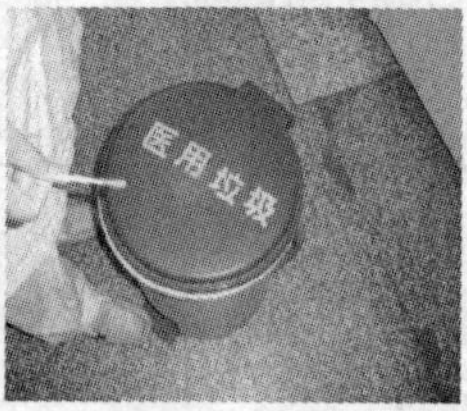

图 3–1–2–7
用物处理

【观察要点】

1. 检查注射器的生产日期和有效期及有无破损。
2. 针头刺入角度不宜超过45°，以免刺入肌层。
3. 经常注射者应每次更换注射部位。
4. 对于过于消瘦或腹部皮下注射时，可捏起局部组织进针。
5. 三角肌下缘注射时，针头稍向外侧，避免损伤神经。
6. 注射胰岛素患者，局部不可揉压。

【技术操作考核评分标准】

项目	技术操作要求	评分	评分等级			实际得分
			A×1	B×0.7	C×0.4	
仪表 5	着装符合要求	5				
评估 10	评估患者的病情及注射部位皮肤情况	5				
	评估患者自理及合作程度	5				
操作前准备 10	洗手、戴口罩	2				
	备齐用物	8				

续表

项目	技术操作要求	评分	评分等级			实际得分
			A×1	B×0.7	C×0.4	
操作过程 55	核对医嘱执行单或处方配药	10				
	检查药液、注射器	5				
	消毒瓶口正确	5				
	药液抽吸方法正确	5				
	协助患者摆好体位，再次核对	5				
	消毒皮肤方法正确	5				
	排气方法正确	5				
	注射方法正确	5				
	向患者交代注射注意事项	5				
	整理用物方法正确，手部消毒或洗手	5				
评价 20	操作过程与病人沟通有效	5				
	操作熟练、节力	5				
	操作过程注意无菌原则	5				
	操作过程注意病人的安全	5				
总分 100		100				

【理论提问】

1. 皮下注射常用部位是什么？

答：以注射方便，皮下组织疏松而摩擦机会少的部位为宜，多选用上臂三角肌下缘或大腿外侧及腹前壁（距脐三厘米）。

2. 同时注射短效和长效胰岛素时应如何抽取药液？

答：当两种胰岛素合用时，应先抽吸正规胰岛素，后抽吸鱼精蛋白锌胰岛素。因为前者为酸性，后者含有碱性的鱼精蛋白锌胰岛素混到酸性正规胰岛素瓶中，而影响其速效特性。

（魏　霞　郝明非　于红霞）

三、肌肉注射法

【适用范围】

1. 注入药物，快速发挥药效，治疗疾病。

2. 不宜口服，不能做静脉注射的药物。

【背景】

患者男性，35岁，因过敏性鼻炎，来我院耳鼻喉科门诊就诊。医生给予曲安奈德40毫克肌肉注射治疗。

【操作强调内容】

1. 严格执行查对制度及无菌操作。

2. 患者沟通，安慰病人，减少紧张情绪。

3. 动作轻柔，熟练，以免引起疼痛，做到二快一慢。

4. 长期注射的病人，应注意轮流交替注射部位。

【操作前准备】

1. 护士：洗手，戴口罩。

2. 用物：注射盘，安尔碘、棉签，注射器：2毫升，快速手消毒剂。

3. 病人：评估患者病情，注射部位的皮肤情况；病人对注射的配合程度。

4. 环境：设置屏风或遮帘，保护病人隐私。

【操作流程】

1. 核对医嘱或处方。核对患者的姓名，性别，年龄，注射药品的名称和剂量。

2. 检查药物的药名、剂量、浓度、有效期、瓶盖有无松动、瓶身有无裂缝、对光检查药液有无沉淀、浑浊、絮状物等。（3–1–3–1）

3. 查注射器的有效期、有无破损。（3–1–3–2）

4. 与病人沟通，协助患者摆好体位，评估臀部的注射部位。(3–1–3–3, 1~3–1–3–3, 2)

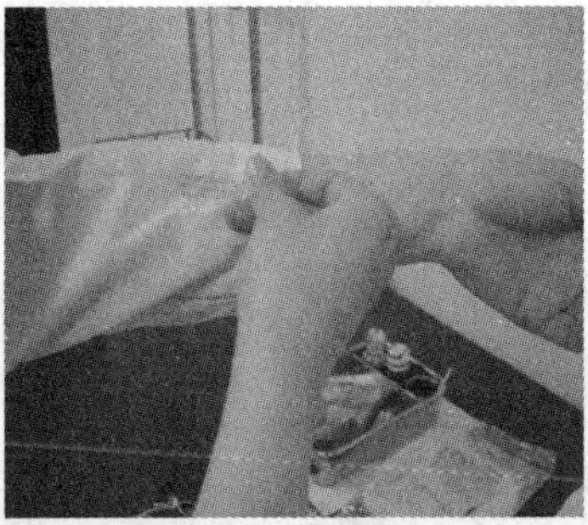

图 3–1–3–1　检查药液

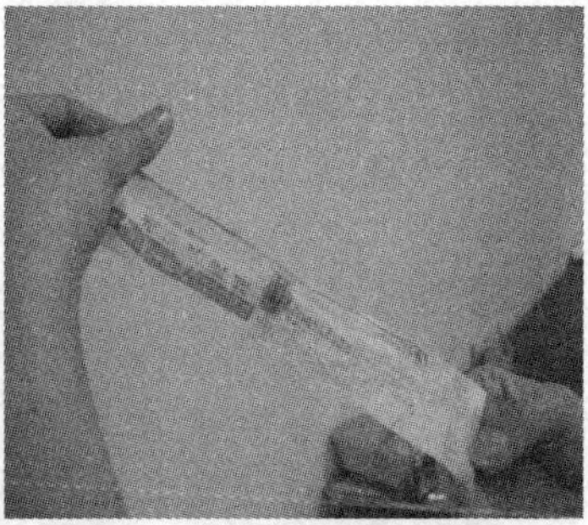

图 3–1–3–2　检查注射器

5. 再次核对，摇匀药液，消毒药瓶，按处方剂量抽取药液，排出气体。（3–1–3–4，1、3–1–3–4，2）

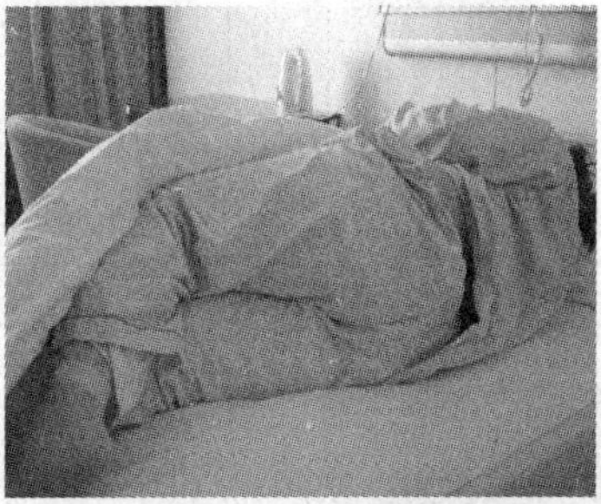

图 3–1–3–3（1）　评估注射部位

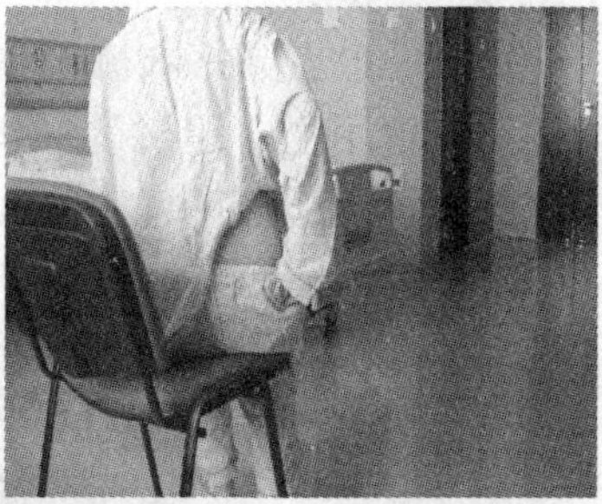

图 3–1–3–3（2）　评估注射部位

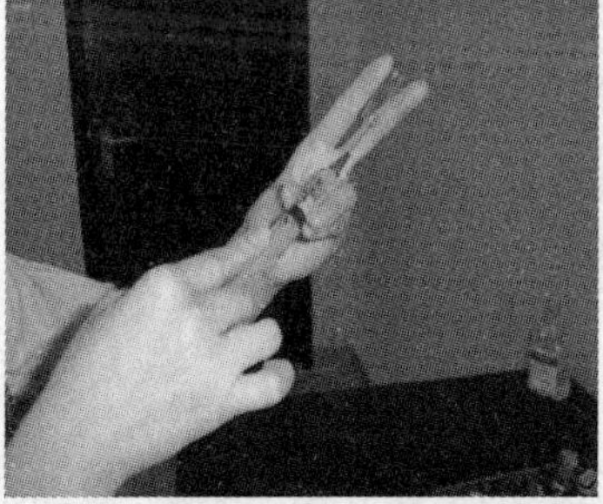

图 3–1–3–4（1）　抽吸药液

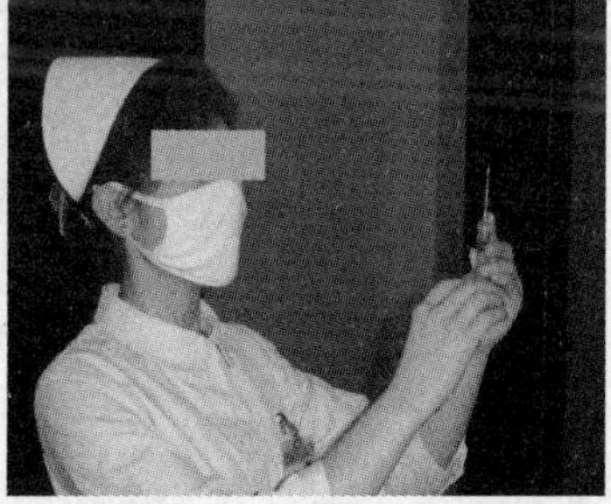

图 3–1–3–4（2）　排气

6. 安尔碘消毒皮肤一次，面积为直径5厘米以上。（3–1–3–5）

7. 以左手绷紧局部皮肤，右手持针，快速垂直刺入肌肉。固定针栓，回抽无血液，轻轻注药。（3–1–3–6，1~3–1–3–6，2）

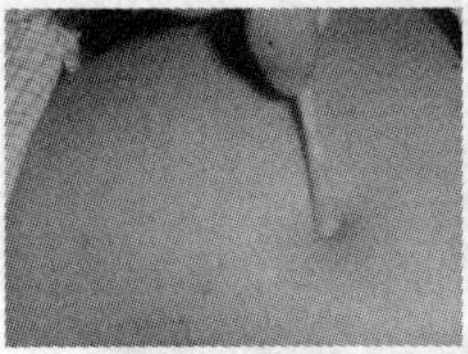

图 3–1–3–5
消毒

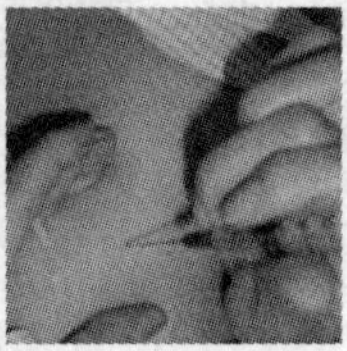

图 3–1–3–6（1）
进针

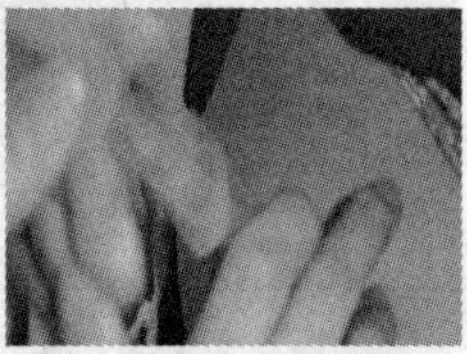

图 3–1–3–6（2）
固定针头

8. 药液推尽后，快速拔出针头，按压轻揉片刻。

9. 第三次核对。

10. 协助患者穿好衣裤，整理随身用物。

11. 整理用物，用过的针头放在锐器盒内，用过的棉签和注射器放在医疗垃圾箱中。（3–1–3–8）

12. 快速手消2分钟或洗手。

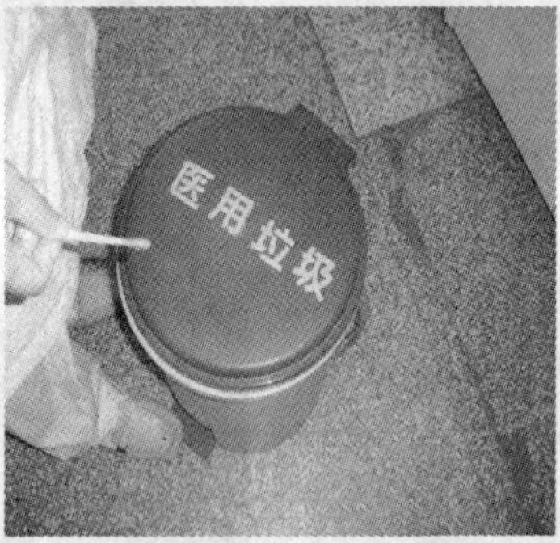

图 3–1–3–7　用物处理

【观察要点】

1. 选择合适的注射部位，局部不能有炎症，硬结，破损，瘢痕。

2. 若有回血，可拔出少许在试抽，无回血方可推药；如仍有回血，须拔出后另行注射。

3. 推注药时，注意患者的表情和反应。

4. 需要2种以上药物注射时，应注意配伍禁忌。

5. 多种药液注射时，先注射刺激性较弱的药液，后注射刺激性较强的药液。

6. 如果患者感觉疼痛，嘱病人休息一会儿，好转后再离开医院。如不适加剧，及时请医生看望病人。

7. 与患者交流沟通，告之药物的治疗作用，可能出现的药物不良反应。

【技术操作考核评分标准】

项目	技术操作要求	评分	评分等级			实际得分
			A×1	B×0.7	C×0.4	
仪表 5	着装符合要求	5				
评估 10	评估患者的病情及注射部位皮肤情况	5				
	评估患者自理及合作程度	5				
操作前准备 10	洗手、戴口罩	2				
	备齐用物	8				
操作过程 55	核对医嘱执行单或处方配药。	10				
	检查药液、注射器	5				
	消毒瓶口正确	5				
	药液抽吸方法正确	5				
	协助患者摆好体位，再次核对。	5				
	消毒皮肤方法正确	5				
	排气方法正确	5				

续表

项目	技术操作要求	评分	评分等级			实际得分
			A×1	B×0.7	C×0.4	
操作过程55	注射方法正确	5				
	向患者交代注射注意事项	5				
	整理用物方法正确，手部消毒或洗手	5				
评价20	操作过程与病人有效沟通	5				
	操作熟练、节力	5				
	操作过程注意无菌原则	5				
	操作过程注意病人的安全	5				
总分100		100				

【理论提问】

1. 肌肉注射时，病人常采取何种卧位？如何使肌肉放松？

答：侧卧位时，使上腿伸直，下腿稍屈曲。

病人卧位时足尖相对，足跟分开。(门诊、急诊可采取坐位)

2. 如何选择肌肉注射部位？

答：一般选肌肉肥厚，脂肪组织较薄，远离大神经、大血管部位，以臀中肌、臀小肌最常见。此处，还有股外肌及上臂三角肌处。

臀部肌肉注射定位方法有：1）一种是十字法，即从臀裂顶点、向左或右侧划一水平线，然后从髂嵴最高点作一垂线平分线，在外上1/4的三角区为臀部肌肉注射安全区。

2）连线法是取髂前上棘与尾骨连线的外上1/3处为注射区。

3. 出现药物过敏反应如何抢救？（以青霉素过敏反应为例）

答：青霉素过敏性休克的抢救，要迅速及时，就地抢救为原则。

(1）立即停药、平卧、保暖、氧气吸入。

（2）立刻皮下注射0.1%盐酸肾上腺素0.5~1毫升，小儿酌减，如症状不缓解，可每20~30分钟皮下或静脉再注射0.5毫升，同时给予地塞米松5毫升静脉注射，或用氢化可的松200~300毫克，加入5%~10%葡萄糖溶液静脉滴注。

（3）抗组织胺类药物、如盐酸异丙嗪25~50毫克、或苯海拉明40毫克肌肉注射。

（4）针刺疗法：如取人中、内关等穴位。

（5）经上述处理病情不好转、血压不回升，需扩充血容量，可用右旋糖酐。必要时可用升压药，如多巴胺、阿拉明、去甲肾上腺素等。

（6）呼吸受抑制可用呼吸兴奋剂，如尼可刹米、山梗菜碱等。必要时行人工呼吸或行气管切开术。

（7）心脏骤停时，行心肺复苏。

（8）肌肉张力减低瘫痪时，皮下注射新斯的明0.5~1毫升。

在抢救同时应密切观察病情，如意识状态、血压、体温、脉搏、呼吸、尿量和一般情况等，根据病情变化采取相应的急救措施并做好记录。

（魏　霞　郝明非　于红霞）

四、静脉注射法

【适用范围】

1. 药量少要快速发挥药效，尤其在治疗急重症时。

2. 药物不宜口服，皮下或肌肉内注射，只适宜经静脉给药。

3. 做诊断性检查，由静脉注入药物，如为肝、肾、胆囊等放射科造影和CT、MRI加强。

【背景】

患者男性，73岁，因眼底静脉栓塞，来我院眼科门诊就诊，医生给予前列地尔10微克加生理盐水10毫升，静脉推注治疗。

【操作强调内容】

1. 严格执行查对制度及无菌操作。

2. 与患者沟通，安慰病人，减少紧张情绪。

3. 动作轻柔，熟练，以免引起疼痛。

【操作前准备】

1. 护士：洗手，戴口罩，戴手套。

2. 用物：静脉注射盘、头皮针、20毫升注射器、无菌盒、止血带、输液贴、安尔碘，棉签、避污纸、快速手消毒剂。

3. 病人：评估患者病情，注射部位的皮肤和静脉血管的情况。

4. 环境：明亮整洁，宽敞舒适。

【操作流程】

1. 核对医嘱或处方单，收药。

2. 检查药物的药名、剂量、浓度、有效期、瓶盖有无松动、瓶身有无裂缝、对光检查药液有无沉淀、浑浊、絮状物等。（3-1-4-1）

3. 查注射器的生产日期和有效日期，外包装有无破损等。

4. 再次核对药品。

5. 安尔碘消毒瓶口。（3-1-4-2）

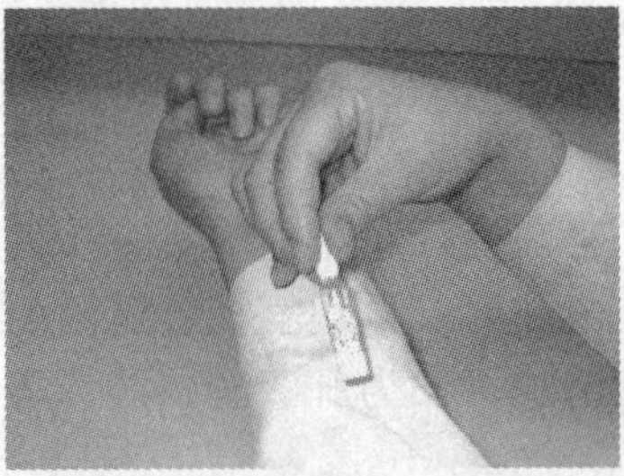

图 3-1-4-1　检查药液

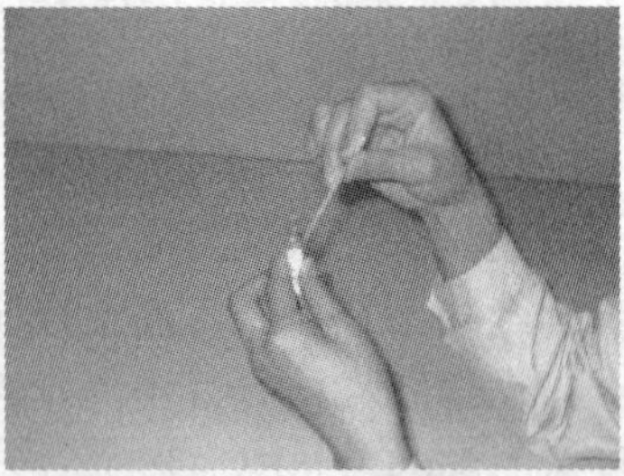

图 3-1-4-2　消毒瓶口

6. 将药液抽吸干净，剂量准确，排气后，换上头皮针，放入无菌盒中。

7. 携用物，推治疗车至患者面前，再次核对。

8. 协助患者取舒适的体位。避污纸铺垫于穿刺部位下面。评估并选择血管，准备好输液贴（3–1–4–3）。

9. 安尔碘消毒皮肤一次，扎止血带，再用安尔碘消毒皮肤一次待干。（3–1–4–4）

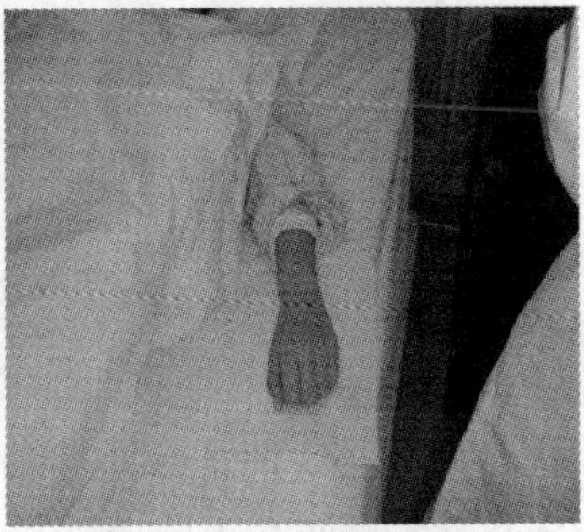

图 3–1–4–3　选择部位

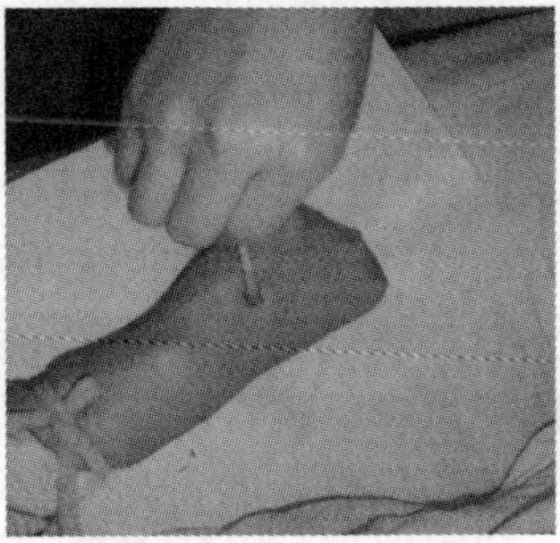

图 3–1–4–4　消毒

10. 取下针头护帽，排气，穿刺血管，见回血示意穿刺成功。松止血带，胶布固定针头。（3–1–4–5）

11. 缓慢推注药液，时间可根据药物的性质来确定。（3–1–4–6）

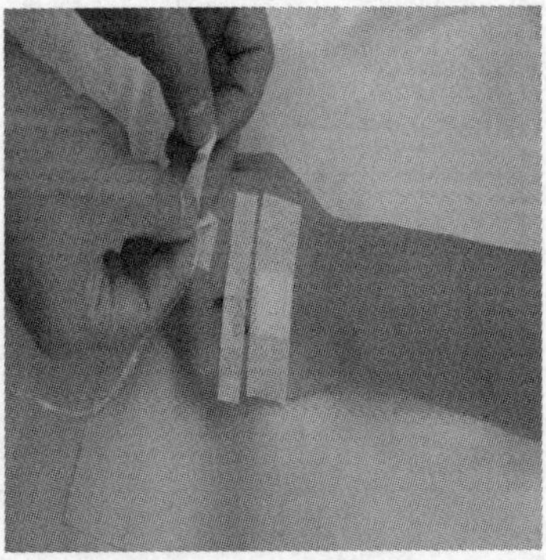

图 3–1–4–5　穿刺，固定

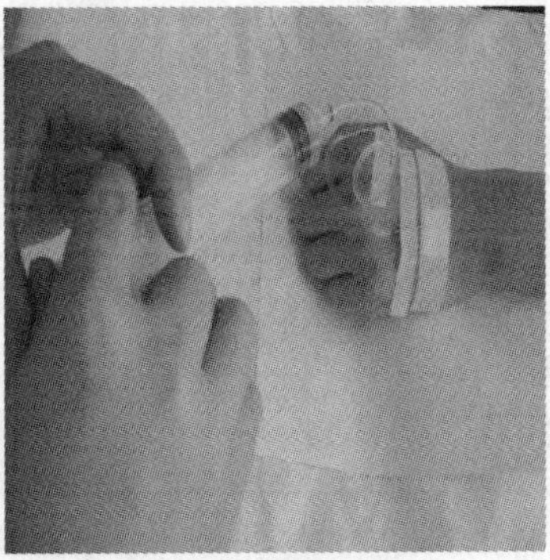

图 3–1–4–6　推药

12. 推注期间与患者交流，询问并观察药物反应。

13. 推注毕，按压穿刺点及上方，拔除针头，嘱患者按压十分钟，请患者休息片刻。

14. 第三次核对。

15. 清理用物，一次性注射器及用过的棉签放置医用垃圾桶内；用过的头皮针放在锐器盒内，将用过的止血带浸泡在500mg/L含氯消毒液30分钟。

16. 快速手消2分钟或洗手。

【观察要点】

1. 选择血管要避开关节和静脉瓣的血管。

2. 如果病情需要长期给药的患者，应注意保护血管，由远心端选择血管穿刺。

3. 根据患者的年龄、病情、药物的性质，掌握推注药物的速度并观察注射局部及病人的反应，注意随时倾听病人的主诉。

【技术操作考核评分标准】

项目	技术操作要求	评分	评分等级			实际得分
			A×1	B×0.7	C×0.4	
仪表 5	着装符合要求。	5				
评估 10	评估患者的病情及注射部位皮肤情况。	5				
	评估患者自理及合作程度	5				
操作前准备 10	洗手、戴口罩	5				
	备齐用物	5				

续表

项目	技术操作要求	评分	评分等级			实际得分
			A×1	B×0.7	C×0.4	
操作过程55	核对医嘱执行单或处方配药	5				
	检查药液、注射器	5				
	消毒方法正确	5				
	药液抽吸方法正确	5				
	推治疗车至患者面前，再次核对	5				
	消毒皮肤方法正确	5				
	排气方法正确	2				
	穿刺血管方法正确	5				
	固定针头方法正确，推注药物(根据药物性质决定推注速度)	8				
	向患者交代注射注意及药物事项	5				
	整理用物方法正确，手部消毒或洗手	5				
评价20	操作过程与病人沟通有效	5				
	操作熟练、节力	5				
	操作过程注意无菌原则	5				
	操作过程注意病人的安全	5				
总分100		100				

【理论提问】

1. 静脉注射常用上肢的哪几支血管?

答：头静脉、正中静脉、贵要静脉、前臂内侧静脉、手背静脉。

2. 静脉注射刺激性药物应如何做?

答：静脉注射刺激性药物应先注0.9%的生理盐水确认针头在

血管内方可推药，以免药液外溢导致局部严重反应甚至组织坏死。

（魏　霞　郝明非　于红霞）

五、密闭式静脉输液法

【适用范围】

不能经口服、肌肉注射、直肠的方法给予的药物，必须通过静脉输液。

【背景】

患者女性，65岁，既往有脑梗死病史。近3日来头晕，来我院神经科门诊就诊。血压：130/85mmHg，脉搏：80次/分。活动自如，生活能自理。医生医嘱给予灯盏花素50毫克加入生理盐水250毫升，静脉输液治疗。

【操作强调内容】

1. 严格执行查对制度及无菌操作原则。

2. 做好病人的评估：病人的病情、出入量、心肺功能；输液部位的皮肤和静脉血管的情况；病人对输液的理解和配合程度。

3. 对昏迷、小儿等不合作病人应选用易固定部位静脉，并以夹板固定肢体。

4. 操作熟练，节力。

5. 注意配伍禁忌。

6. 大量输液时，根据医嘱合理安排输液计划。

7. 对长期输液病人，推荐使用套管针，注意保护、交替使用静脉。

8. 连续输液应24小时更换输液器一次。

9. 患者有疑问时应核对清楚再输入，有不适时（如有心悸、畏寒、持续咳嗽等情况），停止输液，给予相应治疗。及时通知医生，进行处理，必要封存药液进行药检。

10. 不可在静脉输液的肢体量血压和抽血。

【操作前准备】

1. 护士：洗手，戴口罩。

2. 用物：静脉注射盘、输液器、注射器、止血带、输液贴(胶布)、安尔碘，棉签、避污纸、快速手消毒剂。

3. 病人：评估患者病情、出入量、心肺功能；输液部位的皮肤和静脉血管的情况；病人对输液的理解和配合程度。告诉患者治疗所需用的时间，询问患者是否需要先去卫生间。

4. 环境：明亮整洁，宽敞舒适。

【操作程序】

1. 核对药物（药名、浓度、剂量、有效期等）。在输液瓶上注明患者的姓名、药名。

2. 检查药液：瓶盖有无松动、瓶身有无裂缝、对光检查药液有无沉淀、浑浊、絮状物等。（3–1–5–1）

3. 检查输液器、注射器的生产日期和有效日期，外包装有无破损等。

4. 再次核对药品。

5. 用带有安尔碘的棉签以瓶口中心为起点，消毒瓶口。（3–1–5–2）

6. 抽吸盐水3毫升或适量，注入药瓶中，充分溶解后，将药液抽吸干净，剂量准确加入液体中。

7. 安装输液器，固定好排气管，关紧水止。（3–1–5–3）

8. 携用物，推治疗车至患者面前，再次核对病人及药物。

9. 将药液瓶挂在输液架。

10. 协助患者取舒适的坐位或卧位。避污纸铺垫于穿刺部位下面，评估并选择血管。（3–1–5–4）

11. 系止血带，评估选择血管，松止血带。

12. 用安尔碘消毒皮肤一遍，待干。（3–1–5–5）排气至与头皮针接口处，并且茂菲式小壶的药液液面在1/2~1/3处。准备好

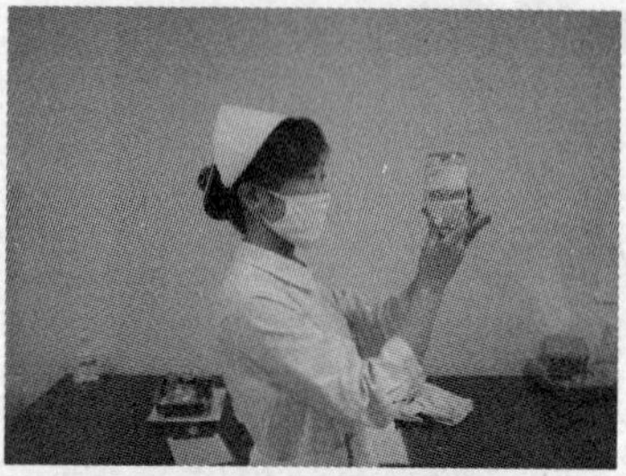

图 3–1–5–1　检查药液

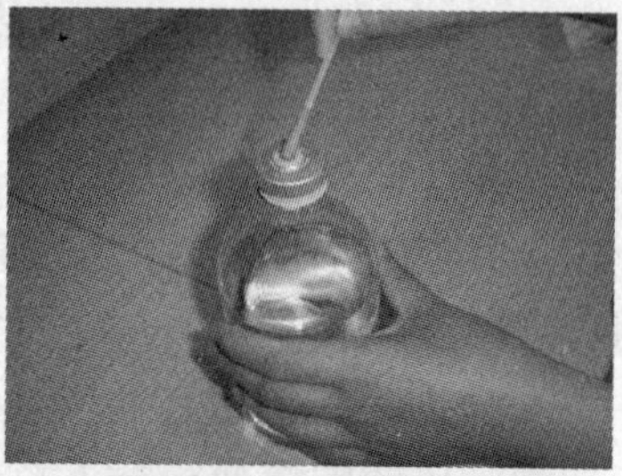

图 3–1–5–2　消毒瓶口

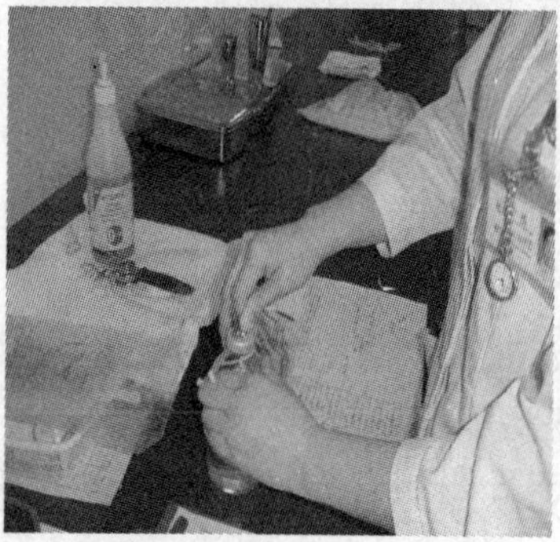

图 3–1–5–3　安装输液器

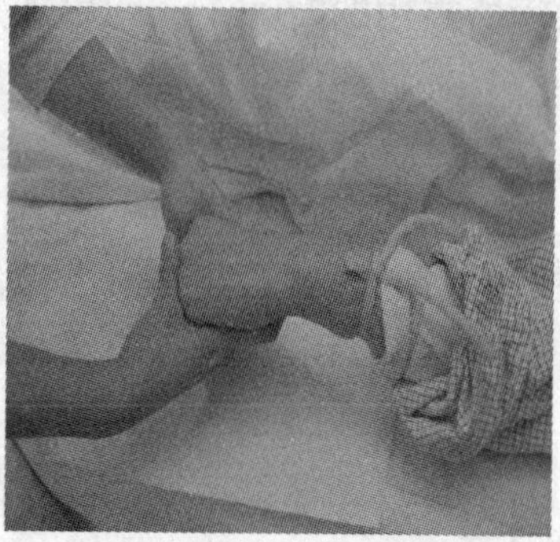

图 3–1–5–4　评估穿刺部位

输液贴或胶布。

13. 扎止血带。

14. 取下针头护帽，排气，穿刺血管，见回血示意穿刺成功。松止血带，打开水止，松拳，胶布固定针头。（3–1–5–6）

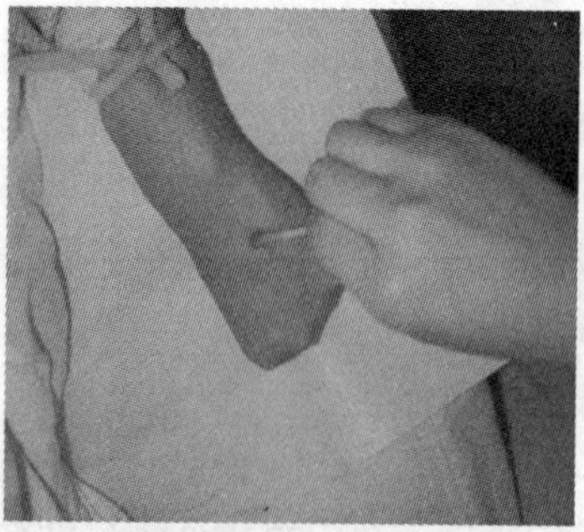

图 3–1–5–5　消毒

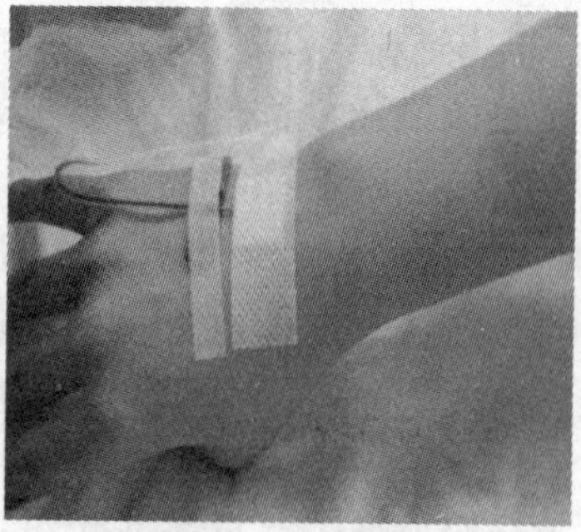

图 3–1–5–6　固定

15. 调节输液速度，记录输液速度、时间，签名。

16. 第三次核对。

17. 帮助病人取得合适的体位。

18. 向患者交代输液注意事项，及有可能出现的药物不良反应。

19. 整理用物，医用垃圾要弃在医疗垃圾箱内。

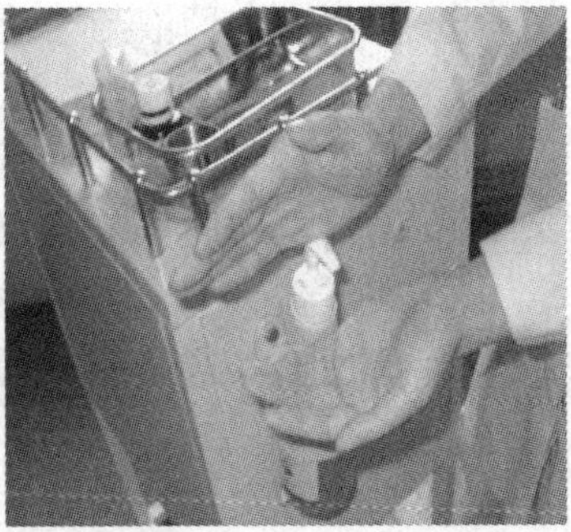

图 3-1-5-7 手消毒

20. 快速手消2分钟，（3-1-5-7）或洗手。

21. 加强巡视，观察病情和输液反应。

22. 输液完毕，关紧输液导管，按压穿刺点及上方，拔除针头，嘱患者按压十分钟。

23. 清理用物，一次性输液器毁型及用过的棉签放置医用垃圾桶内；用过的头皮针及针头放在锐器盒内，将用过的止血带浸泡在500mg/L含氯消毒液30分钟。

【观察要点】

1. 根据药液的性质及病情调节输液速度。同时观察输液部位皮肤的变化。

2. 输入有刺激性的药物时，应先确定针头在静脉内再加药，观察病人反应及局部皮肤情况。

【理论提问】

1. 一患者在输液中主诉发冷不适时你应做什么？采取什么护理措施？

① 应立即给患者测量体温，评估患者有无发热和伴随的其他症状，以确定是否发生输液发热反应。

② 如评估结果患者确定为发热反应，应减慢滴速，并报告医生加强观察，遵医嘱给予对症处理，如症状无改善，应停止输液。

③ 保留剩余药液与输液器，必要时送检查热源。

2. 静脉输液常用的溶液有哪些？

① 供给水分和热量，用5%~10%葡萄糖注射液。

② 供给电解质：0.9%氯化钠液、5%葡萄糖氯化钠等。

③ 调节酸碱平衡：5%碳酸氢钠、11.2%乳酸钠等。

④ 增加血液渗透压，增加循环血量，有各种右旋糖酐、706代血浆等。

⑤ 利尿脱水：甘露醇、山梨醇、50%葡萄糖等。

3. 某患者输液3000ml需8小时输完，问每小时输入多少毫升？每分钟滴速是多少？

$$\frac{3000}{8}=375\text{毫升/小时}=\frac{375\times15}{60}=93.75\ \text{滴/分}\approx94\text{滴/分}$$

【技术操作考核评分标准】

项目	技术操作要求	评分	评分等级			实际得分
			A×1	B×0.7	C×0.4	
仪表 5	着装符合要求	5				
评估 10	评估患者的病情及局部皮肤和静脉血管情况	5				
	评估患者自理及合作程度	5				
操作前准备 10	洗手、戴口罩	2				
	备齐用物	8				
操作过程 55	核对医嘱执行单或处方配药	5				
	检查药液、检查输液器、注射器	5				
	消毒瓶口、药液抽吸方法正确	5				
	安装输液器方法正确	5				
	推治疗车至患者面前，再次核对。将药液瓶（袋）挂在输液架	5				
	消毒皮肤方法正确	5				

续表

项目	技术操作要求	评分	评分等级			实际得分
			A×1	B×0.7	C×0.4	
	排气方法正确	5				
	穿刺血管方法、固定针头正确	5				
	调节输液速度合适	5				
	向患者交代输液注意事项	5				
	整理用物方法正确，手部消毒或洗手	5				
评价 20	操作过程与病人沟通有效	5				
	操作熟练、节力	5				
	操作过程注意无菌原则	5				
	操作过程是否注意病人的安全	5				
总分 100		100				

（魏　霞　郝明非　于红霞）

六、真空采血法

【适用范围】

采集血标本，以做相应的化验项目。

【背景】

患者男性，50岁，上腹痛、腹胀、烧灼感一个月，来我院消化科门诊就诊，需做胃镜检查，胃镜检查前需做血化验：肝功能，乙肝表面抗原，丙肝抗体，艾滋病抗体。

【操作强调内容】

1. 病人空腹。
2. 标准预防。
3. 检查真空采血管，采血针头的有效期。
4. 动作轻柔，熟练，以免引起疼痛。

5. 与患者交流语言文明，态度和蔼。

【操作前准备】

1. 护士：洗手，戴口罩，必要时戴橡胶手套。

2. 用物：真空采血管，持针器，采血双向针头，止血带，避污纸，安尔碘，棉签，快速手消毒剂。

3. 环境：明亮整洁，宽敞舒适。

【操作流程】

1. 核对患者的姓名，性别，年龄，化验内容。核对采血管及针头的有效期。

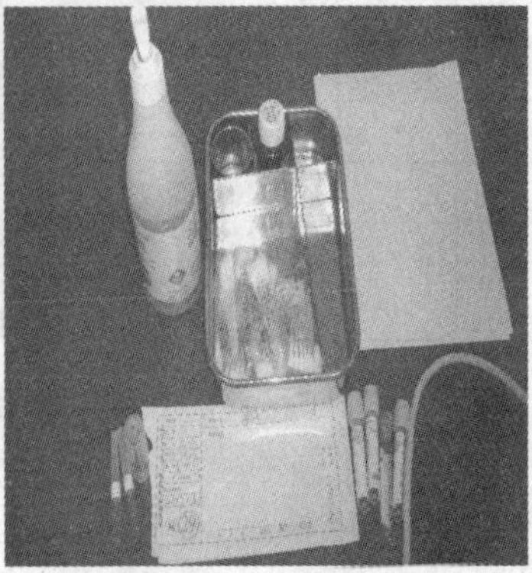

图 3–1–6–1　用物核对

2. 评估患者基本情况。

3. 选择适合化验项目的真空采血管。（3–1–6–1）

4. 向患者解释，以取得合作。

5.协助患者摆好体位（坐位或卧位），抽血的肢体下面放避污纸。（3–1–6–2）

6. 安尔碘消毒皮肤一次。（3–1–6–3）扎止血带，再次安尔碘消毒皮肤一次。

7. 安尔碘待干前，连接采血针头和持针器。（3–1–6–4）

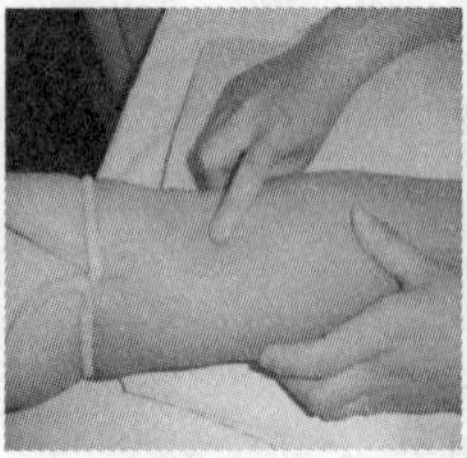

图 3–1–6–2
选择穿刺部位

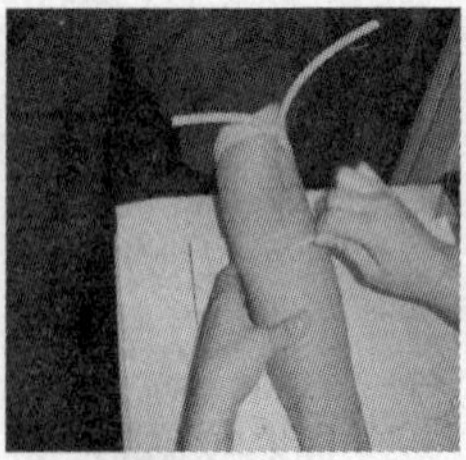

图 3–1–6–3
皮肤消毒

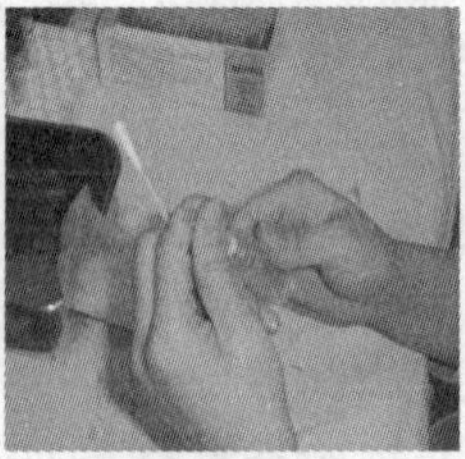

图 3–1–6–4
连接针头和持针器

8. 安尔碘待干后，进针，直接穿刺血管。左手固定针头，右手置入真空采血管。（3–1–6–5）

9. 真空管中血流停止时，再向持针器内更换另一根采血管。

10. 先退出采血管，后松开止血带。再退出针头。（3–1–6–6,（1）~6,（2））

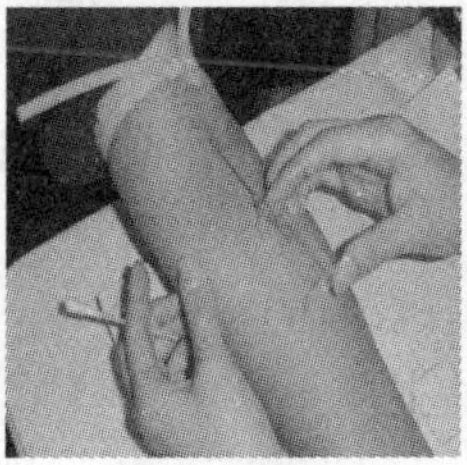

图 3–1–6–5
穿刺

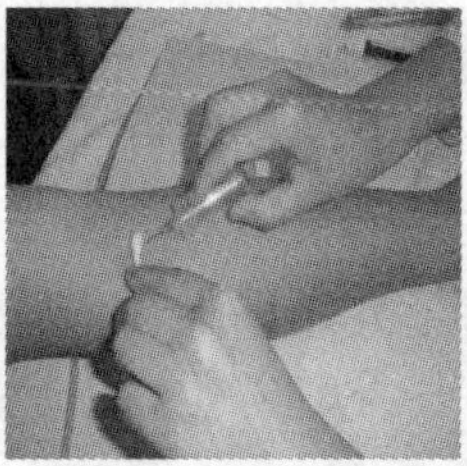

图 3–1–6–6,（1）
松止血带

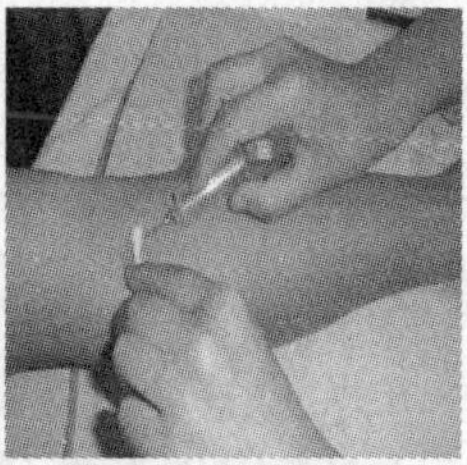

图 3–1–6–6,（2）
退针头

11. 嘱患者持续按压十分钟。并告知患者将棉签投入医疗垃圾筒中。（3–1–6–7）

12. 第三次核对。

13. 将针头投入锐器盒中，卷好化验单，弃止血带，弃避污纸。（3–1–6–8）

14. 手部消毒：如连续取血可应用快速手消毒剂擦拭2分钟。如有血迹污染，必要时更换手套。（3–1–6–9）单次取血应洗手。

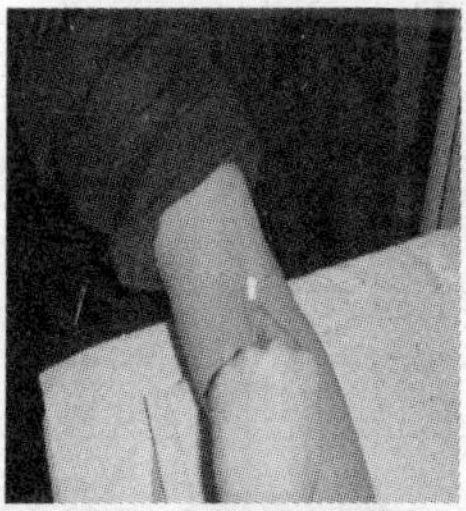

图 3–1–6–7
按压

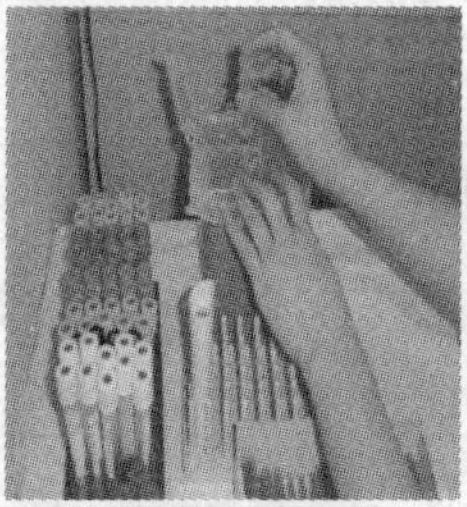

图 3–1–6–8
处理用物

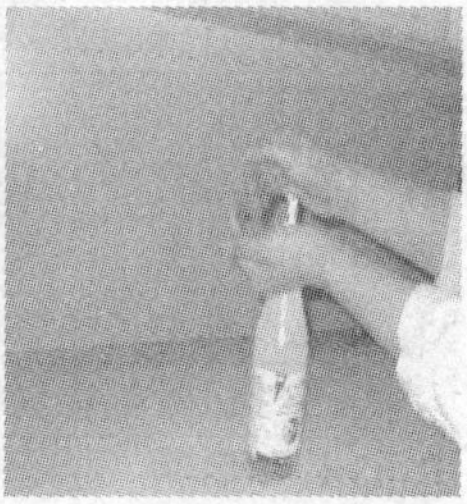

图 3–1–6–9
手部消毒

15. 整理用物。

16. 血标本及时送检。

【观察要点】

1. 按化验项目选用合适的真空采血管。

2. 有抗凝剂的化验项目，采血量一定要足够到指定刻度，轻摇抗凝管5次。

3. 系止血带不要超过2分钟。

4. 采多管血时，一定要固定好针头，以免多次换管造成血管损伤，而导致血肿。

5. 多项化验内容时，先用促凝管，后用抗凝管。

6. 叮嘱患者正确按压穿刺部位，以免发生皮下淤血。

【技术操作考核评分标准】

项目	技术操作要求	评分	评分等级			实际得分
			A×1	B×0.7	C×0.4	
仪表 5	着装符合要求	5				
评估10	评估患者的采血部位及化验项目	5				
	评估患者自理及合作程度	5				
操作前准备10	洗手、戴口罩	2				
	备齐用物	8				
操作过程55	核对患者	10				
	选择血管	10				
	消毒皮肤正确	5				
	穿刺血管方法正确	5				
	固定针头	5				
	置入真空采血管	5				
	退针，叮嘱患者	5				
	处理用物	5				
	手部消毒	5				

续表

项目	技术操作要求	评分	评分等级			实际得分
			A×1	B×0.7	C×0.4	
评价20	操作过程与病人有效沟通	5				
	操作过程中执行无菌技术原则	5				
	操作熟练、节力	5				
	操作过程注意病人安全	5				
总分100		100				

【理论提问】

1. 六步洗手法步骤

答：1）掌心相对，手指并拢，相互搓擦。2）手心对手背沿指缝相互搓擦，交换进行。3）掌心相对，双手交叉指缝相互搓擦。4）一只手握住另一只手大拇指旋转搓擦，交换进行。5）弯曲各手指使关节在另一手掌心旋转搓擦，交换进行。6）将五个手指尖并拢放在另一手掌心旋转搓擦，交换进行。

2. 标准预防的基本特点

答：1）即要防止血源性疾病的传播，也要防止非血源性疾病的传播。

2）强调双向防护，即防止疾病从病人传至医护人员，又要防止疾病从医护人员传至病人。

3）根据疾病的主要传播途径，采取相应的隔离措施，包括接触隔离、空气隔离和微粒隔离（空气飞沫）。

4）实施“标准预防”是医院感染控制的主要策略。

3. 针刺伤的预防

答：1）处理针头时不要太匆忙，手持针头和锐器时，不要让锐利面对着他人，以免刺伤他人。

2）在为不合作患者取血时，应取得同事的协助。

3）如将用过的针头回帽，为防止刺伤自己的手，则采用单手技术或尽量不回帽。

4）用过的针头丢入伸手可及的锐器专用垃圾盒内。

5）不要将针头放入已经过满的锐器盒内。

6）针头用过后及时处理，不要将其留在治疗台或治疗车上，以免刺伤他人。

7）不要将针头丢在一般的垃圾筒内，以免刺伤保洁员。

8）绝不徒手处理污染后的针头。

9）相关工作完成后，再脱手套。

（魏　霞　郝明非　于红霞）

七、体表静脉留置针法

【适用范围】

1. 长期输液的病人，为减轻病人痛苦，保护血管。

2. 老年人、幼儿，血管条件差，为减轻病人痛苦，保证药物疗效，留置套管针。

3. 为术前留置套管针，以保持静脉通畅，便于抢救。

【背景】

患者，女性，6岁，以共同性外斜视收入院，体温：36.8℃，脉搏：92次/分，血压：90/50mmHg，于今日全麻下行斜视矫正术，术晨留置套管针，静脉补充葡萄糖盐水溶液。

【操作强调内容】

1. 严格无菌操作。

2. 肝素帽正压封管。

3. 应选择粗、直弹性好的血管。

4. 保护穿刺肢体，避免下垂，勿挤压穿刺部位，勿沾水。

【操作前准备】

护士：按要求着装、洗手、戴口罩

用物：治疗盘、药液、无菌输液器、垫巾、止血带、套管

针、肝素帽、无菌贴膜、胶布、必要时准备夹板

病人：向病人及家属解释操作目的、方法，及注意事项，做好穿刺前准备，满足病人需要，取合适体位

环境：病室安静、清洁、整齐 ，利于操作

【操作流程】

洗手、戴口罩→备齐用物（图3–1–7–1）→核对病人姓名、床号、药名、浓度、剂量、有效期及药液性质等（图3–1–7–2）→检查输液器、完整在有效期内消毒输液瓶口，插输液器（图3–1–7–3）→携物品至床旁（图3–1–7–4）→再次核对姓名、床号、药名、浓度、剂量及药液性质等→协助病人取合适体位→暴露肢体→置垫巾于穿刺部位下扎止血带选择血管（图3–1–7–5）→松开止血带→2.5%安尔碘消毒穿刺部位皮肤（直径6~8cm）（图3–1–7–6），待干→第一次排气至滤过器处、撕胶布（图3–1–7–7）→将套管针、肝素帽、头皮针连接好（图3–1–7–8）→松动外套管→将头皮套管针挂在小壶上→扎止血带，2.5%安尔碘消毒穿刺部位皮肤（图3–1–7–9）→再次排气（图3–1–7–10）→左手绷紧皮肤，右手持针以15°~45°斜面进针（直刺静脉，速度要快，观察回血）（图3–1–7–11）→见回血后降低穿刺角度→将穿刺针顺静脉走行推进少许，保证外套管在静脉内→ 一手固定针芯→一手持针并将外套管全部送入静脉→松开止血带、打开调节器，嘱病人松拳→拔出针芯（图3–1–7–12）→以进针点为中心，覆盖无菌贴膜（图3–1–7–13）→调节滴速（图3–1–7–14）→注明穿刺日期及时间（图3–1–7–15）→撤除垫巾，整理病人床单位，帮助病人取舒适卧位→向病人交代注意事项→快速手消消毒双手（图3–1–7–16）→标明穿刺日期→记录核对（图3–1–7–17）→整理用物（图3–1–7–18）→洗手。

【操作观察要点】

1. 穿刺过程中观察病人有无不适主诉。

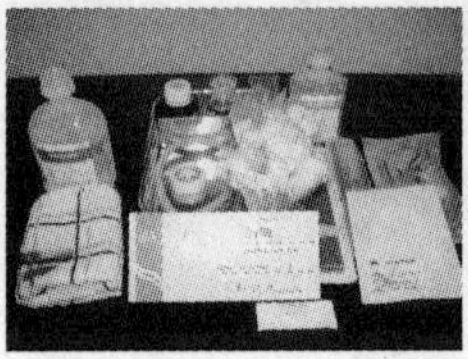

图 3-1-7-1
备齐用物

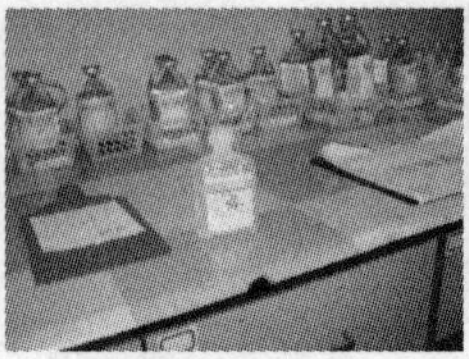

图 3-1-7-2
核对

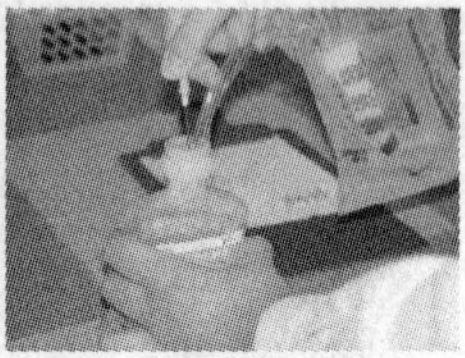

图 3-1-7-3
插输液器

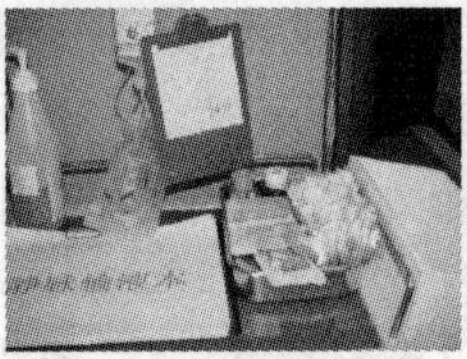

图 3-1-7-4
携物至床旁

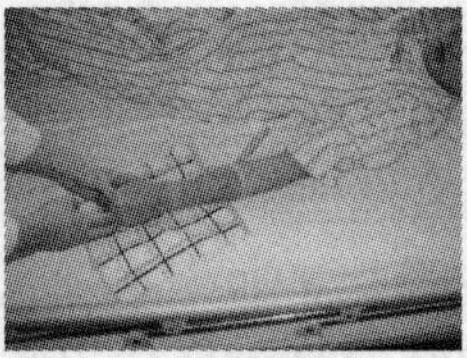

图 3-1-7-5
选择血管

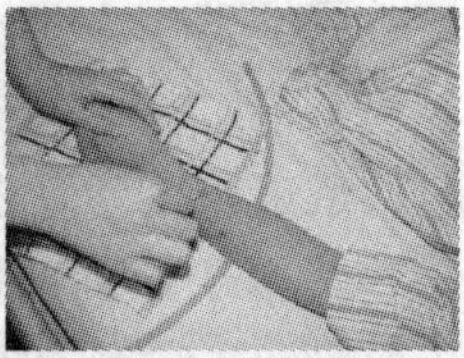

图 3-1-7-6
第一遍消毒

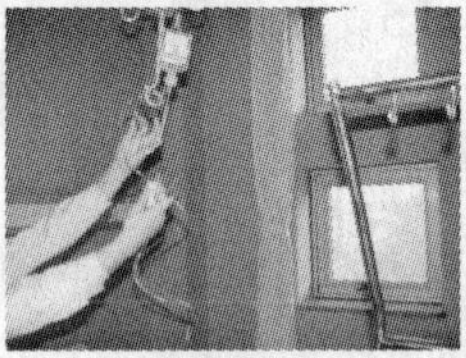

图 3-1-7-7
第一次排气

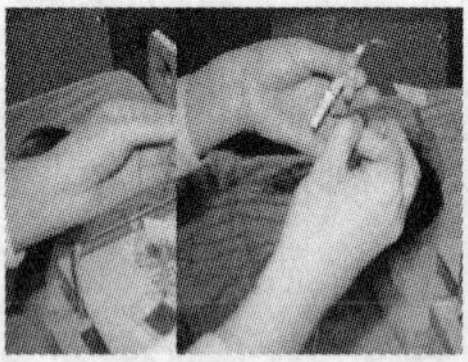

图 3-1-7-8
连接肝素帽、头皮针

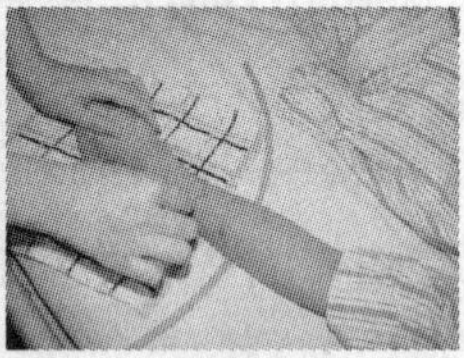

图 3-1-7-9
第二次消毒

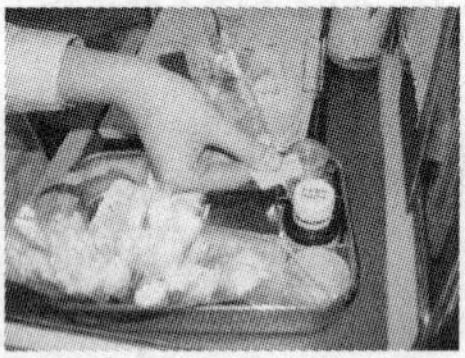

图 3-1-7-10
第二次排气

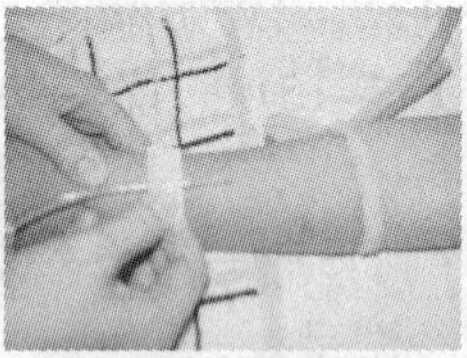

图 3-1-7-11
持针 15~30°进针

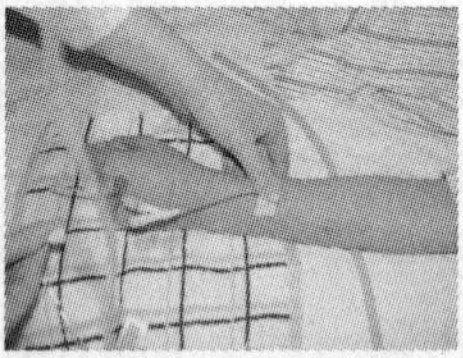

图 3-1-7-12
拔针芯

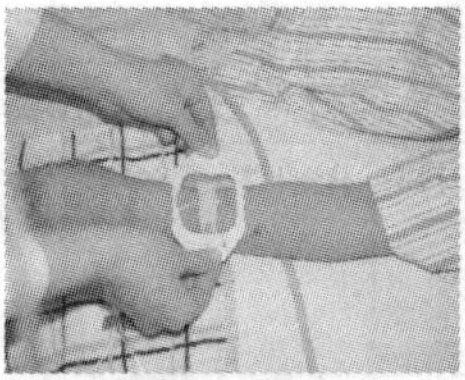

图 3-1-7-13
覆盖无菌贴膜

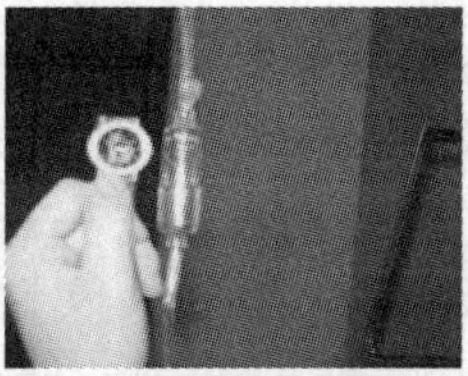

图 3-1-7-14
调节滴速

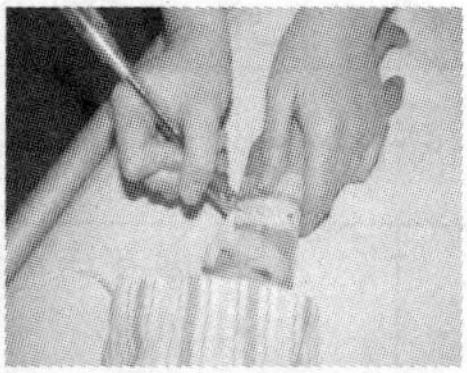

图 3-1-7-15
标明穿刺日期

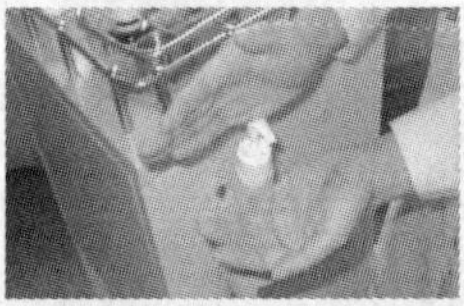

图 3-1-7-16
手消洗手

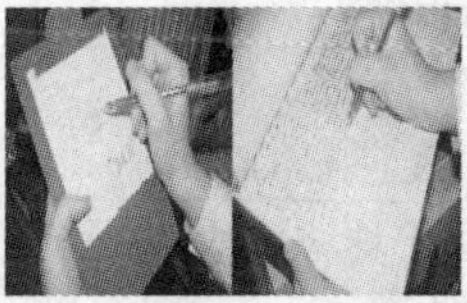

图 3-1-7-17
记录、核对

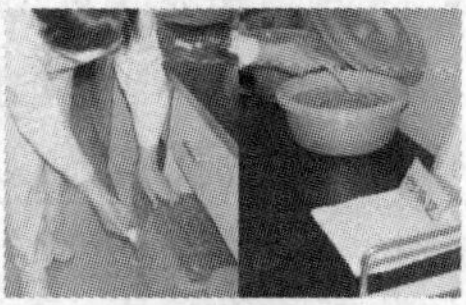

图 3-1-7-18
整理用物

2. 注意观察穿刺部位有无红肿、疼痛等异常反应，及时处理并发症。

3. 穿刺时间记录清晰，以便下次使用、核对。

【考核评分标准】

项目	技术操作要求	评分	评分等级			实际得分
			A×1	B×0.7	C×0.4	
仪表 5	仪表端庄、服装整洁，仪表端庄	5				
评估 10	评估病人病情	5				
	评估病人自理及合作程度	5				
操作前准备 10	洗手、戴口罩	2				
	物品备齐，放置合理，环境整洁	8				
安全舒适 10	核对医嘱，病人辨识	5				
	协助病人摆好舒适的穿刺体位	5				

续表

项目		技术操作要求	评分	评分等级			实际得分
				A×1	B×0.7	C×0.4	
操作过程 55	操作中 35	消毒方法正确，选择血管方法正确	10				
		连接肝素帽方法正确	5				
		套管针穿刺方法正确、节力	9				
		拔除针芯方法正确	5				
		贴膜固定牢固、舒适，时间标记清晰、正确	6				
	操作后 10	教会病人自我护理（洗手、勿挤压、防进水等）	6				
		整理用物，处置合理并签字	4				
评价 20		操作过程注意安全	5				
		操作过程注意与病人沟通	5				
		操作过程注意无菌原则	5				
		操作过程熟练、节力	5				
总分 100			100				

【理论提问】

1. 怎样选择合适的静脉进行穿刺？

答：应选择粗直、弹性好、不宜滑动而易于固定的静脉进行穿刺，避开关节和静脉瓣。

2. 系止血带时距离穿刺点多远为宜？

答：在穿刺部位的上方（近心端）约10cm处扎止血带。

3. 为病人实施静脉穿刺时应如何防止交叉感染？

答：操作中严格执行无菌操作的规程。

所用过的注射器放于医用垃圾袋内；针头、留置针芯应放入锐器盒内。

病人所用止血带一人一根，用后浸泡消毒处理。

注射局部所垫治疗巾或小毛巾做到一人一巾，用后消毒处理。

用过的棉签放于医用垃圾袋内。

操作前、后，护士要认真清洗、消毒双手。

4. 输液中发生急性肺水肿的原因和表现是什么？

答：由于输液速度过快。短时间内输入过多液体，使循环血容量急剧增加，心脏负担过重引起。

表现：突然出现呼吸困难、气促、咳嗽、咳泡沫样粉红色痰时，应警惕急性肺水肿的发生。

5. 静脉补钾的浓度和速度要求是什么？

答：静脉补钾的浓度：一般0.15%~0.3%。

静脉补钾的速度：通常每小时不超过1克的速度为宜。

（庞宏蕾　胡晋平）

八、膝关节腔注射法

【适用范围】

膝关节骨性关节炎

【背景】

患者男性，75岁，X线示：骨广泛骨质增生，双髌骨后缘下可见囊性透亮区，双膝关节腔内游离体形成，右膝为重。右膑上囊区可见大块状骨化影，右膝关节间隙明显狭窄。

【操作强调内容】

1. 操作前认真评估病人情况，备齐相应的用物。

2. 操作前后要认真检查膝关节肿胀情况，有积液的病人要先抽积液。

3. 动作轻柔，以免引起病人的不舒适。特别是对凝血功能差的，要防止针眼处出血。

4. 见关节液抽出后，证实针头确实在关节内再注入玻璃酸钠注射液（施沛特）或其它药物。

5. 若穿刺后抽出大量的关节积液，可先将积液抽净，先注入康宁克通40mg，待积液减少后，方可再注入玻璃酸钠注射液。

6. 一定要嘱患者减少活动，增加肌肉锻炼，膝关节用弹力绷带加压包扎。

7. 若发现患者膝关节畸形，在穿刺时，可将髌骨向上提，这样可增加髌骨下的间隙，便于穿刺。

【操作前准备】

1. 护士：洗手、戴口罩，评估病人。

2. 用物：安尔碘、10ml注射器、创可贴或棉垫、500ml量杯、病人用药。

3. 病人：病情平稳，体位舒适，取得病人配合。

4. 环境：病室安静，整洁，注意病人合理暴露。

【操作程序】

携用物至病人处，核对病人及药物的名称、浓度、剂量、方法及有效期，询问病人既往服药情况→病人摆好体位，→选择注射部位（图3–1–8–1），→安尔碘消毒皮肤2遍→先用10ml注射器，8号针头，在髌骨下极的两旁（内侧或外侧关节间隙）进针（图3–1–8–2），→待有落空感且抽出有淡黄色液体时，针头不拔，接上玻璃酸钠注射液注射液的一次性注射器注入药液（共2ml），注射，→若回抽时有大量的淡黄色液体，可先将关节液抽出后再注入玻璃酸钠注射液，以避免关节液将玻璃酸钠注射液（施沛特）过分稀释而影响其作用，关节液到入量杯，记量→若针头刺入的部位是在髌骨下脂肪垫内，开始注药时患者都感到疼痛，此时需要换方向，→注完药液后，按压（图3–1–8–3），可用创可贴或棉垫封闭针眼处(图3–1–8–4）→合理处置用物。

【观察要点】

由于膝关节骨关节病多为老年患者，故心血管病常伴随其

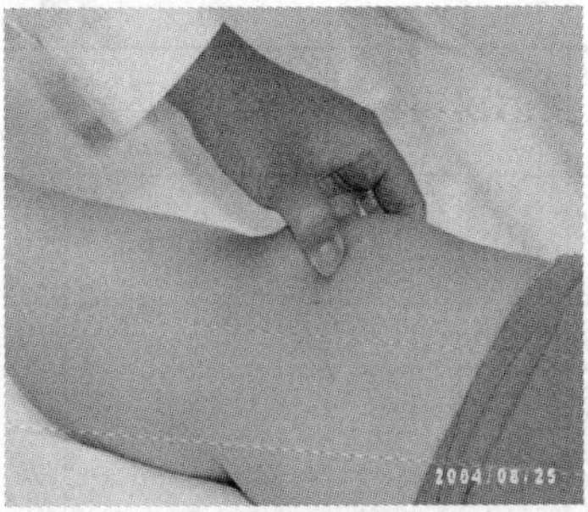

图 3–1–8–1　选择穿刺部位，髌骨内侧

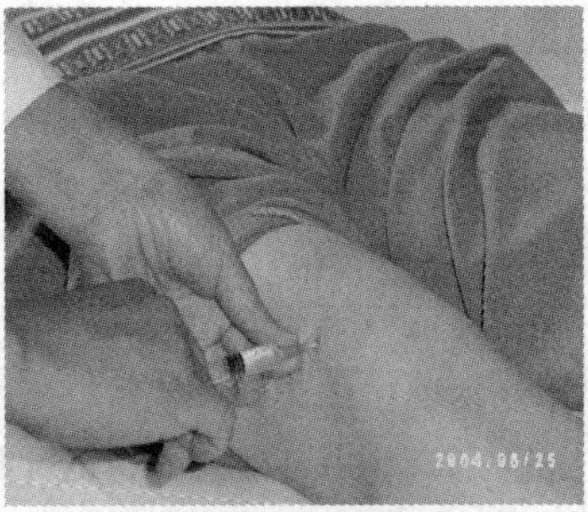

图 3–1–8–2　进针

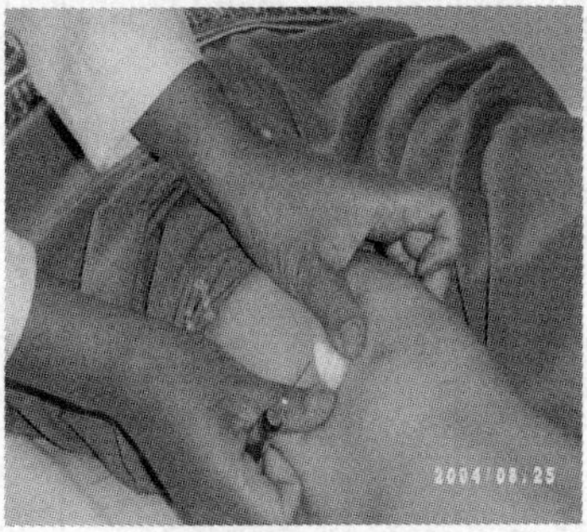

图 3–1–8–3　按压

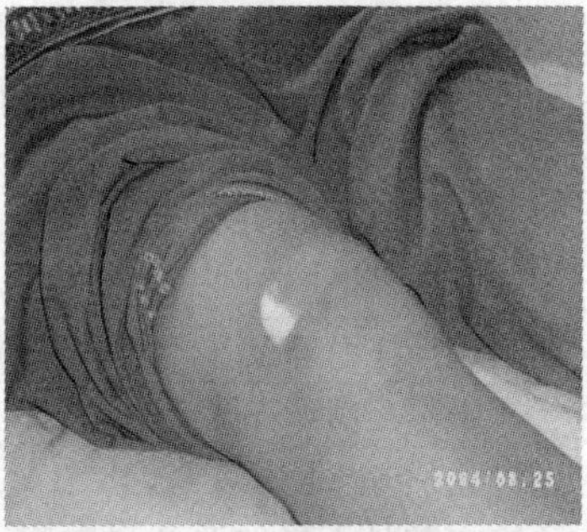

图 3–1–8–4　创可贴或棉垫封闭针眼处

中，这样患者多服扩血管药，造成血液凝固慢，穿刺针眼处容易出血。另外，体重较大患者在站立时，也很容易出血，故穿刺针眼处多按压一段时间。以免造成出血。

【操作考核评分标准】

项目	技术操作要求	评分	评分等级			实际得分
			A×1	B×0.7	C×0.4	
仪表 5	仪表端庄，着装符合要求	5				
评估 20	评估病人的病情、神志、合作程度，根据评估结果选择合适体位	10				

续表

项目	技术操作要求	评分	评分等级			实际得分
			A×1	B×0.7	C×0.4	
	评估病人的状况、根据情况选择穿刺部位，做好解释工作	10				
操作前准备10	洗手、戴口罩	2				
	根据评估结果，备齐用物：安尔碘、10ml 注射器、创可贴或棉垫、500ml 量杯	8				
操作程序45	携用物至床旁，核对病人及药物的名称、浓度、剂量、方法及有效期，询问病人既往服药情况	5				
	协助病人摆好体位，取得病人合作	5				
	选择注射部位	5				
	安尔碘消毒皮肤2遍	4				
	先用10ml注射器，8号针头，在髌骨下极的两旁（内侧或外侧关节间隙）进针	5				
	待有落空感且抽出有淡黄色液体时，针头不拔，接上施沛特注射液的一次性注射器注入药液（共2ml），注射	5				
	若回抽时有大量的淡黄色液体，可先将关节液抽出后再注入施沛特，以避免关节液将施沛特过分稀释而影响其作用，关节液到入量杯，计量	3				
	若针头刺入的部位是在髌骨下脂肪垫内，开始注药时患者都感到疼痛，此时需要换方向	3				

续表

项目	技术操作要求	评分	评分等级			实际得分
			A×1	B×0.7	C×0.4	
	注完药液后，按压，可用创可贴或棉垫封闭针眼处	5				
	合理处置用物	5				
评价 20	操作过程考虑病人安全	5				
	操作过程注意和病人的沟通	5				
	操作过程注意无菌原则	5				
	操作熟练、节力	5				
总分 100		100				

【理论提问】

膝关节注射观察要点

答：由于膝关节骨关节病多为老年患者，故心血管病常伴随其中，这样患者多服扩血管药，造成血液凝固慢，穿刺针眼处容易出血。另外，体重较大患者在站立时，也很容易出血，故穿刺针眼处多按压一段时间。以免造成出血。

（徐小晖）

九、药物试验的配制方法

【适用范围】

一类需要做皮试药物，例如：抗生素类（青霉素）、麻醉药（普鲁卡因）、碘过敏试验等。

【操作前准备】

护士：洗手，戴口罩

环境：治疗室清洁，操作台宽敞

准备用物：皮试相关药物、TB针1个

【操作程序】

提前询问病人过敏史→向病人解释注意事项→核对药物的名称、剂量、有效期、对光检查药物，检查注射器的有效期、包装是否完整→抽取相关皮试液→皮内注射→观察结果→记录

青霉素过敏试验法

【方法】

抽取青霉素试验液0.1ml（含20U）作皮内注射，使局部成皮丘。注射后20分钟观察反应结果。

【结果判断】

1. 阴性：皮丘局部无红肿，无自觉症状，可以用药。

2. 阳性：皮丘局部隆起，并出现红晕、硬块，直径大于1cm或红晕周围有伪足，痒感，严重时全身出现皮疹或过敏性休克反应。阳性者表示对该药过敏，不可使用。

3. 假阳性：由于稀释液的刺激，也可出现假阳性反应，皮丘不大，红晕直径小于1cm，应在另一侧前臂做生理盐水对照试验。

4. 迟缓反应：有些病人过敏试验虽然阴性，但在注射药物数小时或数日后，出现发热、皮疹，甚至出现过敏性休克，应立即停药及处理。

【注意事项】

1. 做皮肤过敏试验前，应详细询问用药过敏史及家族史，有过敏者严禁做过敏试验。

2. 凡首次使用青霉素或停药3天以上或用药中途更改批号者，需重新做皮试。阴性者可用药。

3. 长效青霉素在每次注射前均应做皮试。

4. 注入皮内试验药液应正确，针头不宜过深，以免刺入皮下引起出血，拔针后勿按压局部，以免影响效果。

5. 试验药液根据药物性质，冰箱保存，查看有效期，开瓶注

明使用日期及时间，24小时弃掉。

6. 认真判断反应结果，严格掌握时间。

7. 观察结果记录在短期医嘱单上，写繁体“陰”“陽”，禁用青霉素者在病历夹、护理记录单、执行单做醒目标记，并告诉病人及家属。

8. 备好抢救药品及物品，肾上腺素、地塞米松等，以备发生过敏性休克抢救时应用。注射后应观察半小时。

普鲁卡因过敏试验法

【方法】

抽取0.25%普鲁卡因试验液0.1ml作皮内注射，使局部成皮丘。注射后20分钟观察反应结果。

【结果判断】

同青霉素试验法

【注意事项】

同青霉素试验法

链霉素过敏试验法

【方法】

抽取链霉素试验液0.1ml（含250U）作皮内注射，使局部成皮丘。注射后20分钟观察反应结果。

【结果判断】

同青霉素试验法

【注意事项】

1. 使用链霉素前应详细询问过敏史，有过敏史者严禁做过敏试验。

2. 注入皮内试验药液应正确，针头不宜过深，以免影响效果。

3. 认真判断结果，作记录，有标记。

4. 如出现过敏反应，急救时可静脉推注10%葡萄糖酸钙。或稀释一倍的5%氯化钙溶液，其它同青霉素过敏处理。

碘过敏试验法

【方法】

1. 口服法：口服5%~10%碘化钾5ml，每日3次，共3天，观察结果。

2. 皮内注射法：取碘造影剂0.1ml做皮内注射，20分钟观察结果。

3. 静脉注射法：取碘造影剂1ml，滴1侧眼内做结膜过敏试验，观察无异样，将剩余的造影剂做静脉注射，5~10分钟观察结果。

【结果判断】

1. 口服法：病人有口麻、头晕、心悸、恶心、呕吐、荨麻疹等症状为阳性。

2. 皮内注射法：患者局部有红、肿、硬块，直径大于1cm为阳性。

3. 眼结膜试验法：结膜发红、发痒为阳性。

4. 静脉注射法：患者过敏反应同青霉素。

【注意事项】

少数患者过敏试验阴性，但在注射碘造影剂时可发生过敏反应，故造影时应做好急救准备，处理同青霉素。

破伤风抗毒素过敏试验法及脱敏注射法

【目的】

鉴别对免疫血清过敏者

【方法】

1. 试液剂量：取每支1ml含1500U的破伤风抗毒素药液，抽取0.1ml加生理盐水稀释至1ml，则每毫升含150U，注入皮内

0.1ml（含15U）为标准。

2. 试验方法：取破伤风抗毒素试验液0.1ml（含15U）作皮内注射。20分钟观察反应结果。

【结果判断】

1. 阴性：局部无红肿，无异常全身反应。

2. 阳性：局部反应为皮丘红肿，硬结大于1.5cm，红晕超过4cm，有时出现伪足、痒感，全身有过敏反应，血清病型反应同青霉素过敏反应。

3. 若试验结果不能肯定，应在另一手臂内侧，再用生理盐水作对照试验，如出现同样结果，说明前者为假阳性，当确定阴性后，才可将余液0.9ml作肌肉注射。经试验证实为阳性者，需用脱敏疗法注射。

4. 阳性患者脱敏注射法：在一般情况下，可用氯化钠注射液将抗毒素稀释10倍，分小量数次作皮下注射，每次注射后观察30分钟。第1次可注射10倍稀释的抗毒素0.2ml，观察无发绀、气喘或显著呼吸短促、脉搏加速时，可注射第2次0.4ml，仍无反应可注射第3次0.8ml，如无反应即可将安瓿中未稀释的抗毒素全量作肌肉注射。也可按下表注射。表1

表1　破伤风抗毒素脱敏注射法

次数	TAT（ml）	加入生理盐水	注射方法
1	0.1	0.9	肌肉注射
2	0.2	0.8	肌肉注射
3	0.3	0.7	肌肉注射
4	余量	稀释至 1ml	肌肉注射

【不良反应】

1. 过敏休克：可在注射中或注射后数分钟至数十分钟内突然发生。表现沉郁或烦躁、脸色苍白或潮红、胸闷或气短、出冷汗、恶心或腹痛、脉搏细速、血压下降、重者神志不清虚脱。对症治疗：使用抗过敏药物及肾上腺皮质激素。

2. 血清病：表现荨麻疹、发热、淋巴结肿大、局部水肿，偶有蛋白尿、呕吐、关节痛，注射部位可出现红斑、瘙痒及水肿。一般在注射后7~14天发病，称延缓型。在注射后2~4天发病，称加速型。对症治疗：使用钙剂或抗组织胺药物。

【操作观察要点】

1. 药液如出现浑浊、有摇不散的沉淀、异物或安瓿有裂纹、标签不清，过期失效者均不能使用。安瓿打开后应一次用完。

2. 询问既往过敏史，对有支气管哮喘、枯草热、湿疹、血管神经性水肿或对某种物质过敏者，均须特别提防过敏反应的发生。

3. 在脱敏注射的过程中，如发现病人有面容苍白、发绀、荨麻疹、心跳、头晕等不适，应立即停止注射并通知医生配合抢救。

4. 门诊病人注射抗生素后，须观察30分钟后可离开医院。

结核菌素试验法

【目的】

测定机体有无结核菌感染

【方法】

皮内注射

【结果判断】

注射后24、48、72小时观察反应（以72小时观察为准），结果判定如下。

1. 阴性：皮丘处发红，且硬结直径小于0.5cm者，或仅发红而无硬结者，为阴性。

2. 阳性可疑：皮丘处发红并出现直径小于0.5cm的硬结者，为可疑阳性。如再试验结果同前，则可判为阴性。

3. 弱阳性（+）皮丘处发红及硬结直径在0.5~0.9cm者。

4. 阳性（++）皮丘处发红及硬结直径在1~1.9cm者。

5. 阳性（+++）皮丘处发红、肿且硬结直径在2cm以上者。

6. 阳性（++++）皮丘处除发红且有硬结外，局部皮肤发生坏死或起泡或伴有发热等全身症状者。

7. 假阳性：注射后24~36小时内，注射区发红而较软72小时反应消退者。

【操作强调内容】

1. 凡患有活动性结核病者，宜用低浓度开始或不作本试验，以免诱发严重的过敏反应或致病情加重。高热患者不宜做此试验。

2. 抽吸结核菌素试液前，应轻摇，如有浑浊、沉淀、变质、不应使用。

3. 注入皮内剂量应准确，针头刺入不宜过深，以免影响观察结果。注射部位应避免按压、摩擦等。

4. 备好抢救物品及药品，如：肾上腺素、地塞米松等。

（杨美玲）

第二节　密闭式静脉输血法

【适用范围】

1. 大量失血的病人
2. 贫血、低蛋白血症
3. 严重感染
4. 凝血功能异常

【背景】

患者男性，50岁，行经尿道前列腺电切术。术后持续膀胱冲洗颜色鲜红色，间断有血块流出。心率102次/分，血压90/60mmHg，血常规示：血红蛋白90g/L。伤口敷料干燥。

【操作重点强调内容】

1. 血液从血库取回4小时内输完。

2. 使用前认真检查血液质量，如血浆变红、血细胞界线不清提示可能有溶血，不能使用。

3. 输血前需双人严格核对，无误后方可输入。

4. 输血时需使用单独的静脉通路，不得往血液内加入其他药物。

5. 输入两个或以上供血者的血液时，两份血液之间需用生理盐水冲洗管路。

6. 输血完毕后，储血袋需保留24小时方可处理。密切观察病人有无输血反应。

【操作前准备】

1. 着装整齐，洗手，戴帽子，戴口罩。

2. 备齐用物：0.9%生理盐水100ml、一次性输血器1个、同型血液及血液配型单、静脉输液盘1个。（图3-2-1）

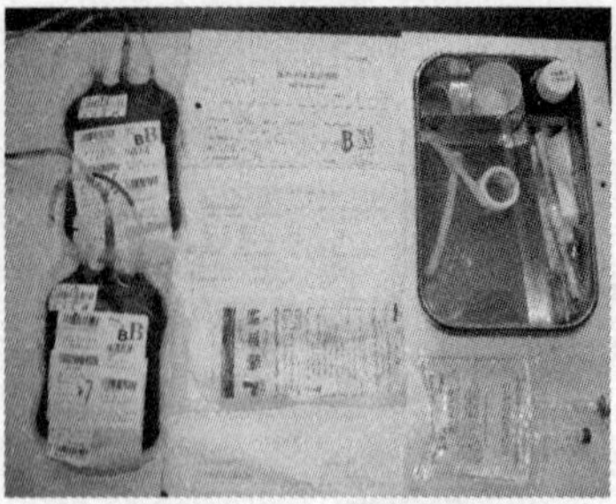

图 3-2-1　准备用物

3. 评估病人血管情况，向病人解释输血目的及输血注意事项。

4. 双人持受血者病历、血袋与血液配型单核对（图3-2-2）：受血者姓名、病历号、血型（包括Rh因子）、血液有效期、储血号。检查血液质量。

5. 在治疗室准备生理盐水，连接输血器（图3-2-3）。

【操作程序】

携用物至床前，核对床号，姓名→协助病人取舒适体位→按照静脉输液法开放静脉通路，输注生理盐水→遵医嘱给予抗过敏物→轻摇血液使其均匀，再次核对病人及血型无误→打开储血袋的开口，消毒→将输血器针头插入血袋，挂血袋于输液架上→调节输血速度（图3-2-4），缓慢滴入观察15分钟，病人无反应后根据情况加快输注速度→15分钟巡视病人1次，注意穿刺部位有无疼痛，病人有无输血反应→输血结束后，继续输注生理盐水使管路中的血液全部输入体内→关水止，拔针头，局部按压1~2分钟→处理用物，血袋保留24小时。

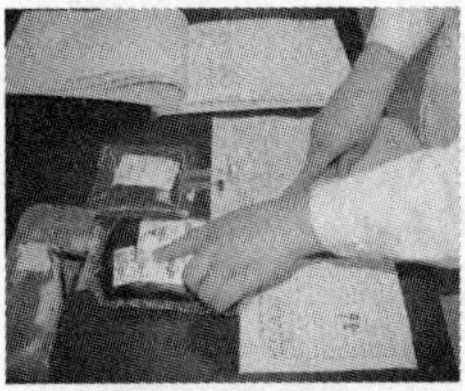

图 3–2–2　核对

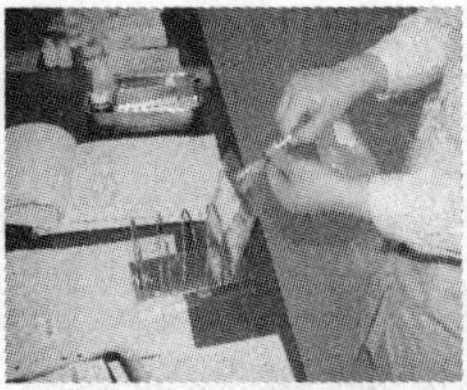

图 3–2–3　连接输血器

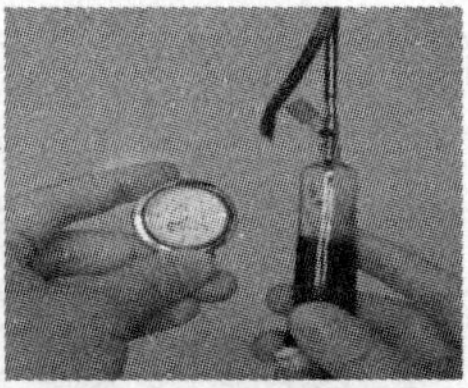

图 3–2–4　调节输血速度

【操作观察要点】

1. 使用前认真检查血液质量，如血浆变红、血细胞界线不清提示可能有溶血，不能使用。

2. 输血开始时需缓慢滴入，观察15分钟，病人无反应后根据情况加快输注速度。

3. 注意穿刺部位有无疼痛，病人有无输血反应。

4. 输血结束后还需要密切观察病人有无输血反应。

【理论提问】

1. 输血的目的是什么？

答：① 补充血容量，维持交替渗透压，保持有效循环血量。

② 纠正贫血。

③ 补充抗体，增加机体抵抗力。

④ 纠正低蛋白血症。

⑤ 补充凝血因子，有助于补血。

⑥ 按需输入血液的不同成分。

2. 为什么输血前15分钟需要缓慢滴入？

答：观察有无输血反应；观察静脉输入是否通畅。

3. 输血时发生溶血反应的原因？

答：输血前红细胞已经变质溶解，所以输血前要检查血液质量。

输入异型血Rh因子所致溶血。

4. 输血时发生溶血反应的主要症状有哪些?

答：四肢麻木、腰背剧痛、胸闷、发抖、紫绀、心悸，血压下降，出现黄疸、血红蛋白尿、急性肾功能衰竭。

5. 输血浆时是否要做交叉配血试验?

答：输血浆时不需要做交叉配血，因为血浆中不含血细胞，无凝集原，因此不会发生凝集反应。

6. 全血的种类：新鲜血、库存血。

7. 什么是新鲜血?

答：是指在4℃的常用抗凝保养液中，保存一周内的血。补充各种血细胞、凝血因子和血小板，适用于血液病病人。

8. 什么是库存血?

答：库存血指在4℃的冰箱内保存2~3周的血。白细胞、血小板、凝血酶原等成分破坏较多，钾离子含量增多，酸性增高，大量输入引起高血钾症和酸中毒，适用各种原因引起的大出血。

9. 各种血制品保存要求是什么?

(1) 新鲜冰冻血浆：血浆在-30℃以下冰冻成块，于-20℃条件下保存，有效期1年，含有全部凝血因子；应用时置于血浆融化仪，直到血浆完全融化为止，融化后应立即输注，如不能及时输注，应在4℃贮血冰箱保存，不得超过24小时。

(2) 普通冰冻血浆：于-20℃条件下保存，有效期为5年，含有全部稳定的凝血因子，缺乏不稳定的凝血因子Ⅷ和Ⅴ。

新鲜冰冻血浆保存期满1年，可改为普通冰冻血浆（有效期为4年）

(3) 手工分离浓缩血小板及机采浓缩血小板：保存24小时的容量为125~200ml/袋，保存5天的容量为250~300ml/袋。适用于血小板减少或功能障碍性出血的病人。血小板输注前不能在4℃贮血冰箱保存，保存温度维持在22℃±2℃的℃范围内，每隔10分钟左右轻轻摇动血袋（防止血小板聚集），应在30分钟内输完。

10. 护士应掌握哪些与输血有关的知识，其对输血安全起何作用?

答：护士应掌握：①了解国家及相关部门制定的有关输血的法律法规；②熟悉红细胞ABO、Rh（D）血型知识、全血及血液成分的适应证、禁忌证，要了解经血液传播疾病的风险，学会如何保护自己免受感染；③掌握各种血液成分的输注方法、常见输血不良反应及主要抢救措施。

护士对安全输血起重要的把关作用，特别相容性试验血样采集的正确性、输血前受血者信息的核对确认、输血过程中及输血后的监测等，只有具备较为丰富的输血知识、一丝不苟地按安全输血护理规范操作，才能避免输血中某一个环节的疏忽而造成输血意外事故的发生。

11. 输血不良反应分类

	即发反应（<24 小时）	迟发反应（>24 小时）
免疫性反应	发热反应	溶血反应
	过敏反应	移植物抗宿主病
	溶血反应	输血后紫癜
	输血相关性急性肺损伤	血细胞或血浆蛋白同种异体免疫反应
		血小板输注无效
非免疫性反应	细菌污染反应	含铁血黄素沉着症
	循环超负荷	血栓性静脉炎
	空气栓塞	某些输血相关疾病
	出血倾向	
	枸橼酸中毒	
	非免疫性溶血反应	
	电解质紊乱	
	肺微血管栓塞	

【技术操作考核评分标准】

项目	技术操作要求	评分	评分等级			实际得分
			A×1	B×0.7	C×0.4	
仪表 5	仪表大方，举止端庄，服装，鞋帽整洁	5				
评估 10	评估病人病情及生命体征	5				
	评估病人合作及自理程度	5				
操作前准备 10	洗手，戴口罩	2				
	用物准备齐，双人核对、内容正确	8				
操作过程 55	环境安排合理，核对项目完全正确	5				
	病人体位舒适，开放静脉方法正确	5				
	遵医嘱静脉给抗过敏药物方法及时间正确	5				
	混匀血液方法正确，再次核对病人及血型无误	10				
	检查血液质量	5				
	打开储血袋及消毒方法及连接输血器方法正确	5				
	输血速度恰当	5				
	输血完毕，用生理盐水冲洗方法正确	5				
	处理用物方法正确	5				
	保留血袋方法正确	5				
评价 20	操作熟练、节力	5				
	操作过程注意无菌原则	5				
	操作过程与病人有效沟通	5				
	输注过程注意观察病人反应	5				
总分 100		100				

（刘亚丽）

第三节　洗胃法

一、注射器洗胃法

【适用范围】

1. 中毒。

2. 胃潴留。

3. 为某些手术或检查做准备。

【背景】

患者女性，25岁，因1小时前误服洁厕灵约50毫升来诊。血压120/70mmHg，心率76次/分，律齐，体温36.5℃，呼吸18次/分，节律规整。神志清楚，查体合作，主诉胃部烧灼感，无呕吐。

【操作重点强调内容】

1. 评估病人病情，注意观察病人生命体征和腹部症状。

2. 动作轻柔。

3. 洗胃过程中防止误吸。

【操作前准备】

护士：洗手、戴口罩

备齐用物：常用洗胃液（包括：生理盐水、2%~4%碳酸氢钠溶液、1:5000高锰酸钾溶液等），温度在25~38℃，按医嘱准备灌洗液于量桶中。治疗盘内放弯盘、胃管（14号）、止血钳、50ml注射器、纱布、液状石蜡及棉签，另备一次性棉垫、治疗巾、污水桶。

病人：评估病人的病情、意识状态；自理及合作程度。

环境：适当遮挡、安全。

【操作程序】

1. 备齐用物，携物至病人床旁，核对床号、姓名等，向病人解释。

2. 病人取坐位或半坐位，围橡皮单、治疗巾于胸前。

3. 将胃管前端用液状石蜡润滑后自鼻腔或口腔插入，插管长度为45~55cm。

4. 证实胃管在胃内后，用注洗器吸尽胃内容物，注入洗胃液约200ml后抽出弃去，反复冲洗，直到洗净为止。

5. 冲洗完毕，反折胃管迅速拔出，协助病人漱口，整理床单位，清理用物。

6. 做好记录。

【操作观察要点】

1. 观察洗胃液的颜色、性质、量、气味。

2. 观察病人有无呕吐。

3. 观察病人生命体征。

【技术操作考核评分标准】

项目	技术操作要求	评分	评分等级			实际得分
			A×1	B×0.7	C×0.4	
仪表 5	服装整洁、仪表端庄	5				
评估10	评估病人病情、意识状态	5				
	评估病人自理及合作程度	5				
操作前准备10	洗手、戴口罩	2				
	备齐用物，放置合理，使用方便溶液配制正确（浓度、量、温度）	8				
操作过程60	认真核对、病人辨识	5				
	病人采取舒适体位，头部垫棉垫	2				
	检查胃管通畅并润滑	5				
	指导病人配合、插管方法正确	5				
	验证胃管在胃内的方法正确	5				
	吸尽胃内容物	3				
	灌洗方法正确	5				

续表

项目	技术操作要求	评分	评分等级			实际得分
			A×1	B×0.7	C×0.4	
	胃内容物灌洗有效(色清、无味)	5				
	观察病情判断准确，处理正确	5				
	拔管方法正确（夹紧胃管、迅速拔出）	5				
	协助病人漱口、擦净面部，安置舒适体位	5				
	整理用物，洗手	5				
	记录内容正确	5				
评价 15	操作过程注意安全	5				
	操作过程与病人沟通有效	5				
	操作熟练、节力	5				
总分 100						

（葛宝兰　巩　燕　李翠香）

二、自动洗胃机洗胃法

【适用范围】

1. 中毒。

2. 为某些检查和手术做准备，减轻胃黏膜水肿。

【背景】

患者男性，32岁，因4小时前口服安定一瓶，约100片来诊。血压120/70mmHg，脉搏76次/分，体温36.5℃，嗜睡状，双瞳孔等大等圆，直径3mm，光反射存在。呼吸18次/分，节律规整。无呕吐。

【操作重点强调内容】

1. 动作轻柔，操作中注意病人有无黏膜损伤。

2. 评估病人病情，取得病人合作，配合操作。

3. 惊厥未控制者不宜插胃管，强行试插常可诱发惊厥。

4. 服用强腐蚀剂患者禁洗胃。

5. 原有食道静脉曲张或上消化道大出血及胃穿孔等禁忌洗胃。

6. 中毒物质不明时，应先抽吸胃内容物进行化验。

7. 确认洗胃机工作正常，按照洗胃机液体出入端文字提示连接好管路，打开洗胃机开关。

【操作前准备】

护士：洗手、戴口罩

用物准备：（1）按医嘱配制洗胃溶液。温度25~38℃，量约5000~20000ml。

（2）自动洗胃机及附件。

（3）治疗盘内放弯盘、胃管、止血钳、纱布、50ml注射器、液状石蜡及棉签，另备一次性棉垫、治疗巾、胶布，必要时备压舌板，开口器，污水桶。(图3-3-2-1)

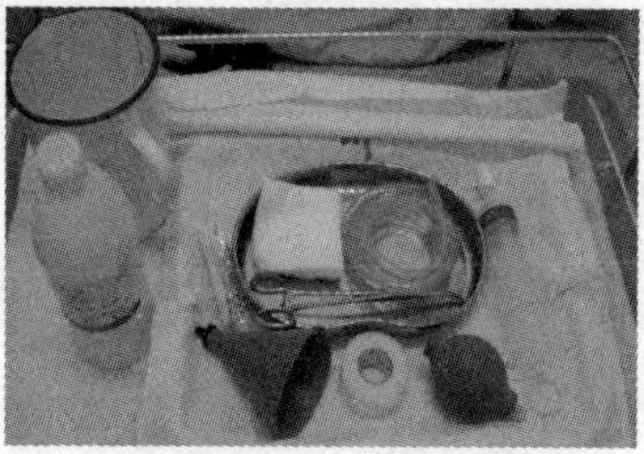

图 3-3-2-1　备齐用物

病人：评估病人的病情、意识状态；自理及合作程度。

环境：要安静、整洁，单间洗胃室或适当遮挡、注意安全。

【操作程序】

1. 将配好的洗胃溶液放入塑料桶内，试运转洗胃机。将三根橡皮管分别和机器的洗液管、胃管和污水管端连接，将洗液管另一端放入灌洗液桶内（管口需在液面下），污水管的另一端放入污物桶内，将洗胃管与机器的胃管连接，调节药液流速，备用。(图3-3-2-2)

2. 备齐用物，携至病人床旁，核对床号、姓名等。

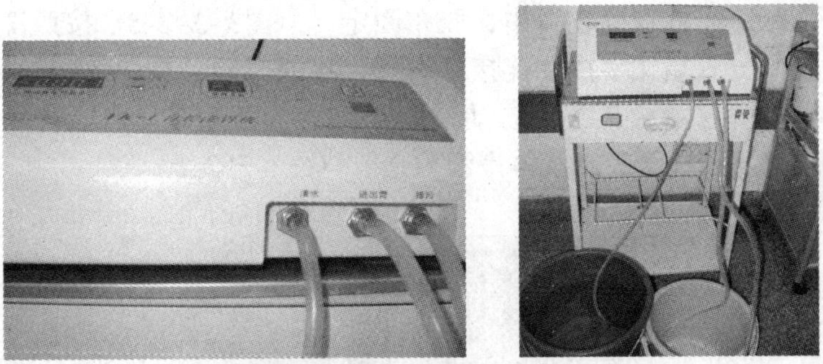

图 3-3-2-2　连接管路试机

3. 向病人（神志清楚者）及家属做好解释，取得配合。如为服毒病人拒绝治疗时可给予必要的约束。

4. 协助病人采取侧卧位或平卧位，面向操作者，昏迷者采取去枕平卧位，头转向一侧。

5. 将一次性棉垫垫在头颈下，有活动义齿者代为取下，置弯盘及纱布于口角旁。

6. 检查洗胃管是否通畅，胃管前端涂以液状石蜡润滑10~15cm（图3-3-2-3），自鼻腔插入，当胃管插入10~15cm时，嘱病人做吞咽动作，将胃管推进至45~55cm处（约自前额发际至剑突水平），病人神志不清时，一手将病人头抬起时下颌靠近胸骨柄，以加大咽喉部通道，徐徐送入胃管，不可勉强用力。（图3-3-2-4）

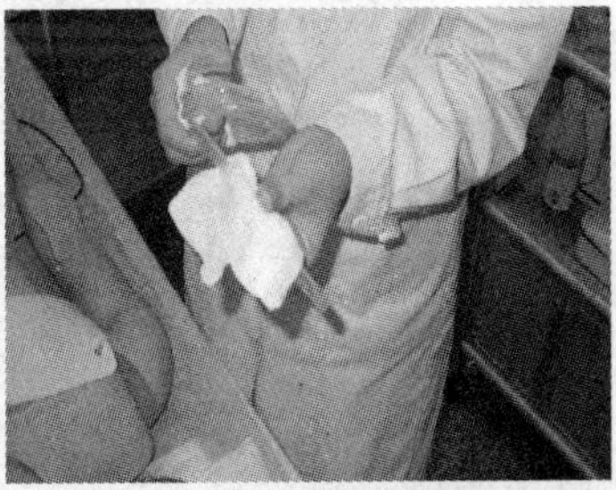

图 3-3-2-3　润滑胃管

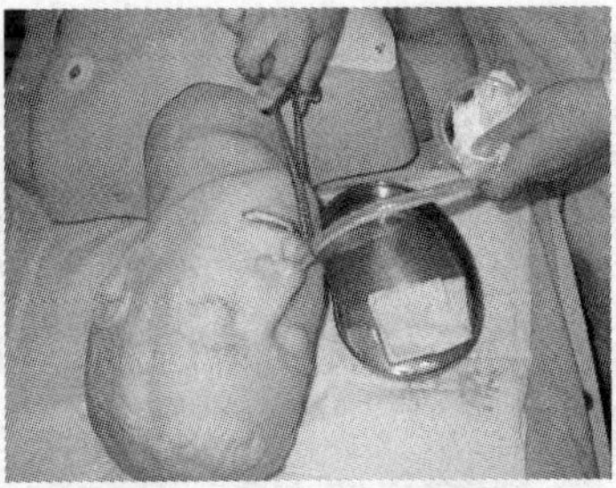

图 3-3-2-4　插入洗胃管

7. 证实胃管确在胃中，胶布固定，（图3–3–2–5）按照洗胃机液体出入端文字提示连接好胃管，接通电源。按“手吸”键，吸出胃内容物，再按“自动”键，机器即开始对胃进行自动冲洗。反复冲洗至吸出液体澄清为止。（图3–3–2–6）

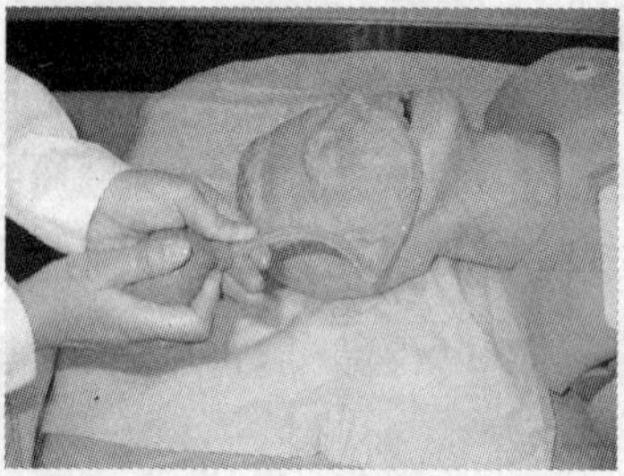

图 3–3–2–5　挤压球体留取标本

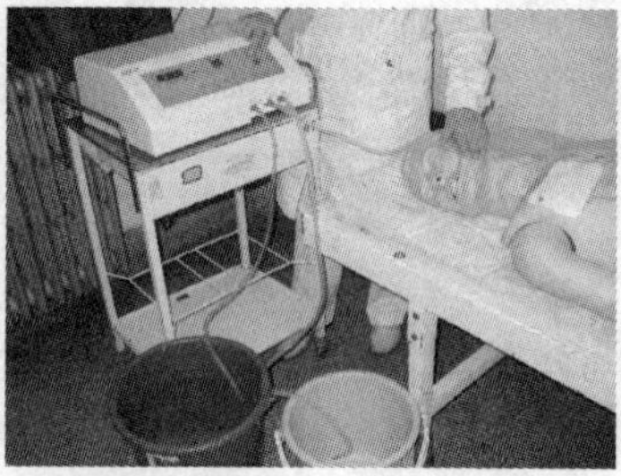

图 3–3–2–6　自动洗胃机洗胃

8. 洗毕，反折并拔除胃管，帮助别人漱口，洗脸，整理用物。记录灌洗液种类、液量及洗出液情况。（图3–3–2–7）

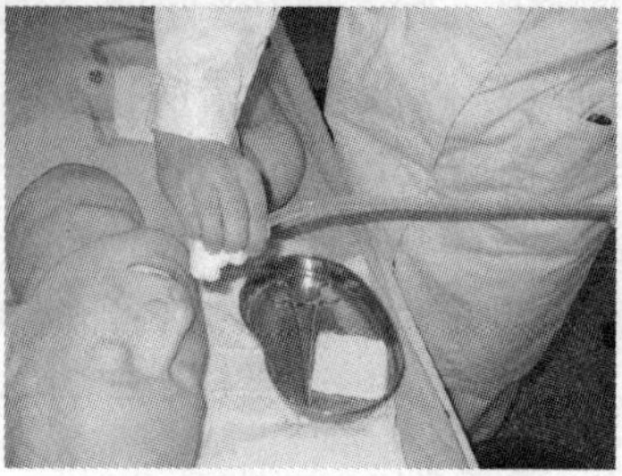

图 3–3–2–7　拔除胃管

9. 将药管、胃管和污水管同时放入含氯消毒剂（500mg/L）溶液中，按“自动”键，机器自动循环冲刷管路进行消毒各部管腔，待清理完毕，将药管、胃管和污水管同时提出水面，当机器内的水完全排净后，按“停机”键，关机。

【操作观察要点】

1. 洗胃过程中评估病人生命体征、意识状态、有无黏膜出血。

2. 一次洗胃量为300~500ml。

3. 注意观察液体的进出量是否一致，洗出液的颜色、气味、性质。

4. 观察病情变化，如有变化积极采取措施进行抢救。

【理论提问】

1. 洗胃液的选择？

答：▪ 对于药物不明者，用温水洗胃或加食盐少许

▪ 有机磷中毒：用1:5000 $KMnO_4$或1%$NaHCO_3$（敌百虫禁用碱性溶液）

▪ 重金属、生物碱中毒可用茶水洗胃（茶叶中鞣酸可使重金属及生物碱沉淀）

▪ 腐蚀性毒物中毒：可采用蛋清、牛奶、淀粉解毒

2. 洗胃液的温度及过凉、过热不良反应是什么？

答：▪ 水温35~38℃

▪ 过凉：造成患者寒战促进胃肠蠕动，加速毒物进入肠腔

▪ 过热：胃肠血管扩张，加速毒物吸收

3. 洗胃目的是什么？

答：▪（1）清除胃内毒物，避免或减少毒物的吸收，对流质食物或水溶性毒物最为适用。

▪（2）协助诊断和治疗：胃潴留、幽门梗阻、胃出血等。

4. 适应证及禁忌证是什么？

答：▪ 适应证：非腐蚀性毒物口服中毒

▪ 如：有机磷、安眠药、重金属、生物碱等

▪ 特殊疾病的治疗

禁忌证：

▪ 强酸、强碱及腐蚀剂者

▪ 食道静脉曲张及重度食道狭窄

5. 洗胃过程中的注意事项是什么？

（1）保证洗胃管深度（45~55cm）保持通畅

（2）观察洗胃液颜色及气味，出入量的平衡

（3）密切观察病人的生命体征

（4）防止窒息

（5）遵医嘱拔胃管前注入导泻剂

【技术操作考核评分标准】

项目	技术操作要求	评分	评分等级			实际得分
			A×1	B×0.7	C×0.4	
仪表5	服装整洁、仪表端庄	5				
评估10	评估病人病情、意识状态	5				
	评估病人自理及合作程度	5				
操作前准备10	洗手、戴口罩	2				
	备齐用物，放置合理，使用方便溶液配制正确（浓度、量、温度）	8				
操作过程60	认真核对、病人辨识	5				
	病人采取舒适体位，头部垫棉垫	2				
	检查胃管通畅并润滑	5				
	指导病人配合、插管方法正确	5				
	验证胃管在胃内的方法正确	5				
	吸尽胃内容物	3				
	洗胃机洗胃方法正确	5				
	胃内容物灌洗有效(色清、无味)	5				
	观察病情判断准确，处理正确	5				
	拔管方法正确（夹紧胃管、迅速拔出）	5				
	协助病人漱口、擦净面部，安置舒适体位	5				
	用物处理正确，洗手	5				
	记录内容正确	5				
评价15	操作过程注意安全	5				
	操作过程与病人沟通有效	5				
	操作熟练、节力	5				
总分100		100				

（葛宝兰　巩　燕　李翠香）

三、漏斗胃管洗胃法

【适用范围】

1. 中毒。

2. 为某些检查和手术做准备。

【背景】

患者女性，28岁，因与家人争吵后口服舒乐安定片60片，约2小时来诊。接诊评估：患者嗜睡，查体血压110/70mmHg、脉搏86次/分、呼吸16次/分，双瞳孔等大等圆，直径3mm，光反射存在。

【操作重点强调内容】

1. 评估病人病情，注意观察病人生命体征。

2. 动作轻柔，洗胃过程中防止误吸。

【操作前准备】

1. 护士：洗手、戴口罩。

2. 用物准备：（1）按医嘱配制洗胃溶液。温度25~38℃，量约5000~20000ml。

（2）治疗盘内放弯盘、胃管、止血钳、纱布、液状石蜡及棉签，另备一次性棉垫、治疗巾、胶布，必要时备压舌板，开口器，舌钳、清洁试管、污水桶。（图3–3–3–1）

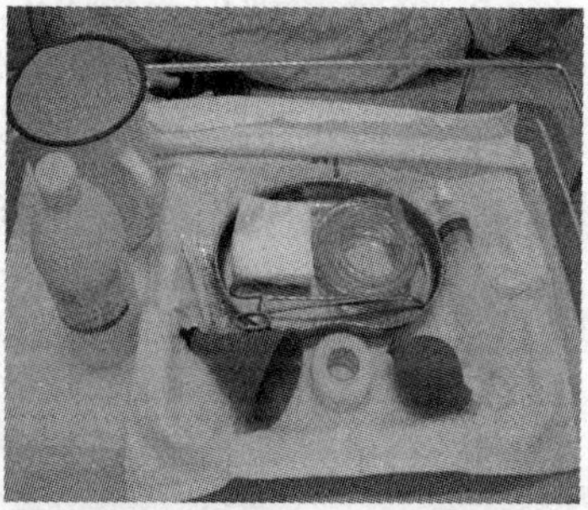

图 3–3–3–1　准备用物

（3）水壶内盛洗胃液。

3. 病人：评估病人的病情、意识状态；自理及合作程度。

4. 环境：适当遮挡、安全。

【操作程序】

1. 按医嘱准备洗胃溶液。温度25~38℃，量约5000~20000ml。

2. 备齐用物携至床前，核对床号、姓名等。向病人解释以取得合作。

3. 将一次性棉垫垫在头颈下，有活动义齿者代为取下，置弯盘及纱布于口角旁。

4. 插入胃管45~55cm，证实胃管确实插入胃后，（图3-3-3-2）将漏斗放低（低于胃的位置），挤压橡皮球，抽尽胃内容物，必要时留取标本送检。（图3-3-3-3）

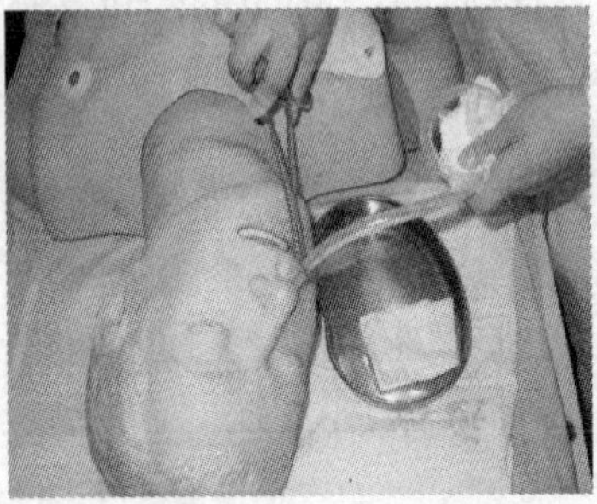

图 3-3-3-2　插入胃管

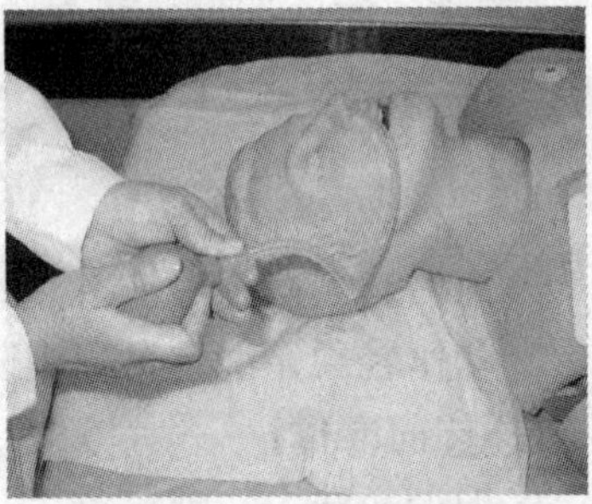

图 3-3-3-3　挤压球体留取标本

5. 举漏斗高过头部30~50cm，将洗胃液缓慢倒入漏斗300~500ml（图3-3-3-4），当漏斗内尚余少量溶液时，迅速将漏斗放低于胃的位置（图3-3-3-5），引胃内灌注液于污水桶内，如引流不畅，可挤压橡皮球，利用负压的作用抽出胃内容物，如此反复冲洗，直到洗出液澄清无味为止。

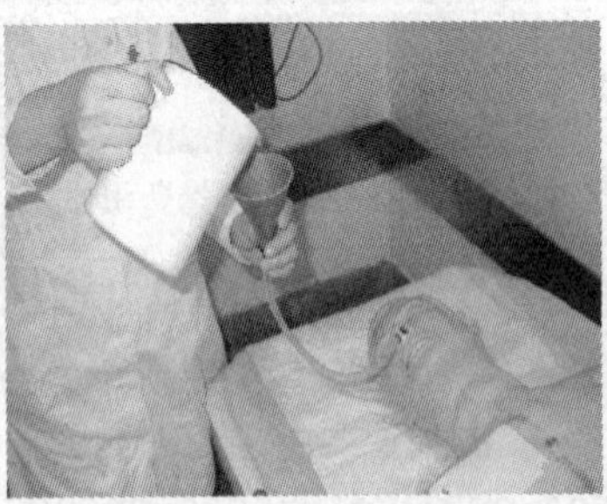

图 3-3-3-4　抬高漏斗

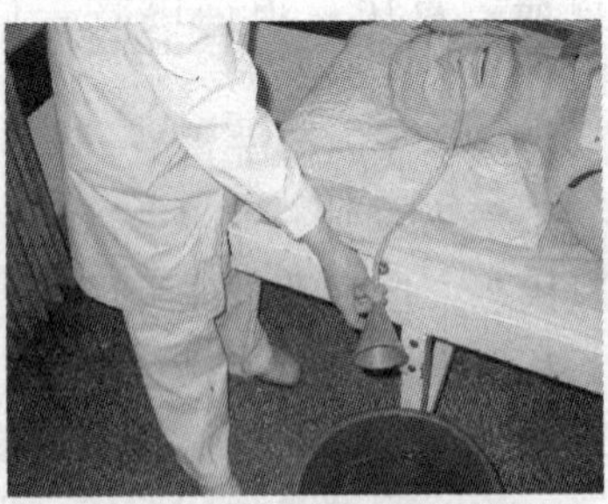

图 3-3-3-5　放低漏斗引流洗胃液

6. 洗胃完毕，反折胃管，拔出，帮助病人漱口、洗脸。嘱病人卧床休息。（图3–3–3–6）

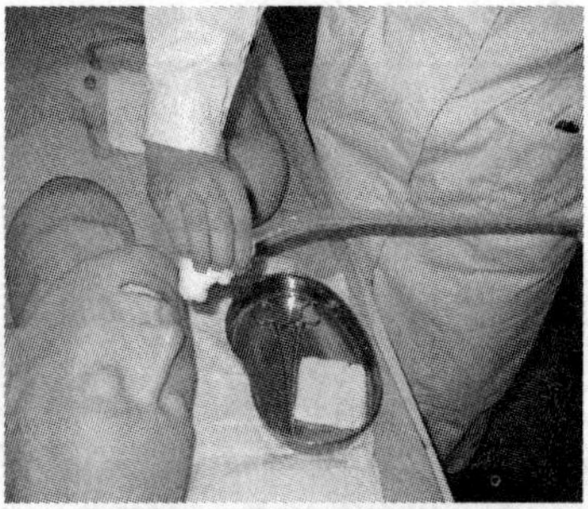

图 3–3–3–6 拔除胃管

7. 清理用物。

【操作观察要点】

1.观察洗胃液的颜色、性质、量、气味。

2.观察病人有无呕吐。

3.观察病人生命体征。

【技术操作考核评分标准】

项目	技术操作要求	评分	评分等级			实际得分
			A×1	B×0.7	C×0.4	
仪表 5	服装整洁、仪表端庄	5				
评估 10	评估病人病情、意识状态	5				
	评估病人自理及合作程度	5				
操作前准备 10	洗手、戴口罩	2				
	备齐用物，放置合理，使用方便	4				
	溶液配制正确(浓度、量、温度)	4				
操作过程 60	认真核对、病人辨识	5				
	病人采取舒适体位，头部垫棉垫	2				
	检查胃管通畅并润滑	5				
	指导病人配合、插管方法正确	5				
	验证胃管在胃内的方法正确	5				
	吸尽胃内容物	3				
	漏斗胃管洗胃操作程序正确	5				
	胃内容物灌洗有效(色清、无味)	5				
	观察病情判断准确，处理正确	5				
	拔管方法正确（夹紧胃管、迅速拔出）	5				

续表

项目	技术操作要求	评分	评分等级			实际得分
			A×1	B×0.7	C×0.4	
	拔管方法正确（夹紧胃管、迅速拔出）	5				
	协助病人漱口、擦净面部，安置舒适体位	5				
	用物处理正确，洗手	5				
	记录内容正确	5				
评价 15	操作过程注意病人安全	5				
	操作过程注意与病人沟通	5				
	操作过程熟练、节力	5				
总分 100		100				

（葛宝兰　巩　燕　李翠香）

四、负压吸引器洗胃法

【适用范围】

1. 中毒。

2. 为某些检查和手术做准备。

【背景】

患者男性，32岁，因4小时前口服安定一瓶，约100片来诊。血压120/70mmHg，脉搏76次/分，体温36.5℃，嗜睡状，双瞳孔等大等圆，直径3mm，光反射存在，呼吸18次/分，节律规整。无呕吐。

【操作重点强调内容】

1. 动作轻柔，操作中注意病人有无黏膜损伤。

2. 评估病人病情，注意观察病人生命体征。

3. 取得病人合作，配合操作。

4. 环境要安静、整洁，单间洗胃室。

5. 确认仪器工作正常，正确调节负压大小。

【操作前准备】

1. 护士：洗手、戴口罩

2. 准备用物：（1）按医嘱配制洗胃溶液，温度25~38℃，量约5000~20000ml。

（2）负压吸引装置或电动吸引器、贮液瓶。

（3）治疗盘内放弯盘、胃管、开放式输液瓶1套、Y型接头、夹子、纱布、液状石蜡、量杯、一次性棉垫、治疗巾、水壶内盛洗胃液，污水桶，必要时备压舌板、开口器、舌钳，清洁试管。

3. 病人：评估病人的病情、意识状态；自理及合作程度。

4. 环境：要安静、整洁，单间洗胃室或适当遮挡、注意安全。

【操作程序】

1. 备齐用物携至床前，核对床号、姓名等，向病人解释以取得合作。

2. 灌洗液倒入开放式灌洗瓶内，挂于输液架上，夹住输液管。

3. 插入胃管，确定胃管在胃内。

4. 将胃管连接Y型接头，一头接输液管，一头连接负压吸引管。

5. 开动吸引器，吸出胃内容物后关闭吸引器，夹住负压吸引管。

6. 开放输液管，输入液体300~500ml，关闭管道。

7. 开放负压引流管，打开吸引器，吸出胃内液体。

8. 如此反复至吸出的液体澄清为止。

9. 洗毕，反折胃管拔出，整理床单位，清理用物。

10. 做好记录。

【操作观察要点】

1. 注意调节负压。

2. 观察洗胃液的颜色、性质、量、气味。

3. 观察病人有无呕吐。

4. 观察病人生命体征。

【技术操作考核评分标准】

项目	技术操作要求	评分	评分等级			实际得分
			A×1	B×0.7	C×0.4	
仪表 5	服装整洁、仪表端庄	5				
评估 10	评估病人病情、意识状态	5				
	评估病人自理及合作程度	5				
操作前准备 10	洗手、戴口罩	2				
	备齐用物，放置合理，使用方便	4				
	溶液配制正确(浓度、量、温度)	4				
操作过程 60	认真核对、病人辨识	5				
	病人采取舒适体位，头部垫棉垫	2				
	检查胃管通畅并润滑	5				
	指导病人配合、插管方法正确	5				
	验证胃管在胃内的方法正确	5				
	吸尽胃内容物	3				
	负压吸引器洗胃方法正确	5				
	胃内容物灌洗有效(色清、无味)	5				
	观察病情判断准确，处理正确	5				
	拔管方法正确（夹紧胃管、迅速拔出）	5				
	协助病人漱口、擦净面部，安置舒适体位	5				
	用物处理正确，洗手	5				
	记录内容正确	5				

续表

项目	技术操作要求	评分	评分等级			实际得分
			A×1	B×0.7	C×0.4	
评价 15	操作过程注意安全	5				
	操作过程与病人沟通有效	5				
	操作熟练、节力	5				
总分 100		100				

（葛宝兰　巩　燕　李翠香）

第四节　灌肠法

一、大量不保留灌肠法

【适用范围】

1. 刺激肠蠕动，软化粪便，解除便秘，排除肠内积气，减轻腹胀。

2. 手术，检查或分娩前保持肠道清洁。

3. 稀释和解除肠道内有害物质，减轻中毒。

4. 为高热病人降温。

【背景】

患者女性，36岁，今日为开腹探查，小肠扭转复位术后第三天，胃肠减压通畅，为黄褐色液，未排气，9am患者主诉腹胀。查体：腹膨隆，全腹无明显压痛及反跳痛，听诊肠鸣音弱2次/分，即刻请示主管医生，拟行大量不保留灌肠，患者镇静，配合。

【操作强调内容】

1. 掌握灌肠溶液的温度，浓度，流速，压力和溶液的量，灌肠动作要轻柔。

2. 灌肠中途如有便意时，嘱病人做深呼吸。灌肠完毕不要立即排便，要使液体保留5~10分钟以上。

3. 注意保暖，尽量少暴露病人肢体，防止感冒。

4. 灌肠过程中注意观察病情变化，发现脉速，面色苍白，出冷汗，剧烈腹痛，心慌气急，应立即停止灌肠，通知医生，对症处理。

【操作前准备】

1. 护士：衣帽整齐，洗手、戴口罩。

2. 病人：评估病人的病情及腹胀情况，评估病人自理及合作程度。

3. 备齐用物：凉白开水，开水，量筒，量杯，一次性灌肠袋，20%肥皂液，弯盘，止血钳，水温计，纱布一块，甘油霜(石蜡油)，棉签，一次性手套，一次性尿垫，卫生纸2块，便盆，输液架，屏风。

4. 环境：关闭门窗，保持环境整洁。

【操作程序】

核对病人姓名，嘱病人排尿，向病人解释灌肠的目的→配制0.5%~1%的灌肠液500~1000ml，携物至床旁 (图3-4-1-1) →站于病人右侧，并协助病人摆好体位，取左侧卧位→暴露臀部，铺棉垫于臀下，将弯盘置于臀边 (图3-4-1-2) →将灌肠袋挂于输液架上，液面距肛门40~60cm，润滑肛管前端5~10cm (图3-4-1-3) →排尽管内气体，止血钳加紧肛管→分开病人臀部，暴露肛门，将肛管轻轻插入直肠内10~15cm (图3-4-1-4) →固定肛管→松开止血钳，使溶液缓慢流入，并观察反应 (图3-4-1-5) →待溶液将要灌完时，夹紧肛管，拔出肛管放入弯盘内 (图3-4-1-6) →嘱病人平卧，尽可能忍耐5~10分钟后再排便→合理安置病人，整理床单位，处理用物→准确记录排便的性质、量。

【观察要点】

1. 灌肠过程中，如溶液流入受阻，可转动或挤压肛管，检查有无粪块阻塞。

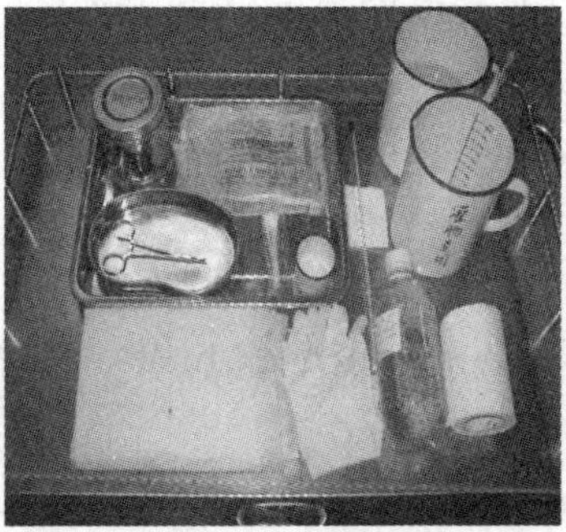

图 3-4-1-1　备齐用物

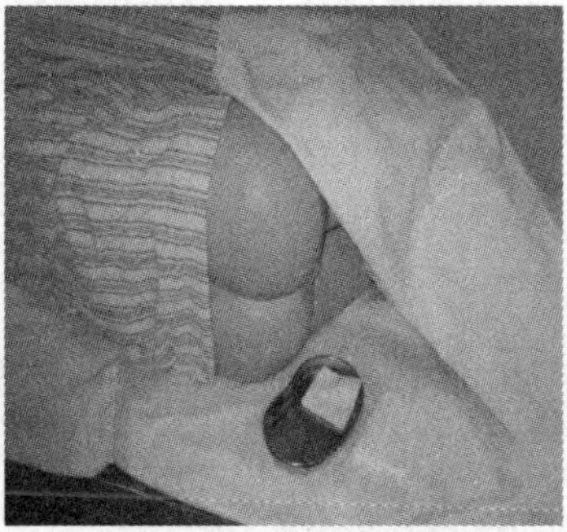

图 3-4-1-2　合理暴露

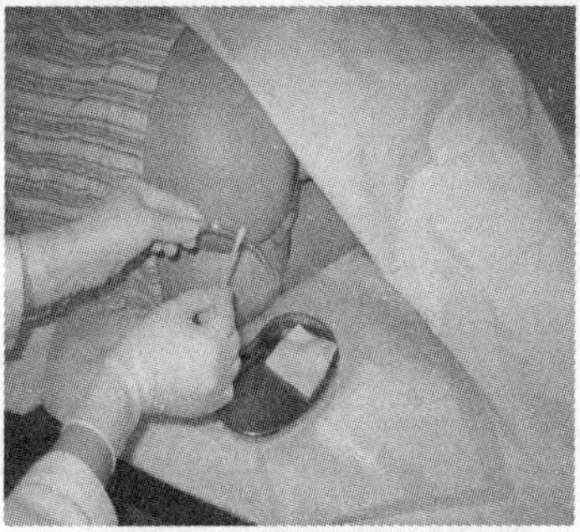

图 3-4-1-3　润滑肛管

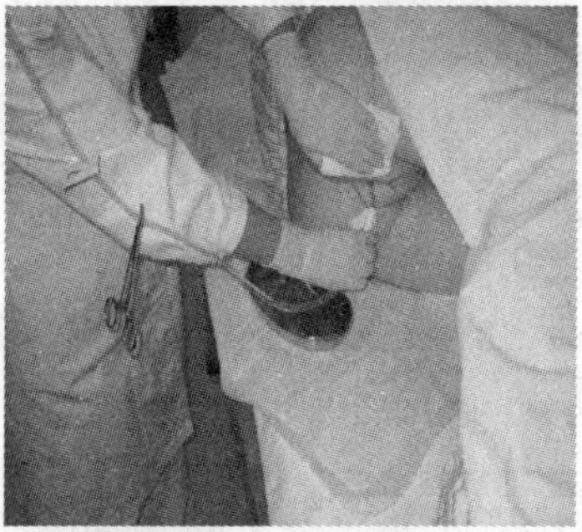

图 3-4-1-4　插入直肠内 10~15m

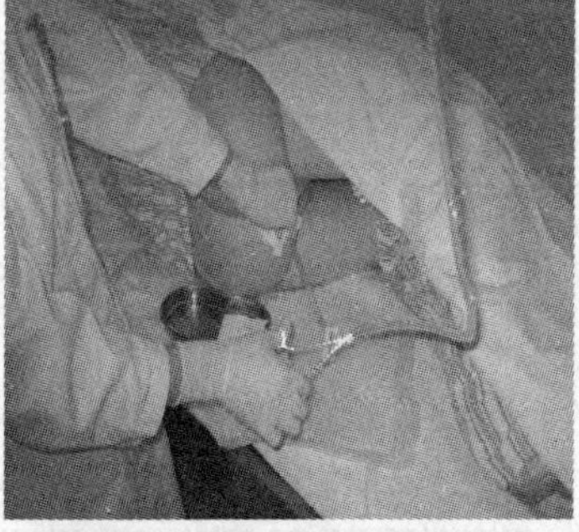

图 3-4-1-5　松开止血钳

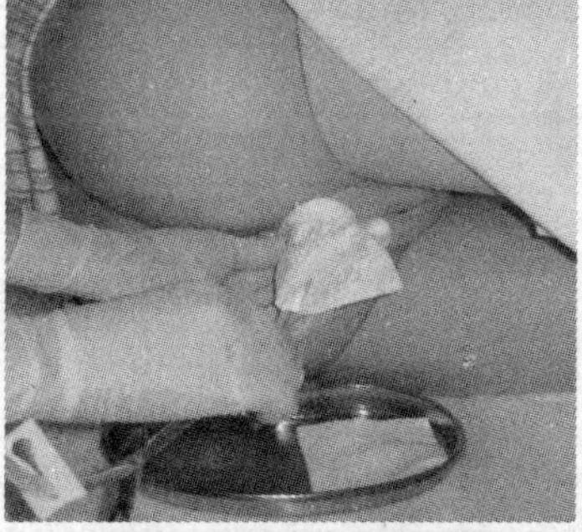

图 3-4-1-6　拔出肛管

2. 灌肠过程中，病人有便意，嘱其做深呼吸，同时适当调低灌肠筒，减慢流速。

3. 肝昏迷患者禁用肥皂水灌肠，以减少氨的产生和吸收。

4. 年纪大，体弱，大便失禁的病人，可采取仰卧位，臀下放置便盆。

5. 降温灌肠：可用28~32℃等渗盐水或4℃等渗盐水，保留30分钟后再排出，

6. 排便后隔30分钟再复测体温，中暑病人用4℃生理盐水灌肠。

7. 颅脑疾患，心脏病人，老年及儿童等灌肠时压力要低，流速要缓慢。

8. 伤寒病人灌肠液面不得高于肛门30cm，液量不得超过500ml并选用等渗盐水。

9. 注意节力原则。

10. 禁忌证：妊娠，急腹症，消化道出血患者不宜灌肠。

【技术操作考核评分标准】

项目	技术操作要求	评分	评分等级			实际得分
			A×1	B×0.7	C×0.4	
仪表 5	仪表端庄，着装符合要求	5				
评估 10	评估病人的病情及腹胀情况	5				
	评估病人自理及合作程度	5				
操作前准备 10	洗手、戴口罩	2				
	用物准备：量筒，量杯，一次性灌肠袋，20%肥皂液，弯盘，止血钳，水温计，甘油霜（石蜡油），棉签，一次性尿垫，卫生纸 2 块，便盆，屏风，输液架	8				

续表

项目	技术操作要求	评分	评分等级			实际得分
			A×1	B×0.7	C×0.4	
操作过程 55	环境安排合理	5				
	合理暴露，注意保暖，病人体位舒适	5				
	铺治疗巾（棉垫）位置正确	5				
	挂灌肠袋于输液架上，袋底距肛门 40~60cm，润滑肛管 5~10cm，排气，排出液体适宜，不污染床单	6				
	用手纸分开臀部，暴露肛门轻轻插入 10~15cm 一手固定肛管，一手打开水止，使溶液缓慢流入，如溶液流入受阻，可挤压肛管，检查有无粪便阻塞	6				
	观察病人忍受情况，指导病人有便意时做深呼吸，以放松腹肌	6				
	当溶液快流尽或病人不能忍受时，关上水止，用手纸包住肛管拔出	6				
	嘱病人尽量保留液体 10~15 分钟，下地者到厕所排便，卧床病人备好便盆	6				
	合理安置病人与床单位，用物处理正确	5				
	记录排便量及性质	5				

续表

项目	技术操作要求	评分	评分等级			实际得分
			A×1	B×0.7	C×0.4	
评价 20	操作过程考虑病人安全	5				
	操作过程注意和病人的沟通	5				
	操作过程注意无菌原则	5				
	操作熟练、节力	5				
总分 100		100				

【理论提问】

1. 灌肠的目的?

答：（1）刺激肠蠕动，软化粪便，解除便秘，排除肠内积气，减轻腹胀。

（2）手术，检查或分娩前保持肠道清洁。

（3）稀释和解除肠道内有害物质，减轻中毒。

（4）为高热病人降温。

2. 肝昏迷患者禁用肥皂水灌肠的原因?

答：肠道内有毒物质是引起肝昏迷的重要原因，当肝脏严重损害，肠道内有毒物质经门—腔循环，直接进入体循环，对大脑发生毒性作用。其中大部分有毒物质为氨。而肠道内的酸碱度对氨的产生和吸收影响很大。如结肠在酸性条件下，肠腔内H^+浓度增加，可使产生的氨气和H^+结合，形成NH^{4+}随大便排出。这样肠黏膜吸收NH^3就大为减少，而且能使血中的NH^3更多地通过肠黏膜扩散至肠腔内，使血氨下降。相反，若肠腔内形成碱性环境，则NH^3的产生和吸收也随之增多，加重肝昏迷，所以禁用肥皂水灌肠。

3.灌肠的注意事项?

答：（1）灌肠过程中注意观察病情变化，发现脉速，面色苍白，出冷汗，剧烈腹痛，心慌气急，应立即停止灌肠，通知医生，对症处理。

⑵ 注意保暖，尽量少暴露病人肢体，防止感冒。

⑶ 肝昏迷患者禁用肥皂水灌肠，以减少氨的产生和吸收。

⑷ 年纪大，体弱，大便失禁的病人，可采取仰卧位，臀下放置便盆。

⑸ 降温灌肠：可用28~32℃等渗盐水或4℃等渗盐水，保留30分钟后再排出。

⑹ 排便后隔30分钟再复测体温，中暑病人用4℃生理盐水灌肠。

⑺ 颅脑疾患，心脏病人，老年及儿童等灌肠时压力要低，流速要缓慢。

⑻ 伤寒病人灌肠液面不得高于肛门30cm，液量不得超过500ml并选用等渗盐水。

⑼ 注意节力原则

(10) 禁忌证：妊娠，急腹症，消化道出血患者不宜灌肠。

（孙巧玲　周玉洁　李美红）

二、小量不保留灌肠法

【适用范围】

1. 刺激肠蠕动，软化粪便，解除便秘，排除肠内积气，减轻腹胀。

2. 腹部或盆腔手术后病人及老幼病人解除腹胀和便秘。

【背景】

患者女性，26岁，今日为疝修补术后第三天，未排气排便，腹稍胀。听诊：肠鸣音弱，查体：腹略膨隆，全腹无明显压痛及反跳痛，腹稍胀。10AM请示主管医生，拟行小量不保留灌肠，遵医嘱执行，患者镇静，配合。

【操作强调内容】

1. 掌握灌肠溶液的温度，浓度，流速，压力和溶液的量，灌肠动作要轻柔。

2. 灌肠中途如有便意时，嘱病人做深呼吸。灌肠完毕不要立即排便，要使液体保留10~20分钟以上。

3. 注意保暖，尽量少暴露病人肢体，防止感冒。

4. 若病人有痔疮，注意动作轻柔，防止损伤肛门。

5. 注意节力原则。

【操作前准备】

1. 护士：衣帽整齐，洗手、戴口罩，关闭门窗，保持环境整洁。

2. 病人：评估病人的病情及腹胀情况，合作程度。

3. 备齐用物：开塞露110ml，量筒，弯盘，止血钳，水温计，纱布一块，一次性手套，一次性尿垫，卫生纸两块，便盆，输液架，屏风。

4. 环境：注意遮挡，保护病人隐私。

【操作程序】

核对病人姓名，嘱病人排尿，向病人解释灌肠的目的→携物至床旁（图3-4-2-1）→站于病人右侧→并协助病人摆好体位，取左侧卧位，暴露臀部→铺棉垫于臀下，将弯盘置于臀边（图3-4-2-2）→排尽管内气体，挤出少许甘油，润滑管前端3~5cm（图3-4-2-3）→分开病人臀部，暴露肛门，将开塞露灌肠剂轻轻插入直肠内10~15m（图3-4-2-4）→固定，轻轻挤压甘油，并观察反应（图3-4-2-5）→拔出开塞露灌肠剂放入弯盘内（图3-4-2-6）→嘱病人平卧，尽可能忍耐10~20分钟后再排便→合理安置病人，整理床单位，处理用物→准确记录排便的性质、量。

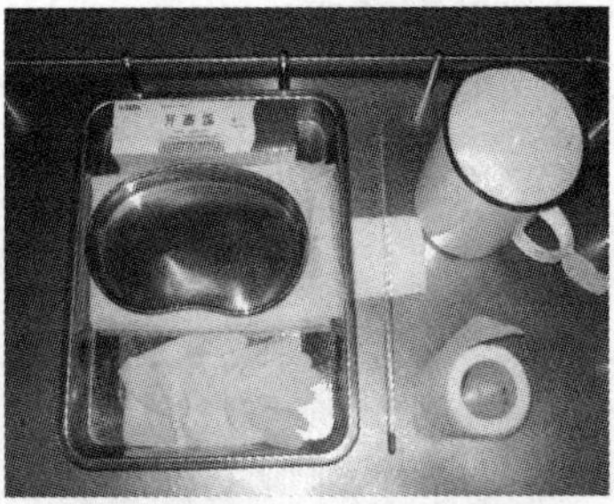

图 3-4-2-1　备齐用物

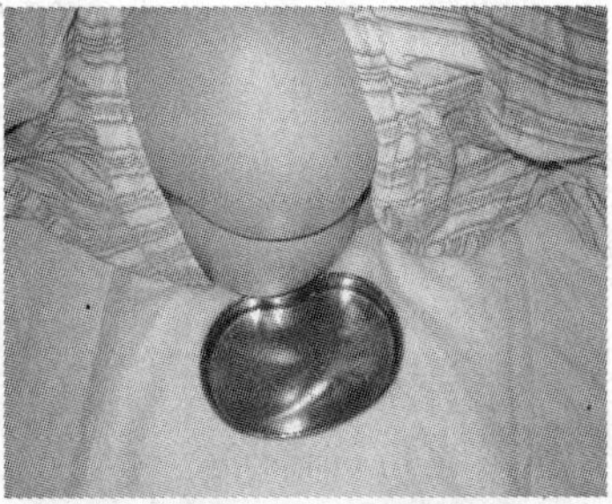

图 3-4-2-2　合理暴露

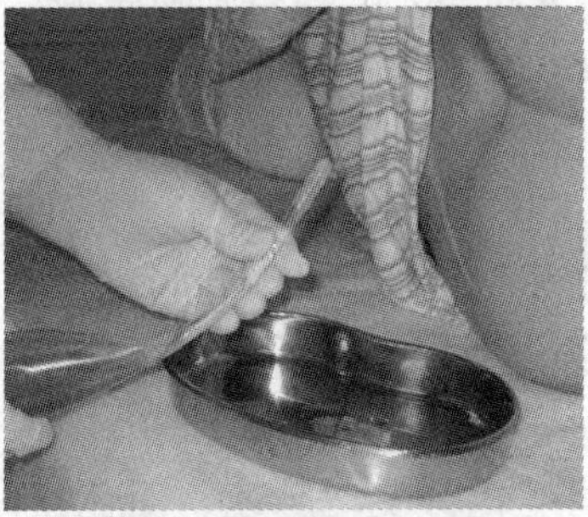

图 3-4-2-3　排气润滑前端

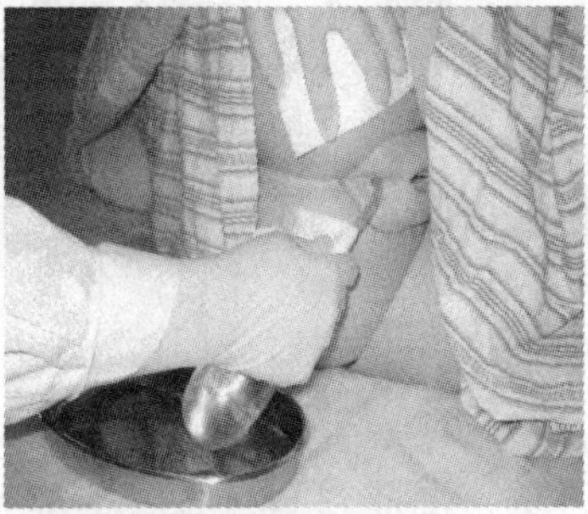

图 3-4-2-4　插入直肠内 10~15m

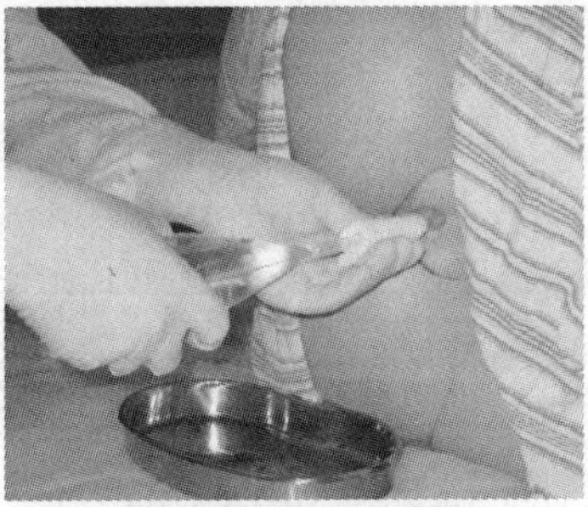

图 3-4-2-5　轻轻挤压

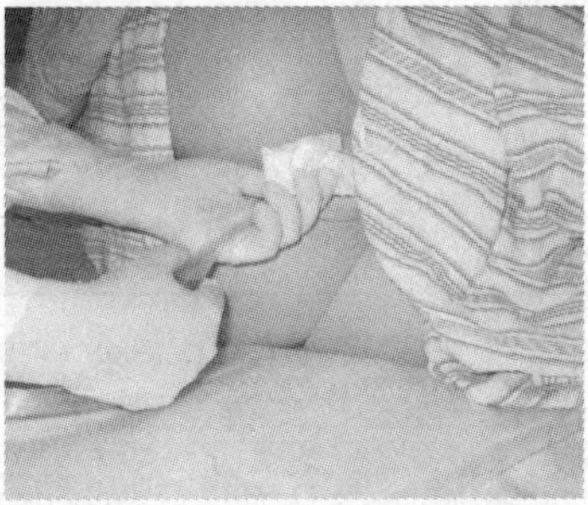

图 3-4-2-6　拔出甘油灌肠剂

【观察要点】

1. 灌肠过程中，如溶液流入受阻，可移动或挤压肛管，检查有无粪块阻塞。

2. 灌肠过程中，病人有便意，嘱其做深呼吸。

3. 灌肠过程中注意观察病情变化，发现脉速，面色苍白，出冷汗，剧烈腹痛，心慌气急，应立即停止灌肠，通知医生，对症处理。

【理论提问】

1. 小量不保留灌肠的适应证？

答：（1）刺激肠蠕动，软化粪便，解除便秘，排除肠内积气，减轻腹胀。

（2）腹部或盆腔手术后病人及老幼病人解除腹胀和便秘。

2. 小量不保留灌肠的注意事项？

答：（1）掌握灌肠溶液的温度，浓度，流速，压力和溶液的量，灌肠动作要轻柔。

（2）灌肠中途如有便意时，嘱病人做深呼吸。灌肠完毕不要立即排便，要使液体保留10~20分钟以上。

（3）注意保暖，尽量少暴露病人肢体，防止感冒。

（4）灌肠过程中注意观察病情变化，发现脉速，面色苍白，出冷汗，剧烈腹痛，心慌气急，应立即停止灌肠，通知医生，对症处理。

（5）若病人有痔疮，注意动作轻柔，防止损伤肛门。

（6）注意节力原则。

【技术操作考核评分标准】

项目	技术操作要求	评分	评分等级			实际得分
			A×1	B×0.7	C×0.4	
仪表 5	服装，仪表大方，举止端庄	5				
评估 10	评估病人病情、腹部症状及体征	5				
	评估病人自理程度，合作程度	5				
操作前准备 10	洗手、戴口罩	3				
	用物准备，放置合理	7				

续表

项目	技术操作要求	评分	评分等级			实际得分
			A×1	B×0.7	C×0.4	
操作过程 55	合理暴露，注意保暖，病人体位舒适	5				
	铺治疗巾 (棉垫) 位置正确	5				
	排气，排出液体适宜，不污染床单	5				
	轻轻挤出适量甘油灌肠剂，润滑前端 3~5cm	5				
	用手纸分开臀部，暴露肛门轻轻插入 10~15cm	8				
	一手固定甘油灌肠剂前端，一手挤压，使甘油缓慢流入	5				
	观察病人忍受情况，指导病人有便意时做深呼吸，以放松腹肌	5				
	用手纸包住肛管拔出，嘱病人尽量保留液体 10~20 分钟，下地者到厕所排便，卧床病人备好便盆	7				
	合理安置病人与床单位，正确处理用物	5				
	准确记录排便量及性质	5				
评价 20	操作过程中注意病人安全	5				
	操作过程与病人有效沟通	5				
	操作过程注意无菌原则	5				
	操作熟练、节力原则	5				
总分 100		100				

（孙巧玲　周玉洁　孙悦华）

三、保留灌肠法

【适用范围】

在临床广泛用于治疗各种急、慢性疾病、肠道疾病等。

【背景】

患者男性，36岁，为开腹探查，阑尾切除术后第四天，B超提示盆腔少量积液，查体：腹部平坦，右侧腹直肌长6cm切口，愈合好，无渗出，腹软，切口周围轻压痛，无反跳痛，听诊肠鸣音4次/分。遵医嘱给予温盐水200ml保留灌肠，患者镇静，配合。

【操作重点强调内容】

1. 掌握灌肠溶液的温度39~41℃，浓度，流速，压力和溶液的量，药量不超过200ml，灌肠动作要轻柔。

2. 灌肠前嘱病人排便，排尿，以减轻腹压并保持肠道清洁，以利于药物吸收。

3. 操作中注意保暖，尽量少暴露病人肢体，防止感冒。

4. 灌肠后应以卫生纸在肛门处轻轻按压，嘱病人保留1小时以上，以利于药物的吸收。

5. 选择细的导管代替肛管，导管插入15~20cm，药液液面距病人肛门不得超过30cm，速度要慢，以便于保留。

6. 在作保留灌肠前，对病人灌肠的目的和病变部位应了解清楚，按要求安排病人的卧位及准备插管的深度。

7. 灌肠前应将药液摇匀。

8. 肛门，直肠，结肠等手术后的病人及排便失禁的病人不宜做保留灌肠。

【操作前准备】

1. 护士衣帽整齐，洗手、戴口罩。

2. 评估病人的病情。

3. 备齐用物：量筒，量杯，根据医嘱准备灌肠液，一次性灌肠袋或灌肠筒，弯盘，止血钳，水温计，甘油霜（石蜡油），棉签，一次性尿垫，卫生纸2块，便盆，屏风，输液架。

【操作程序】

携用物至床旁（图3-4-3-1）→站于病人右侧→查对病人姓名，嘱病人排尿，向病人解释灌肠的目的并协助病人摆好体位(慢性菌痢病人宜取左侧卧位，阿米巴痢疾病人宜取右侧卧位)，→暴露臀部（抬高臀部10cm，有利于药液吸收）→铺棉垫于臀下，将弯盘置于臀边（图3-4-3-2）→将灌肠袋挂于输液架上，液面距肛门<30cm，润滑肛管前端5~10cm，排尽管内气体，止血钳加紧肛管（图3-4-3-3）→分开病人臀部，暴露肛门，将肛管轻轻插入直肠内10~15m，固定肛管（图3-4-3-4）→松开止血钳，使溶液缓慢流入，并观察病人反应（图3-4-3-5）→待溶液将要灌完时，夹紧肛管，拔出肛管放入弯盘内（图3-4-3-6）→嘱病人平卧，尽可能忍耐>1小时后再排便→合理安置病人，整理床单位，处理用物→准确记录排便的性质、量。

【观察要点】

1. 灌肠过程中，如溶液流入受阻，可移动或挤压肛管，检查有无粪块阻塞。

2. 灌肠过程中，病人有便意，嘱其做深呼吸，同时适当调低灌肠筒，减慢流速。

3. 注意节力原则。

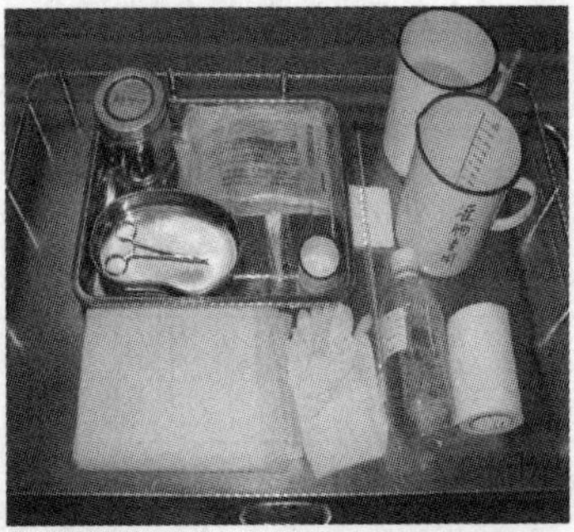

图 3-4-3-1　备齐用物

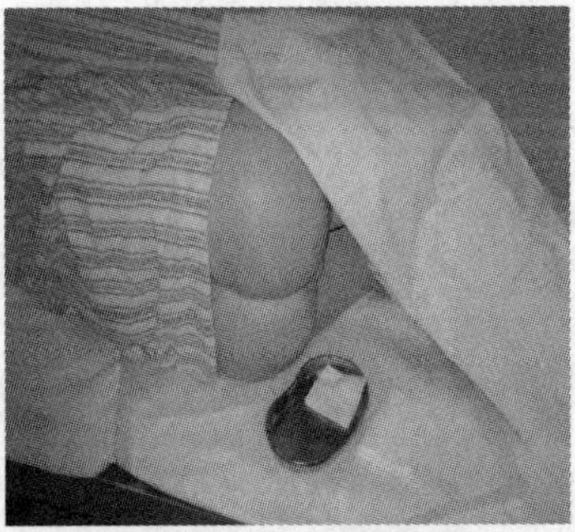

图 3-4-3-2　合理暴露

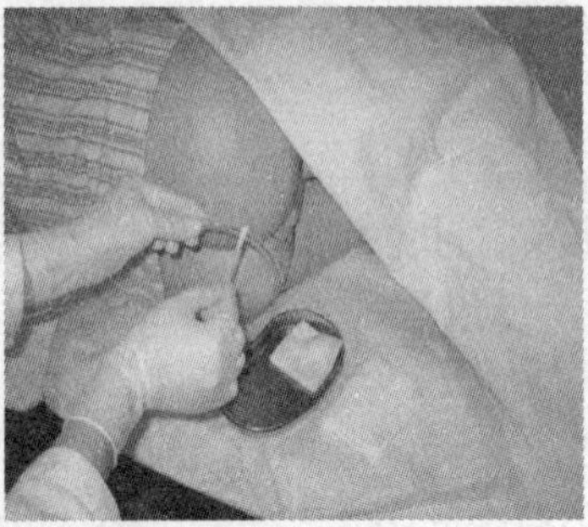

图 3-4-3-3　润滑肛管

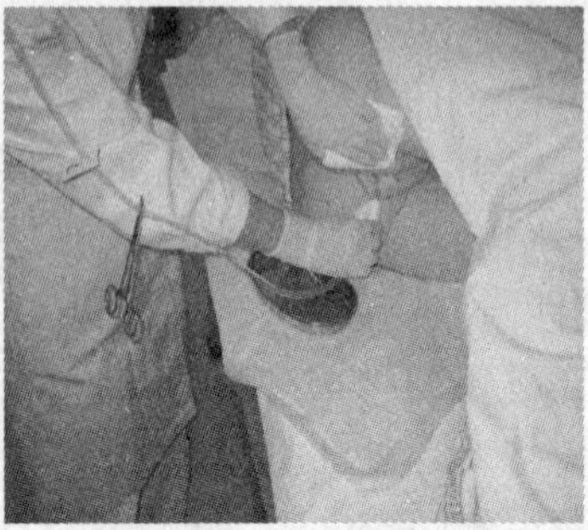

图 3-4-3-4　插入直肠内 10~15m

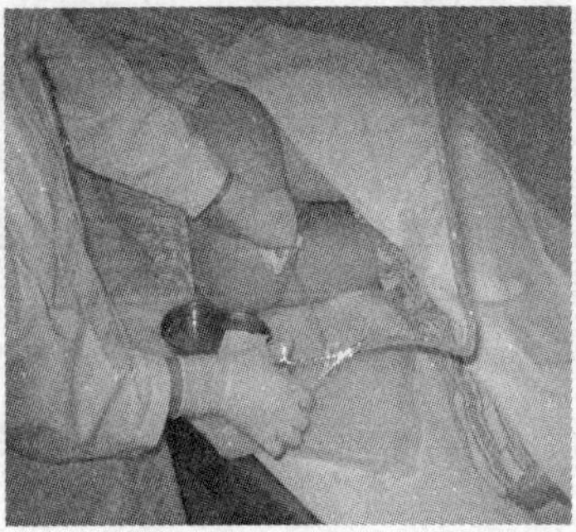

图 3-4-3-5　松开止血钳

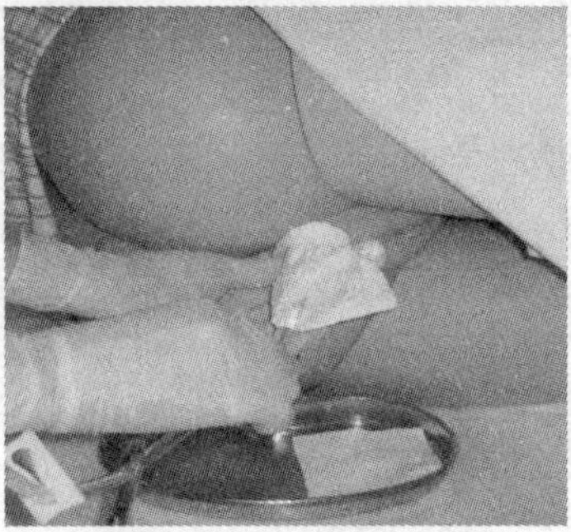

图 3-4-3-6　拔出肛管

【理论提问】

保留灌肠的目的？

答：1）自肠道给药，使烦躁不安的病人镇静和催眠；

2）治疗肠道炎症，达到治疗目的；

3）需要从直肠给营养液者。

【技术操作考核评分标准】

项目	技术操作要求	评分	评分等级			实际得分
			A×1	B×0.7	C×0.4	
仪表 5	服装符合要求，仪表大方，态度亲切	5				

续表

项目	技术操作要求	评分	评分等级			实际得分
			A×1	B×0.7	C×0.4	
评估 10	评估病人病情，自理程度	5				
	评估病人合作程度	5				
操作前准备 10	洗手、戴口罩	3				
	用物准备：量筒，量杯，一次性灌肠袋，0.9%NS，弯盘，止血钳，水温计，甘油霜（石蜡油），棉签，一次性尿垫，卫生纸2块，便盆，屏风，输液架	7				
操作过程 55	环境安排合理	5				
	合理暴露，注意保暖，病人体位舒适	5				
	铺治疗巾（棉垫）位置正确	5				
	挂灌肠袋于输液架上，袋底距肛门25~30cm，润滑肛管5~10cm	5				
	排气，排出液体适宜，不污染床单	5				
	用手纸分开臀部，暴露肛门轻轻插入10~15cm一手固定肛管，一手打开水止，使溶液缓慢流入，如溶液流入受阻，可挤压肛管，检查有无粪便阻塞	5				
	观察病人忍受情况，指导病人有便意时做深呼吸，以放松腹肌	5				
	当溶液快流尽或病人不能忍受时，关上水止，用手纸包住肛管拔出	5				

续表

项目	技术操作要求	评分	评分等级			实际得分
			A×1	B×0.7	C×0.4	
	嘱病人尽量保留液体1小时以上，下地者到厕所排便，卧床病人备好便盆	5				
	合理安置病人与床单位，用物处理正确	5				
	记录排便量及性质	5				
评价 20	操作熟练、节力	5				
	操作过程中考虑病人安全	5				
	操作过程中注意无菌原则	5				
	操作过程中注意与病人沟通	5				
总分 100		100				

（田淑红　孙巧玲）

四、肛管排气法

【适用范围】

适用于各种原因造成的腹腔胀气。

【背景】

患者男性，78岁，主因间断胸痛34小时急诊行冠状动脉旁路移植术，术后一周因病情危重行气管切开术，接呼吸机辅助呼吸，心电监测血压102/60mmHg，心率96次/分，呼吸28次/分，病人呈张口呼吸，腹胀明显，两日未排气排便。查体腹部膨隆，叩诊鼓音，遵医嘱行肛管排气。

【操作重点强调内容】

1. 动作轻柔，润滑剂充分润滑肛管。

2. 保留肛管时间不宜超过20分钟。必要时可隔几小时后再次插管排气。

【操作前准备】

1. 护士洗手、戴口罩。

2. 备齐用物：治疗盘内放弯盘、肛管 (24–26号)、玻璃接管、橡胶管、小口瓶子 (内盛水3/4)、一次性手套、润滑剂、棉签、胶布、别针、卫生纸，并备好屏风。

3. 病人：评估病人的病情及腹胀情况，合作程度。

4. 环境：注意遮挡，保护病人隐私。

【操作程序】

准备用物至病人床旁（图3–4–4–1 ）→向病人做好解释，以取得合作，屏风遮挡病人→戴手套，协助病人侧卧位或平卧位，将盛水瓶系于床沿→橡胶管一端连接玻璃瓶接管和肛管，另一端插入瓶中水面以下（图3–4–4–2）→润滑肛管前端 （图3–4–4–3）→自肛门插入15~18cm（图3–4–4–4）→胶布固定肛管于一侧肛门旁，别针固定橡胶管于大单上（见图3–4–4–5）→ 观察排气情况。如排气不畅，可在病人腹部按结肠的解剖位置做离心按摩或帮助病人转换体位，以助气体排出（见图3–4–4–6）→保留肛管约20分钟。腹胀减轻，拔出肛管，清洁肛门→协助病人取舒适卧位，询问腹胀有无减轻→整理床单位，清理用物， 洗手，做好记录。

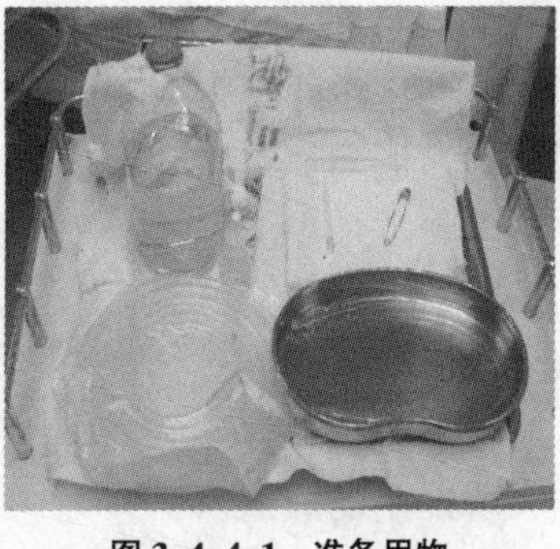

图 3–4–4–1 准备用物

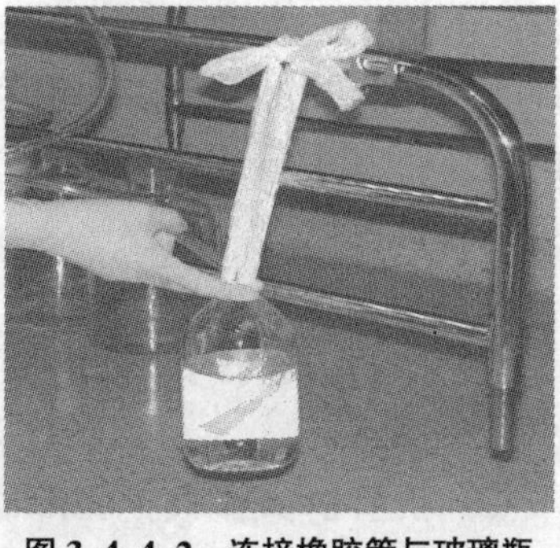

图 3–4–4–2 连接橡胶管与玻璃瓶

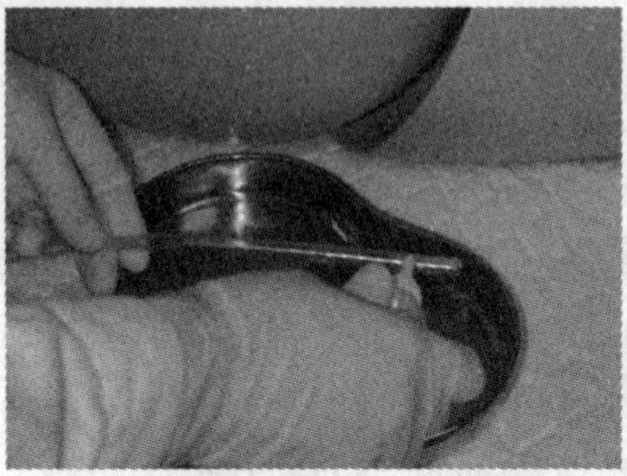

图 3-4-4-3　润滑肛管前端

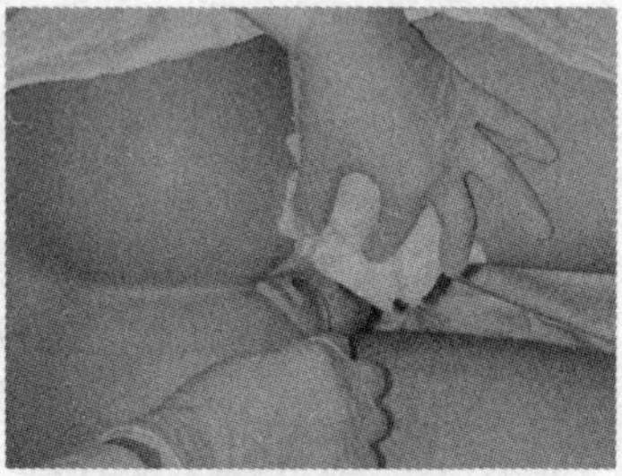

图 3-4-4-4　轻轻插入肛门

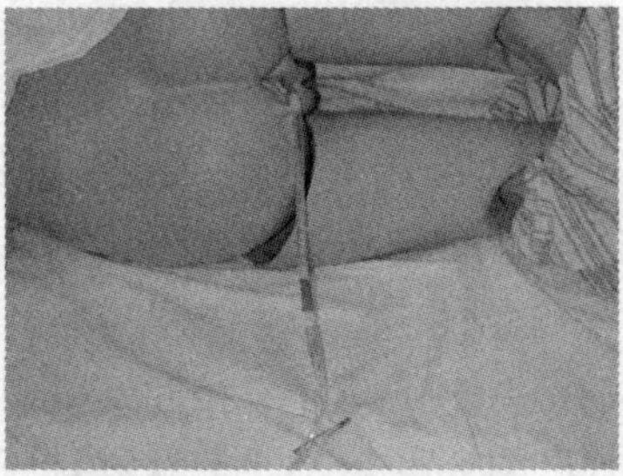

图 3-4-4-5　固定肛管

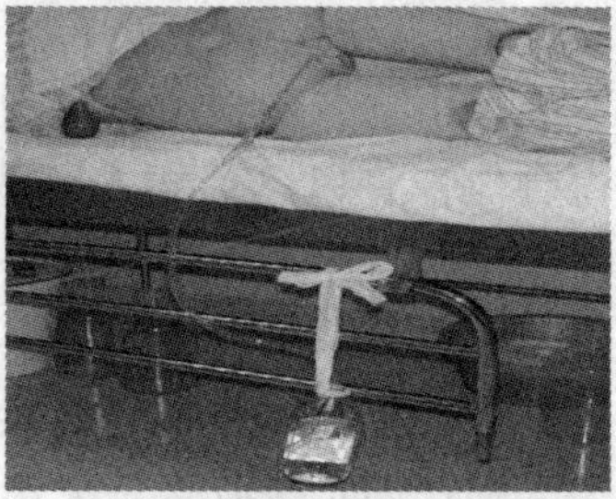

图 3-4-4-6　观察排气情况

【操作观察要点】

1. 观察排气情况。

2. 肛管排气后腹部症状是否减轻。

【理论提问】

1. 腹胀的定义是什么？

答：因腹腔内容物病理性的增加，使其在外观上有显著增大的现象，其主要成因有腹水，腹部肿瘤，肠胃胀气等；妊娠则视为生理性腹胀。

2. 造成腹胀的原因是什么？

答：（1）肠胃内容物增加，主要为气体。

（2）腹水。

（3）肝脾肿大或其他腹部器官肿大所产生的腹胀。

3. 肛管排气的注意事项是什么？

答：（1）保持病室安静，温度适宜，注意保护病人隐私。

（2）动作轻柔，插入肛管后妥善固定，观察排气效果，可协助病人做腹部按摩，促进气体排出。

（3）保留肛管不超过20分钟，时间过长可导致肛门括约肌松弛，需要时2~3小时后再行肛管排气。

【技术操作考核评分标准】

项目	技术操作要求	评分	评分等级			实际得分
			A×1	B×0.7	C×0.4	
仪表 5	服装、鞋帽整洁，仪表符合要求	5				
评估 10	评估病情，肠麻痹的程度及肛门和皮肤的情况	5				
	评估病人自理及合作程度	5				
操作前准备 10	洗手、戴口罩	5				
	备齐用物，放置合理	5				
操作过程 55	携用物至病人床旁，向病人做好解释，协助病人侧卧或平卧位，注意保暖	5				
	将盛水瓶子系于床沿，负压吸引管一端连接玻璃接管和肛管，另一端插入瓶中水面以下	5				
	润滑肛管前端，自肛门插入15~18cm	10				
	胶布固定肛管于一侧肛门旁，别针固定负压吸引管于大单上	5				
	观察排气情况	5				
	保留肛管约 20 分，腹胀减轻，拔出肛管，清洁肛门，做好记录	10				
	帮助病人恢复舒适体位	5				
	整理床单位	5				
	清理用物正确	5				

续表

项目	技术操作要求	评分	评分等级			实际得分
			A×1	B×0.7	C×0.4	
评价 20	操作过程中注意病人安全	5				
	操作过程与病人有效沟通	5				
	操作过程注意无菌原则	5				
	操作熟练、节力原则	5				
总分 100		100				

（丁迎新　赵　娟）

五、口服洗肠液法

【适用范围】

1. 需做肠镜、下消化道造影检查患者，检查前肠道准备。

2. 结、直肠手术前肠道准备。

3. 胃、胰腺等手术术中可能切除部分肠管者。

【背景】

患者，男性，65岁，主因直肠癌收住院，完善术前检查，定于周一手术，现开始肠道准备。

【操作重点强调内容】

1. 给药前评估患者有无肠梗阻症状。

2. 给药前评估患者一般情况，是否可耐受大剂量口服洗肠液。

3. 为达到容量性腹泻的作用，洗肠液必须在1小时内服完。

4. 服药过程中及时了解患者排便情况，以免造成急性肠管扩张。

【操作前准备】

1. 护士衣帽整洁，洗手，戴口罩

2. 评估患者病情

3. 备齐用物：洗肠液1瓶（200ml），大量筒1个（1000ml），温开水3000ml，温度计1支，便盆，卫生纸

【操作程序】

携用物至床旁（图3-4-5-1）→核对患者姓名、床号→解释口服洗肠液目的、方法→协助患者准备温开水→调节水温（以患者平日饮水温度为准），洗肠液与开水充分混匀（图3-4-5-2）→协助患者口服洗肠液（图3-4-5-3）→观察排便情况（图3-4-5-4）→整理用物→记录。

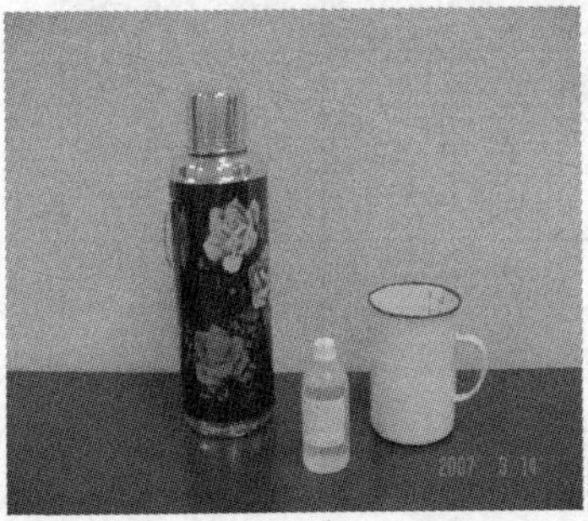

图 3-4-5-1 备齐用物

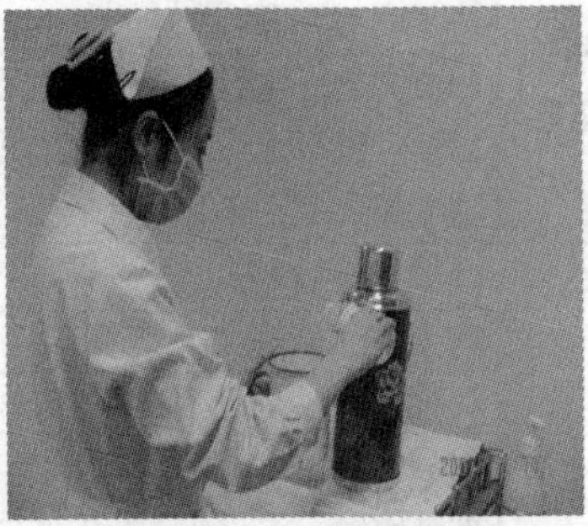

图 3-4-5-2 调配洗肠液

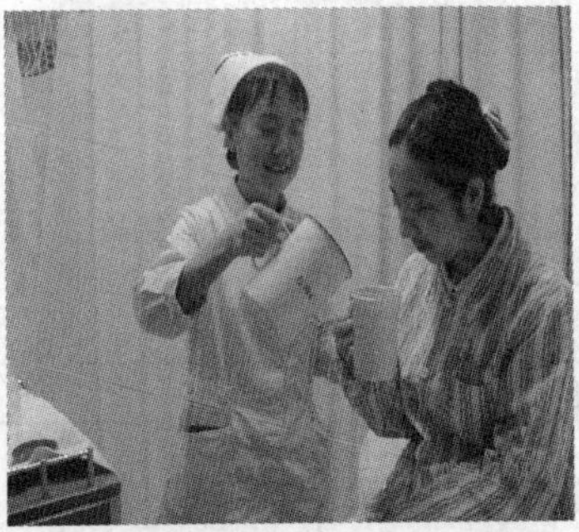

图 3-4-5-3 协助患者喝洗肠液

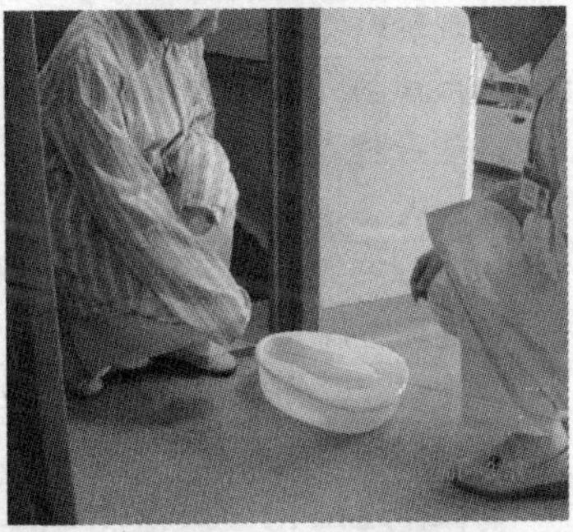

图 3-4-5-4 观察排便

【操作观察要点】

1. 口服洗肠液时注意观察患者有无恶心、呕吐情况。

2. 观察患者腹部体征，有无腹痛、腹胀。

3. 观察大便性状、量。

【技术操作考核评分标准】

项目	技术操作要求	评分	评分等级			实际得分
			A×1	B×0.7	C×0.4	
仪表 5	服装整洁、仪表大方、举止端庄	5				
评估 10	评估病人病情，解释到位	5				
	评估病人合作及自理程度	5				
操作前准备 10	洗手、戴口罩	2				
	用物准备：量筒，口服洗肠液 1 瓶，温开水，水温计，便盆，卫生纸	8				
操作过程 60	环境安排合理	4				
	病人体位舒适	5				
	解释口服洗肠液目的，方法	10				
	配置口服洗肠液方法正确，温度适宜	10				
	协助患者口服洗肠液	5				
	观察患者腹部体征	10				
	嘱患者尽量在 1 小时内喝完，能自理者到卫生间排便，卧床病人备好便盆	6				
	合理安置病人与床单位，用物处理正确	5				
	观察、记录排便次数、量及性质	5				
评价 15	操作过程注意与病人有效沟通	5				
	操作过程中注意病人安全	5				
	操作熟练、节力	5				
总分 100		100				

（田淑红　周玉洁）

第五节　导尿法

一、女病人导尿法

【适用范围】

1. 采集尿标本做细菌培养；测定膀胱容量、压力及残余尿量；注入造影剂或气体膀胱等以协助诊断。

2. 为尿潴留病人引流尿液，减轻痛苦。

3. 用于术前膀胱减压以及下腹、盆腔器官手术中持续排空膀胱，避免术中误伤。

4. 尿道损伤早期或手术后作为支架引流或经导尿管对膀胱进行药物灌注治疗。

5. 昏迷、尿失禁或会阴部有损伤时，留置导尿管以保持局部干燥、清洁，避免尿液的刺激。

6. 抢救休克或危重病人，正确记录尿量、比重，为病情变化提供依据。

【背景】

患者男性，68岁，以“腰椎管狭窄症”平诊收入院，今日在全麻下行腰椎椎板减压、间盘切除、内固定术，术日晨给予留置导尿。术后留置导尿3~5天，尿管定时夹闭，训练患者自主排尿，患者可自主排尿后可将尿管拔除。

【操作重点强调内容】

1. 向患者讲解导尿的目的及注意事项，消除顾虑，取得合作。

2. 操作前要关门窗、遮挡屏风或拉隔帘，保护患者隐私，并注意保暖。

3. 操作中要严格执行无菌操作。

4. 尿管插入长度合适，尿管如误入阴道，应更换导尿管重新插入。留置尿管期间，尿管要定时夹闭，训练自主膀胱，尽早拔除尿管。

5. 嘱患者在留置尿管期间饮水量 >1500~2000ml/天。

【操作前准备】

护士：按要求着装 → 洗手，戴口罩。

物品：治疗车、治疗盘（半铺半盖治疗巾）、一次性导尿包(2个弯盘、2把无菌镊子、无菌手套、无菌导尿管、数个碘伏棉球、1块纱布、润滑剂)、便器、棉垫、快速手消。

病人：评估病情、自理程度及配合；做好解释工作。

环境：关门窗→挡屏风或拉隔帘。

【操作程序】

洗手 → 备齐用物（图3-5-1-1）→携物至病人床旁 →查对→向病人解释（图3-5-1-2）→松被尾→取仰卧位→臀下垫2个棉垫→脱对侧裤子盖近侧腿→被子盖对侧腿→两腿屈膝、分开→显露会阴部（图3-5-1-3）→在治疗车上打开一次性导尿包的外层包装→进行会阴擦洗（图3-5-1-4）(首先将弯盘置两腿间)→将碘伏棉球用无菌镊子夹入弯盘内→左手戴手套分开阴唇，右手持镊子夹碘伏棉球进行擦洗会阴 (从外向内进行擦洗，顺序为：阴阜→对侧大阴唇及大腿根部→近侧大阴唇及大腿根部→对侧小阴唇→近侧小阴唇→阴蒂及尿道口) →撤下臀下1个棉垫→整理→快速手消消毒手→将导尿包置病人两腿间（图3-5-1-5）→打开包→戴无菌手套→铺孔巾（图3-5-1-6）(嘱病人勿移动体位，以免污染无菌区) →整理无菌物品→2弯盘放于会阴前→润滑尿管前端（图3-5-1-7）(自上至下) →碘伏棉球置弯盘一角→将尿管与尿袋连接→纱布交叉包裹左手拇指食指并分开阴唇固定（图3-5-1-8）→碘伏棉球置弯盘一角→右手持镊子消毒尿道口及周围 (从内向外擦拭，擦拭顺序为尿道口→对侧小阴唇→近侧小阴唇→尿道口) →污棉球放入袋内 (消毒毕，将用过物品移出无菌区) →右手换镊子夹尿管，轻插尿管入尿道4~6cm，

（图3-5-1-9）→尿液流出再插1~2cm→左手固定尿管，右手用注射器向弗雷氏尿管气囊内并注入10~15ml无菌生理盐水，使尿管头端形成水囊→轻拉尿管以证实尿管已固定牢→撤去孔巾擦净外阴→脱手套→用别针将尿袋固定床单上→整理用物（图3-5-1-10）→帮助病人穿裤子，整理床单位→协助病人取舒适体位→向病人交代注意事项 →洗手后记录 (记录导尿的时间，引流尿量，尿液性状及病人的反应)。

【操作观察要点】

1. 尿潴留病人一次放出尿量不应超过1000ml，以防出现虚脱和血尿。

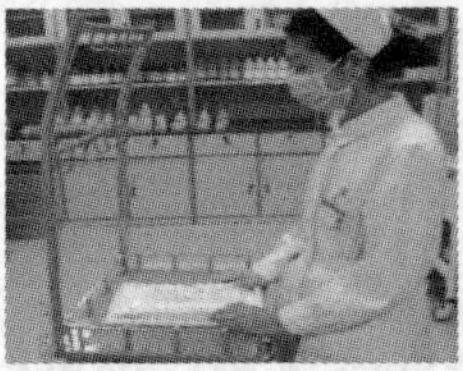

图 3-5-1-1　准备用物

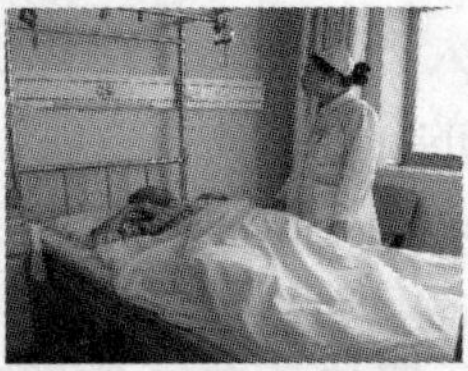

图 3-5-1-2　向病人解释

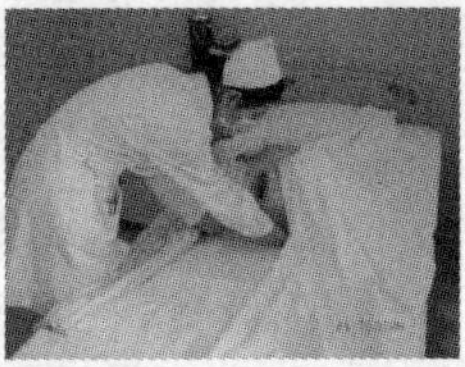

图 3-5-1-3　显露会阴部

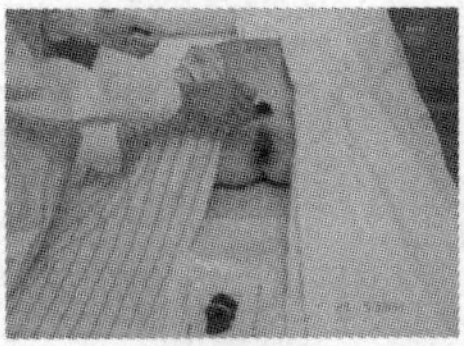

图 3-5-1-4 会阴擦洗

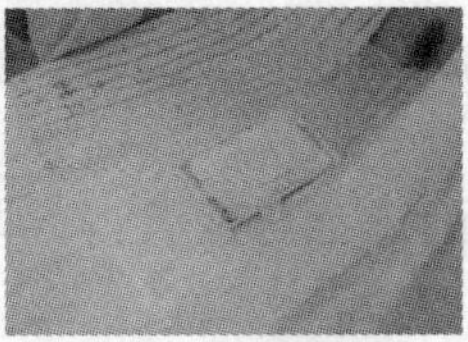

图 3-5-1-5　导尿包置两腿中间

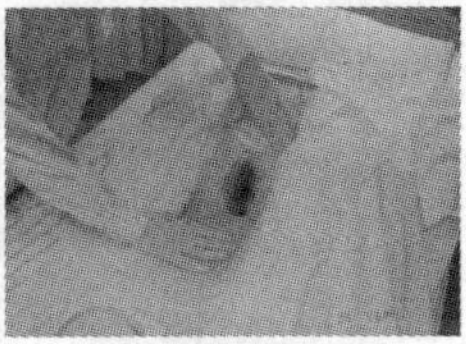

图 3-5-1-6 铺孔巾

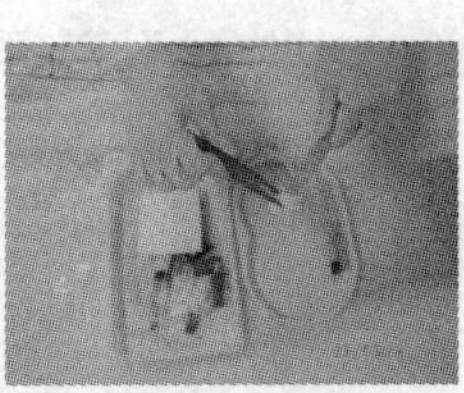

图 3-5-1-7 润滑尿管前端

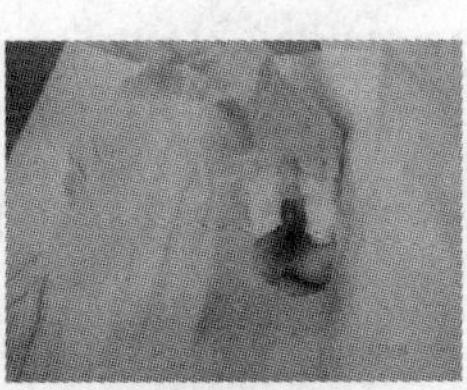

图 3-5-1-8 分开阴唇固定

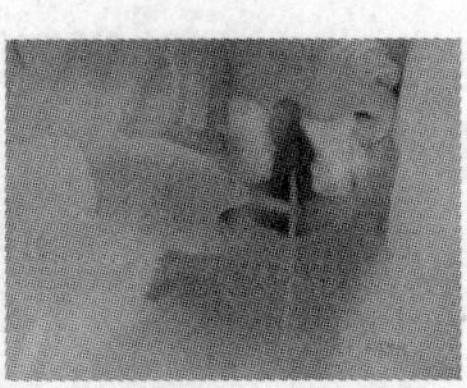

图 3-5-1-9 插尿管入尿道

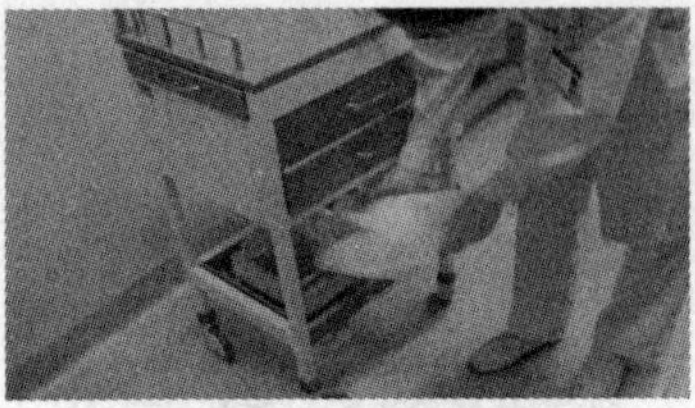

图 3–5–1–10　整理用物

2. 嘱患者若病情允许饮水量 > 1500~2000ml/天。

3. 观察病人排尿时有无尿频、尿急、尿痛等症状，同时观察尿色、性状、量，并根据病情准确记录尿量。

【理论提问】

1. 导尿的目的？

答：（1）解除尿潴留。

（2）采取尿培养标本，测量膀胱容量、压力及检查残余尿，进行尿道或膀胱造影等。

（3）为膀胱肿瘤病人进行膀胱腔内化疗。

2. 女病人尿管插入的深度为多少？

答：女病人尿管插入约4~6cm。

3. 实施导尿术应注意什么？

答：（1）用物必须严格无菌，按无菌技术操作原则进行，以防泌尿系统感染。

（2）耐心向病人解释，操作环境注意遮蔽，以保证病人隐私。

（3）为女病人导尿时，如导尿管误入阴道，应立即更换导尿管再重新插入。

（4）选择光滑和粗细适宜的导尿管，插管时动作轻柔，以免损伤尿道黏膜。

（5）对膀胱高度膨胀且虚弱的病人，第一次放尿不宜超过1000ml，以免发生虚脱或血尿。

4. 导尿过程中，插管时导管触及尿道口以外区域怎么办？

答：均需重新更换导尿管。

【技术操作考核评分标准】

项目		技术操作要求	评分	评分等级			实际得分
				A×1	B×0.7	C×0.4	
仪表5		仪表端庄，服装整洁，戴口罩	5				
评估10		评估病情、膀胱充盈情况，会阴部皮肤情况	5				
		评估病人自理、合作程度、耐受力	5				
操作前准备10		无长指甲、洗手、戴口罩	3				
		备齐用物放置合理	7				
操作过程55	安全舒适10	环境安排合理(关门窗、拉隔帘)	5				
		病人体位正确、舒适，注意保暖	5				
	操作中35	核对解释后臀下铺垫	2				
		清洁会阴方法正确	5				
		再清洁手（用快速手消）	3				
		打开导尿包不污染，放置合理	3				
		戴无菌手套方法正确，不污染 铺孔巾方法正确，不污染	5				
		润滑导尿管方法正确，不污染	2				
		消毒阴唇、尿道口方法正确(一手分开固定，一手消毒)	5				
		更换止血钳后插管方法正确	2				
		插管深度正确并观察尿液引流情况	5				
		拔管方法正确并擦净会阴	3				
	操作后10	协助病人整理衣裤、床单位，取舒适体位	5				
		用物处理恰当、洗手后记录	5				

续表

项目	技术操作要求	评分	评分等级			实际得分
			A×1	B×0.7	C×0.4	
评价 20	操作过程注意无菌原则	5				
	操作过程注意沟通	5				
	操作过程注意安全	5				
	操作熟练、节力	5				
总分 100		100				

（许蕊凤）

二、男病人导尿法

【适用范围】

1. 尿潴留病人、准备手术病人。
2. 尿培养、测量膀胱容量、压力及残余尿容量。
3. 协助诊断尿闭和尿潴留。
4. 昏迷、尿失禁、会阴部有伤口的病人保持会阴部清洁、干燥。
5. 准确记录危重病人的尿量、尿比重。

【背景】

病人男性，40岁，脊髓型颈椎病，病人将于今日开台在全麻下行颈后路C3-C7单开门，椎管扩大成形术，遵医嘱术前给予病人留置导尿。

【操作强调内容】

1. 导尿过程严格按无菌操作进行，防止泌尿系统感染。
2. 保护病人，注意遮挡。
3. 消毒时注意包皮及冠状沟的消毒。
4. 插尿管遇阻力时，尤其在尿管经尿道内口、膜部、尿道外口的狭窄部及耻骨联合下方和前下方处的弯曲部时，嘱病人缓慢深呼吸，慢慢插入尿管。

5. 尿潴留病人一次放出尿量不应超过1000ml，以防出现虚脱和血尿。

【操作前准备】

护士：按要求着装、洗手、备齐用物、携用物至病人床旁操作。

物品：同女病人导尿法。

病人：仰卧位。

环境：安静、整洁、关闭门窗、屏风遮挡。

【操作程序】

1. 携用物至病人床旁，核对病人姓名并解释导尿目的以取得合作。关闭门窗，屏风遮挡。能自理病人嘱其自行洗净会阴，不能自理者给予协助。

2. 操作者站在病人一侧，协助病人脱去对侧裤子盖在近侧腿上，对侧腿和上身用盖被遮盖。协助病人取仰卧位，双腿伸直，露出外阴。尿垫垫于臀下，打开导尿包。

3. 戴手套，清洁会阴，用碘伏棉球依次擦洗左右腹股沟、阴阜、阴茎、阴囊。用无菌纱布裹住阴茎，将包皮向后推以暴露尿道口，自尿道口向外旋转擦拭数次，从尿道口螺旋擦拭龟头至冠状沟数次，由外向内，自上而下每个棉球只用1次。脱下手套。

4. 戴无菌手套，打开孔巾，铺于会阴部，使之形成无菌区，弯盘放在病人外阴旁，润滑导尿管前端10cm置于弯盘中。

5. 用纱布裹住阴茎，将包皮后推露出尿道口，用止血钳夹碘伏棉球螺旋擦拭尿道口、龟头至冠状沟。

6. 左手提起阴茎使与腹壁成60度角，润滑尿管前端，右手持镊子夹导尿管，对准尿道口插入20~22cm，见尿液后再继续插入1~2cm，将水注入水囊，固定尿管。

7. 导尿毕，脱手套。

8. 协助病人穿好裤子，取舒适卧位。

9. 整理用物。

10. 做好记录。

【操作观察要点】

1. 消毒时注意包皮及冠状沟的消毒。

2. 插尿管时提起阴茎与腹壁成60度角，尿管插入20~22cm，见尿液后再继续插入1~2cm。

3. 尿潴留病人一次放出尿量不应超过1000ml，以防出现虚脱和血尿。

4. 观察病人排尿时有无尿频、尿急、尿痛等症状，同时观察尿色、性状、量，并根据病情准确记录尿量。

【技术操作考核评分标准】

项目		技术操作要求	评分	评分等级			实际得分
				A×1	B×0.7	C×0.4	
仪表 5		仪表端庄，服装整洁，态度严肃、认真	5				
评估 10		评估病人病情，了解导尿的目的	5				
		评估病人自理、合作程度	5				
操作前准备 5		无长指甲，洗手，戴口罩	2				
		备齐用物，放置合理	3				
操作过程 60	安全舒适 10	环境安排合理、保护隐私	4				
		病人卧位舒适	6				
	操作中 40	核对，向病人解释，交代注意事项	3				
		体位摆放正确，注意保暖，合理暴露病人	3				
		清洁会阴方法正确	5				
		戴无菌手套、铺孔巾方法正确	5				

续表

项目		技术操作要求	评分	评分等级			实际得分
				A×1	B×0.7	C×0.4	
	操作中 40	润滑导尿管前端 10cm	2				
		消毒方法正确	5				
		阴茎与腹壁成角适宜	2				
		插管深度适宜	5				
		拔尿管方法正确并清洁外阴	5				
		为病人保暖，协助摆好舒适体位，做好记录	5				
	操作后 10	合理安置病人与床单位	3				
		用物处理正确	5				
		洗手	2				
评价 20		操作过程注意无菌原则	5				
		操作过程注意沟通	5				
		操作过程注意安全	5				
		操作熟练、节力	5				
总分 100			100				

【理论提问】

1. 男病人导尿的操作观察要点有哪些?

答：1）消毒时注意包皮及冠状沟的消毒。

2）插尿管时提起阴茎与腹壁成60度角，尿管插入20~22cm，见尿液后再继续插入1~2cm。

3）尿潴留病人一次放出尿量不应超过1000ml，以防出现虚脱和血尿。

2. 导尿法的适用范围包括?

答：a）尿潴留病人、准备手术病人。

b）尿培养、测量膀胱容量、压力及残余尿容量。

c）协助诊断尿闭和尿潴留。

d）昏迷、尿失禁、会阴部有伤口的病人保持会阴部清洁、干燥。

e）准确记录危重病人的尿量、尿比重。

（朱　薇）

三、留置导尿法

【适用范围】

抢救危重、休克病人，盆腔内器官手术，某些泌尿系统疾病、昏迷、截瘫或阴部有伤口者。

【背景】

患者XX、男、XX岁、以颈椎外伤收入院。入院查体：胸骨平面以下感觉障碍，双下肢肌力0级，腹壁反射消失，肛门反射消失。遵医嘱给予颈椎外伤护理常规、一级护理。患者腹部膨隆，扣诊膀胱区浊音，遵医嘱给予留置尿管。

【操作强调内容】

1. 操作过程严格按无菌技术原则进行操作。

2. 注意保护病人隐私，关门窗，大房间屏封遮挡，请家属外出等候。

3. 不同患者、不同尿管固定方法不同。

如用普通导尿管，应剃去阴毛，以便粘贴胶布固定导尿管，如用双腔气囊导尿管，插入前检查气囊有无漏气，固定时，膨胀的气囊不宜卡在尿道内，避免损伤尿道粘膜。

【操作准备】

护士：按要求着装 → 洗手戴口罩 → 备齐用物 → 携用物至病人床旁 → 操作。

用物：20ml注射器一个、生理盐水20ml、（男性患者）长

12cm宽2cm的胶布两块、（女性患者）长12cm宽4cm胶布一块将长度3/2处撕成3条、无菌引流袋、大别针 、胶布。

病人：根据病情取平卧位

环境：安静、整洁，屏风遮挡。

【操作程序】

携物至床旁 →向病人解释 →按导尿术操作插入尿管 →固定导尿管：普通导尿管固定法：1. 女病人导尿固定法：取长12cm宽4cm胶布将长度3/2处撕成3条（图3-5-3-1）、将1/3完整部分贴在阴阜上、撕开的3条居中的一条螺旋形缠贴在导尿管上、其余两条分别交叉贴在对侧大阴唇上、再用一条胶布固定于一侧大腿内。2. 男病人导尿管固定法：长12cm宽2cm的胶布，在一端的1/3处两侧各剪一个小口、折叠成无胶面、制成单翼叠形胶布（图3-5-3-2）、将两条叠形胶布分别固定在阴茎两侧、再用细长胶布螺旋形固定在阴茎上、开口向上、勿使两端重叠、以免影响血液循环致阴茎水肿、在距尿道口1cm处用胶布将折叠的两条胶布贴在导尿管上、再用一条胶布固定于一侧大腿内。3. 双腔气囊导尿管固定法：插入导尿管见尿后在插入1~2cm、插管后向气囊内注入10ml生理盐水（图3-5-3-3）、轻拉尿管有阻力感→取出引流袋与导尿管连接（图3-5-3-4）→固定于床边（图3-5-3-5）→撤去棉垫 →向病人交代注意事项 →整理床单位 →整理用物 →记录尿量 →洗手。

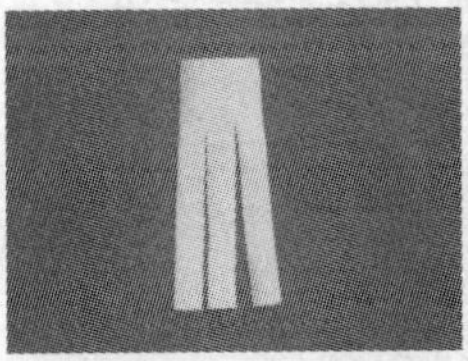

图 3-5-3-1　女病人固定尿管所用胶布

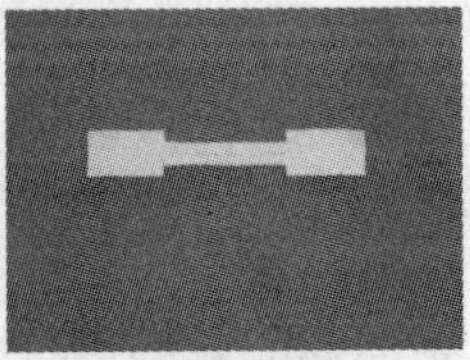

图 3-5-3-2 蝶形胶布

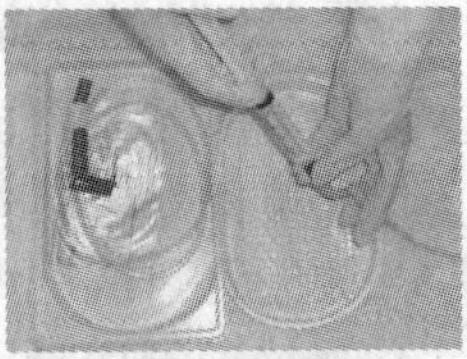

图 3-5-3-3 固定尿管

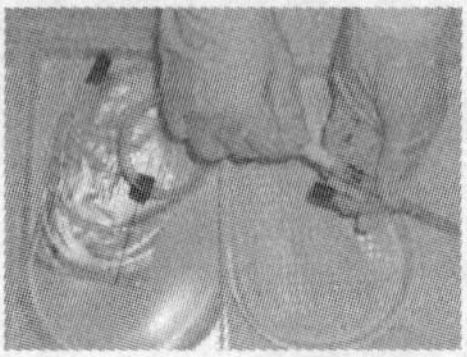

图 3-5-3-4　连接尿袋

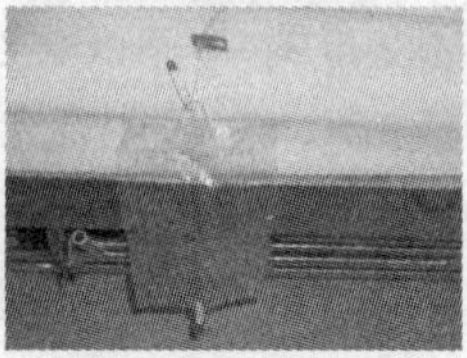

图 3-5-3-5　固定尿袋

【操作观察要点】

1. 保持尿液引流通畅。

(1) 将尿管用别针固定于床旁，防止尿管脱落。

(2) 密切观察尿液的颜色、量、性质，如发现尿液混浊、沉淀或结晶，应及时送检并行膀胱冲洗。

(3) 保持尿管通畅，搬动患者或翻身时，注意保护尿管，防止受压扭曲打折。

(4) 鼓励病人多饮水、勤翻身，以利排尿，避免感染与结石。

2. 防止逆行感染

(1) 定时排放引流袋尿液，测量尿量并记录。倾倒时尿管末端须低于耻骨联合高度。如为一次性贮尿袋，可打开贮尿袋下端的调节器放出尿液。

(2) 每周更换引流袋2次，监测患者尿pH值，pH值>6.8每2周更换一次尿管，pH值<6.7每四周更换一次尿管。

(3) 每日清洁消毒尿道口及外阴1或2次，保持局部干燥清洁。

3. 恢复膀胱张力

长期留置导尿管者，在拔管前应先锻炼膀胱的反射功能。可定期开放尿管引流，训练膀胱充盈和排空。

4. 严格记录尿量，为疾病的转归提供依据。

【技术操作考核评分标准】

项目		技术操作要求	评分	评分等级			实际得分
				A×1	B×0.7	C×0.4	
仪表 5		仪表端庄，服装整洁，戴口罩	5				
评估 10		评估病情、腹部症状、体征	5				
		评估病人自理、合作程度	5				
操作前准备 10		无长指甲，洗手、戴口罩	3				
		备齐用物，放置合理	7				
操作过程 55	安全舒适 10	环境安排合理	5				
		病人卧位舒适	5				
	操作中 35	核对	3				
		向病人解释	2				
		按导尿术操作插入尿管	7				
		固定导尿管方法正确	3				
		连接引流袋方法正确	2				
		引流袋妥善固定	3				
		放尿方法正确，一次放尿小于1000ml	5				
		观察尿液颜色量性质	5				
		向病人交代注意事项	3				
		合理安置病人与床单位	2				
	操作后 10	用物处理正确	4				
		正确记录尿量	4				
		洗手	2				
评价 20		操作过程注意无菌原则	5				
		操作过程注意沟通	5				
		操作过程注意安全	5				
		操作熟练、节力	5				
总分 100			100				

【理论提问】

1. 留置导尿法的目的？

答：1）抢救危重、休克病人时，准确记录尿量，测尿比重；

2）盆腔内器官手术，排空膀胱，避免术中误伤；

3）某些泌尿系统疾病，术后留置尿管，便于持续冲洗和引流，有利于伤口愈合；

4）昏迷、截瘫或阴部有伤口者，可保持会阴部清洁、干燥。

2. 留置导尿法的护理？

答：1）保持尿液引流通畅。

⑴ 将尿管用别针固定于床旁，防止尿管脱落。

⑵ 密切观察尿液的颜色、量、性质，如发现尿液混浊、沉淀或结晶，应及时送检并行膀胱冲洗。

⑶ 保持尿管通畅，搬动患者或翻身时，注意保护尿管，防止受压扭曲打折。

⑷ 鼓励病人多饮水、勤翻身，以利排尿，避免感染与结石。

2）防止逆行感染

⑴ 定时排放引流袋尿液，测量尿量并记录。倾倒时尿管末端须低于耻骨联合高度。如为一次性贮尿袋，可打开贮尿袋下端的调节器放出尿液。

⑵ 每周更换引流袋2次，监测患者尿pH值，pH值>6.8每2周更换一次尿管，pH值<6.7每四周更换一次尿管。

⑶ 每日清洁消毒尿道口及外阴1或2次，保持局部干燥清洁。

3）恢复膀胱张力

长期留置导尿管者，在拔管前应先锻炼膀胱的反射功能。可定期开放尿管引流，训练膀胱充盈和排空。

4）严格记录尿量，为疾病的转归提供依据。

（张艳平）

第六节　氧疗法

【适用范围】

昏迷、脑血管意外、大出血、休克、分娩产程过长等，各种原因引起的呼吸困难。

【背景】

患者，男性，65岁，咳嗽，咳痰20年，加重2周，神志恍惚1天入院。身体评估：体温：38.7℃，脉搏：100次/分，呼吸：26次/分，血压130/90mmHg。呼吸急促，口唇发绀，胸廓呈桶状，呼吸运动减弱，叩诊呈过清音，两肺可听到散在哮鸣音，肝颈反流征阴性，双下肢无水肿。入院诊断；阻塞性肺气肿，呼吸衰竭。

【操作强调内容】

1. 用氧过程中，准确评估病人生命体征，判断用氧效果，做到安全用氧。

2. 持续吸氧病人鼻导管每周更换一次，双侧鼻道交替插管，以减少对鼻黏膜的刺激和压迫。

3. 及时清理鼻腔分泌物，保证用氧效果。

4. 使用氧气时应先调节流量后应用，停用时应先拔除鼻导管，再关闭氧气开关，以免操作错误，大量氧气突然冲入呼吸道而损伤肺部组织。

【操作前准备】

1. 护士：洗手，戴口罩。

2. 备齐用物：氧气装置一套（流量表、湿化瓶），一次性吸氧管或氧气面罩，胶布，棉签，蒸馏水，治疗碗，清水，用氧记录单。

3. 病人：评估病人的病情，合作及自理程度，湿化瓶的安装，氧气设备安全情况。

4. 环境：整洁、舒适。

【操作流程】

评估病人缺氧程度及氧气管道通畅程度–协助病人摆好体位→核对医嘱、床号、姓名，备齐用物（图3–6–1）携用物至床旁，向病人做好解释工作→在湿化瓶内倒入1/2容量蒸馏水（图3–6–2）并安装→查看氧气管或氧气面罩有效期（图3–6–3）→打开包装，连接管道，鼻导管一端置于包装的内放好（图3–6–4）→判断病人鼻道通畅程度→以棉签蘸清水清洁鼻孔（图3–6–5）→轻轻旋开流量调节手柄，遵医嘱调节流量值（图3–6–6）以球形浮标中径为准→确定氧气流出通畅→将鼻塞插入鼻孔→固定氧气管→协助病人处于舒适体位保暖，放好呼叫器→擦净患者面部处理用物→吸氧完毕，携带治疗巾、一次性手套至病人床旁→右手戴手套撤除鼻导管→左手关闭流量调节手柄→氧气管盘于右手（图3–6–7），将手套翻转，氧气管包于手套中（图3–6–8）→为病人清洁面部→撤除湿化瓶并消毒，氧气管扔入医疗垃圾内→记录用氧时间。

【操作观察要点】

1. 观察病人的缺氧情况。

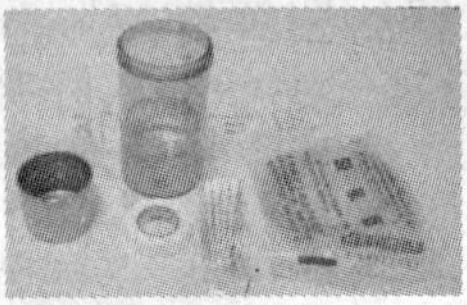

图 3–6–1 备齐用物

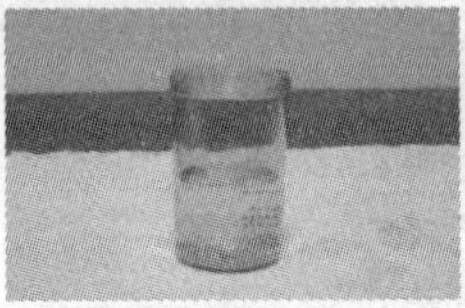

图 3–6–2 准备蒸馏水至湿化瓶 1/2

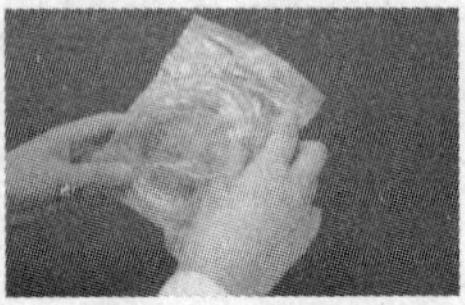

图 3–6–3 检查氧气管包装及有效期

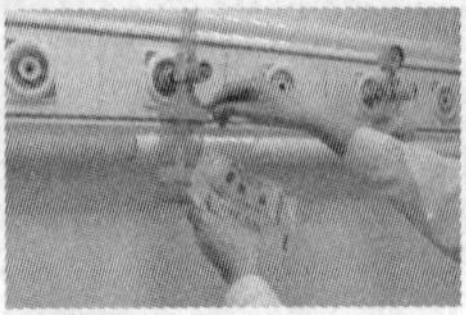

图 3–6–4 安装氧气管

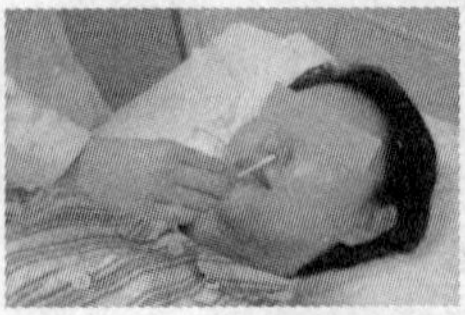

图 3–6–5 清洁鼻孔

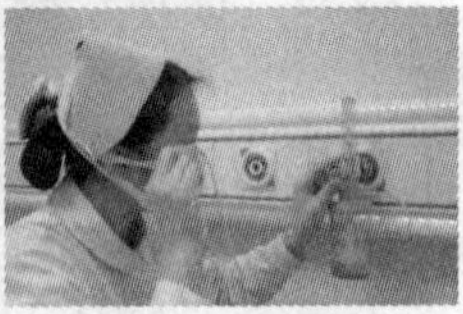

图 3–6–6 检查氧流量

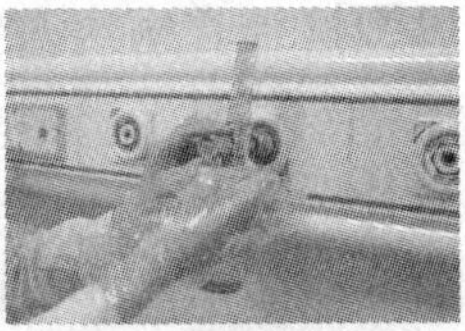

图 3-6-7　氧气管盘于手中，关流量表

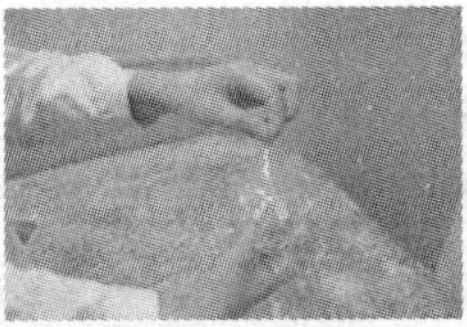

图 3-6-8　氧气管包于手套中

2. 询问病人不适主诉。

3. 观察用氧效果及相关并发症。

【理论提问】

1. 氧气吸入的适应证是什么？

答：（1）因呼吸系统疾病而影响肺活量者。

（2）心脏功能不全，使肺部充血而致呼吸困难者。

（3）各种中毒引起的呼吸困难。

（4）昏迷、脑血管意外、大出血休克、分娩产程过长等。

2. 鼻导管低流量给氧，氧浓度如何计算？

答：可按公式：氧浓度%=21+4×氧流量。

例如：氧流量为2升/分，导管给氧时，氧浓度为21+4×2=29（%）。

3. 氧吸入插管时，应在什么时候调节氧流量？为什么？

答：使用氧气时，应先调节氧流量而后插管；使用后，应先拔管，再关闭氧气开关，以免一旦拧错开关，大量氧气突然冲入呼吸道而损伤肺部组织。

4. 为什么慢性肺心病病人要采用持续低流量给氧？

答：慢性肺心病病人，因长期动脉二氧化碳分压增高，呼吸中枢对二氧化碳刺激的敏感性降低，主要依靠缺氧刺激主动脉体和颈动脉窦的化学感受器，通过反射维持呼吸。此时给患者大流量氧气，使血氧分压骤然增高，而缺氧解除，通过颈动脉体反射性刺激呼吸的作用减弱或消失，致使呼吸暂停或变浅，反而加重二氧化碳潴留和呼吸性酸中毒，所以慢性肺心病病人要采用持续低流量给氧。

5. 急性左心衰病人给氧时应注意什么？

答：急性左心衰病人给氧时应在湿化瓶中加入酒精，酒精浓度为30%~70%。因为酒精可以减低肺内泡沫的表面张力，使其破裂，消除泡沫，改善通气，改善缺氧，要给予高流量吸氧4~6升/分。

【操作考核评分标准】

项目	技术操作要求	评分	评分等级			实际得分
			A×1	B×0.7	C×0.4	
仪表 5	仪表端庄，着装符合要求	5				
操作前准备 15	评估病人的病情及缺氧程度，吸氧用物的准备	8				
	护士洗手、戴口罩	2				
	用物准备：氧气装置一套（流量表、湿化瓶），一次性吸氧管或氧气面罩，胶布，棉签，蒸馏水，治疗碗，清水，用氧记录单	5				
操作过程 60	备齐用物，放置合理	5				
	核对病人姓名、床号、医嘱，向病人做好解释	5				
	用氧前在湿化瓶内装 1/2 容量蒸馏水	5				
	轻轻旋开流量调节手柄，遵医嘱调节氧流量（以球形浮标中径为准），读出示值升/分	5				
	以睫毛试吹气大小，作为流量的参考	5				

续表

项目	技术操作要求	评分	评分等级			实际得分
			A×1	B×0.7	C×0.4	
	以湿棉签清洁鼻孔，将鼻塞插入鼻孔并固定	10				
	固定氧气管，并使病人处于舒适体位。保暖,放好呼叫信号器	10				
	吸氧完毕时，先取下鼻导管，后关流量表	5				
	擦净病人面部，整理用物，记录用氧时间	10				
评价 20	操作过程有效沟通	5				
	用氧效果评估	5				
	操作熟练，节力	5				
	操作过程注意病人安全	5				
总分 100		100				

（朱　杰）

第七节　雾化法

一、超声雾化法

【适用范围】

1. 支气管哮喘持续状态。
2. 支气管扩张的病人。
3. 支气管痉挛，改善通气功能。
4. 外科术后病人，预防呼吸道感染。
5. 呼吸道烧伤、胸科手术前后预防呼吸道感染。

6.应用抗癌药物治疗肺癌，喷雾用药治疗鼻咽部疾病。

【背景】

患者男性，55岁，以颈椎病收住院，否认过敏史，否认既往史，有吸烟史7年，15~20支/天，今为颈椎前路C5-C6间盘切除，钛板内固定，颈椎后路C3-7单开门椎管扩大成型术后第一天。血压120/80mmHg,脉搏80次/分，体温37℃，颈前路引流20ml、颈椎后路引流150ml，声音不哑、饮水不呛，四肢活动灵活。主诉咽干疼痛、有痰不易咳出。遵医嘱给予雾化吸入。

【操作强调内容】

1. 使用雾化器前检查各部分有无松动、脱落等异常，注意仪器的保养，要有使用和检修登记。

2. 保护水槽底部的晶体换能器和雾化罐底部的超声膜，防损坏。

3. 水槽和雾化罐内切忌加热水，使用中水温超过60度应停机换冷蒸馏水。

4. 水槽内无足够的冷水及雾化罐内无液体的情况下不能开机。

5. 水槽内的蒸馏水要适量，太少则气雾不足，太多则溢出容器，损坏仪器。

6. 病人胸前围以治疗巾，以免喷湿衣服。

7. 治疗鼻腔疾病病人用鼻呼吸；治疗咽、喉或下呼吸道疾病病人用口呼吸；气管切开者，对准气管套管自然呼吸。

8. 连续使用中间需隔半小时。

9. 面罩及螺旋管（用500MG/L健之素消毒液）浸泡消毒20~30分钟，冲洗干净晾干备用。

10. 向雾化罐内注药时应将注射器针头取下，以免损坏超声膜。

11. 药液稀释后30~50ml加入雾化罐内。

【操作前准备】

护士：按要求着装→洗手并擦干,戴口罩→备齐用物→检查超声雾化器性能（图3–7–1–1）→水槽内加蒸馏水，液面高度为3厘米（图3–7–1–2）→按医嘱查对药液后加入雾化罐内，将水槽盖盖紧（图3–7–1–3）。

物品：超声雾化机一套（图3–7–1–4）、冷蒸馏水、药液（遵医嘱）、注射器、治疗巾或病人毛巾、水温计（图3–7–1–5）。

病人：评估病人病情，自理及合作程度，呼吸状况。

环境：安静、空气新鲜。

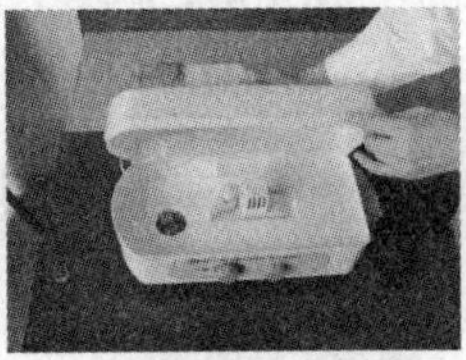

图 3–7–1–1
检查机器

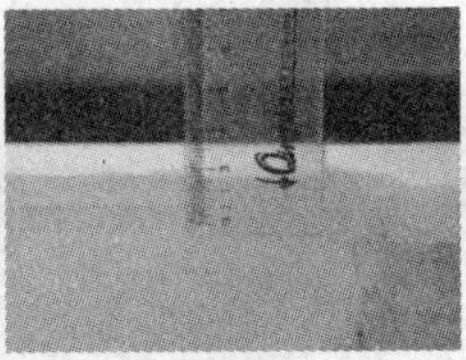

图 3–7–1–2
加蒸馏水

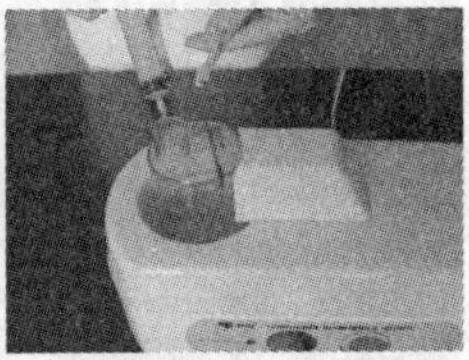

图 3–7–1–3
药液后加入雾化罐

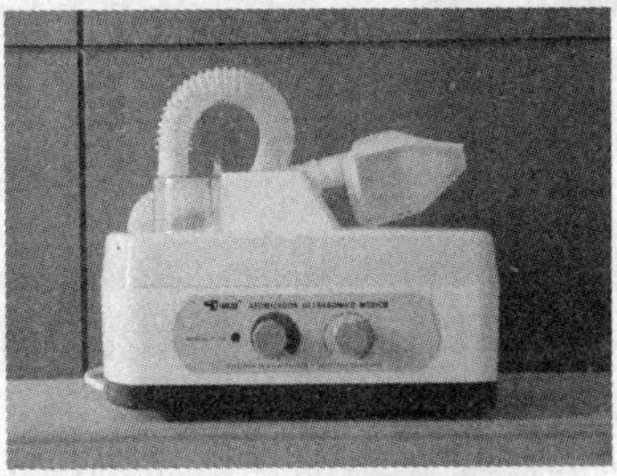

图 3–7–1–4　超声雾化机

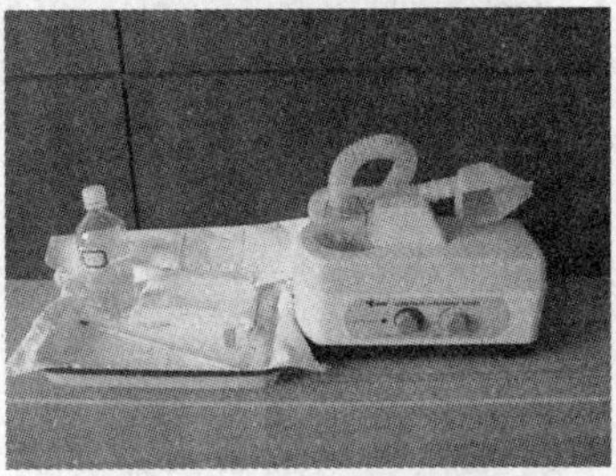

图 3–7–1–5　备齐用物

【操作流程】

携用物至床旁，查对病人，做好解释，摆好体位（坐位、半坐位、侧卧位）→颌下铺治疗巾（图3–7–1–6）→接通电源，打开雾化器开关（图3–7–1–7）→调节定时，药液呈雾状喷出（图3–7–1–8）→根据需要调节雾量，高档3ml/分、中档2ml/分、低档

1ml/分（图3-7-1-9）→将面罩遮住病人口鼻，指导病人用口深吸气（图3-7-1-10）→吸入15~20分钟→治疗完毕后先关雾化器开关，再关电源开关→协助病人擦干面部，摆好体位（图3-7-1-11）→物品消毒备用→洗手→执行签字→观察病人用药效果。

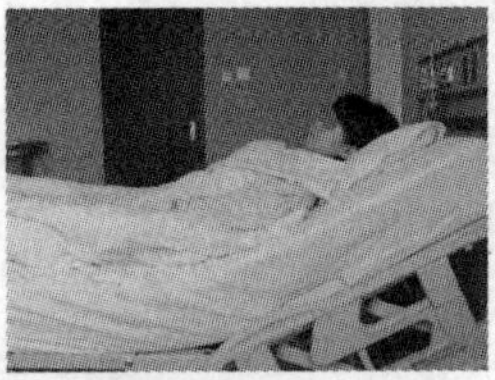

图 3-7-1-6
摆体位、铺治疗巾

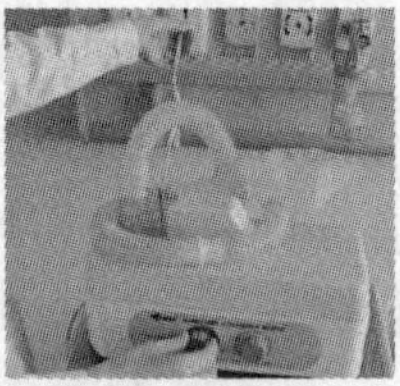

图 3-7-1-7
打开开关

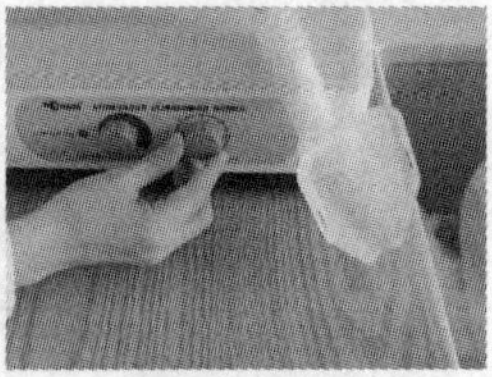

图 3-7-1-8
调节定时

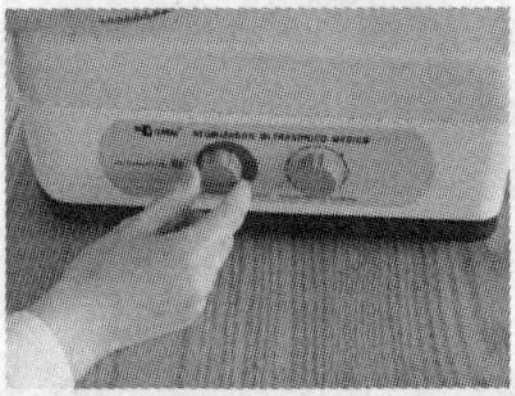

图 3-7-1-9
调节雾量

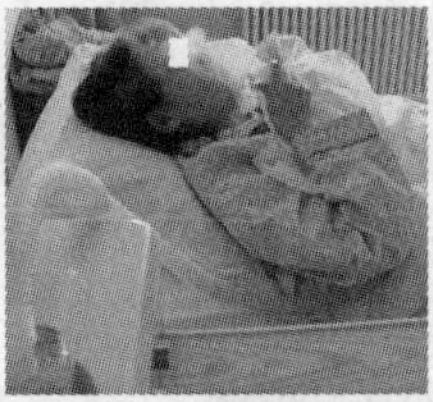

图 3-7-1-10
面罩遮住口鼻，深吸气

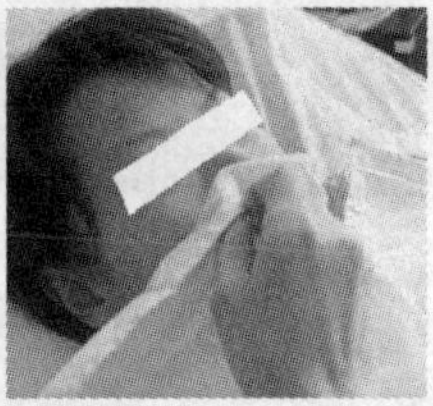

图 3-7-1-11
擦干面部

【观察要点】

1. 有血氧饱和度监测的病人，雾化吸入期间要仔细观察呼吸及血氧饱和度参数，并关注病人主诉。

2. 雾化过程中要加强巡视，观察病人病情及了解水槽内水温情况。

3. 治疗完毕后协助病人排痰，观察病人痰液性质、量并记录，动态观察病人病情变化。

【考核评分标准】

项目	技术操作要求	评分	评分等级			实际得分
			A×1	B×0.7	C×0.4	
仪表 5	服装整洁、仪表端庄	5				
评估 10	评估病人年龄、病情、意识状态、体味、呼吸状况	5				
	评估病人自理及合作程度	5				
操作前准备 10	洗手、戴口罩	2				
	用物准备：超声雾化器一套、药液、冷蒸馏水、注射器、水温计、治疗巾	8				
操作过程 60	核对病人，摆好体位，颌下铺治疗巾	6				
	接通电源，打开雾化器开关，调节定时，药液呈雾状喷出	6				
	根据需要调节雾量	6				
	将面罩遮住口鼻嘱其深呼吸	6				
	每次雾化吸入时间为 15~20 分钟	6				
	用毕先关雾化器开关，再拔电源	6				
	协助病人擦干面部	6				
	协助病人排痰，并观察病情变化及疗效	6				
	帮助病人取舒适卧位，整理床单位	6				
	用物处理正确，洗手，执行签字	6				
评价 15	操作过程注意病人安全	5				
	操作过程与病人沟通	5				
	操作过程熟练、节力	5				
总分 100		100				

【理论提问】

1. 超声雾化器的工作原理是什么？

答：利用超声波发生器发出高频电能，使水槽底部晶体换能器发出超声能，声能震动了雾化罐底部的透声膜，从而破坏了罐内药液的表面张力，使药液变成微细的雾滴，通过导气管，随病人吸气进入呼吸道到达肺泡。

2. 超声雾化吸入过程中的观察要点?

答：有血氧饱和度监测的病人，雾化吸入期间要仔细观察呼吸及血氧饱和度参数，并关注病人主诉；雾化过程中要加强巡视，观察病人病情及了解水槽内水温情况；

治疗完毕后协助病人排痰，观察病人痰液性质、量并记录，动态观察病人病情变化。

3. 超声雾化吸入的作用?

答：药液直接作用于局部黏膜，用于消炎祛痰、稀释痰液，湿化气道、减轻咳嗽；预防呼吸道感染；应用抗癌药物治疗肺癌，喷雾用药治疗鼻烟部疾病。

（李　健）

二、氧气雾化法

【适用范围】

1. 支气管哮喘持续状态。
2. 支气管扩张的病人。
3. 支气管痉挛，改善通气功能。
4. 外科术后病人，预防呼吸道感染。
5. 呼吸道烧伤、胸科手术前后预防呼吸道感染。
6. 应用抗癌药物治疗肺癌，喷雾用药治疗鼻咽部疾病。

【背景】

患者男性，55岁，以颈椎病收住院，否认过敏史，否认既往史，有吸烟史7年，15~20支/天，今日行颈椎前路C5-C6间盘切除，钛板内固定，颈椎后路C3-C7单开门椎管扩大成形术。术后

6小时，持续鼻导管吸氧2升/分，呼吸18次/分，血氧饱和度99%，血压120/80mmHg,脉搏80次/分，体温37℃，引流通常为血性液。声音不哑、饮水不呛，四肢活动灵活。主诉咽干疼痛、有痰不易咳出。遵医嘱给予雾化吸入。

【操作强调内容】

1. 病人胸前围以治疗巾，以免喷湿衣服。

2. 治疗鼻腔疾病病人用鼻呼吸；治疗咽、喉或下呼吸道疾病病人用口呼吸；气管切开者，对准气管套管自然呼吸。

3. 向雾化罐内注药时应将注射器针头取下。

4. 药液稀释后10ml加入雾化罐内。

5. 治疗完毕后先取下面罩再关上氧气。

【操作前准备】

护士：按要求着装→洗手并擦干→戴口罩→备齐用物→检查雾化面罩有无过期、破损，安装有无松懈（图3–7–2–1）→按医嘱查对药液后加入雾化面罩水槽内（图3–7–2–2）。

用物：雾化面罩一套、药液、注射器、治疗巾或病人毛巾、小布袋。（图3–7–2–3）

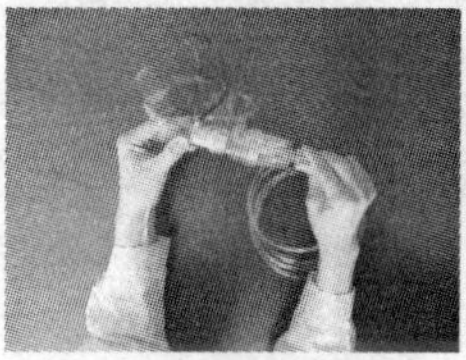

图 3–7–2–1
检查、安装面罩

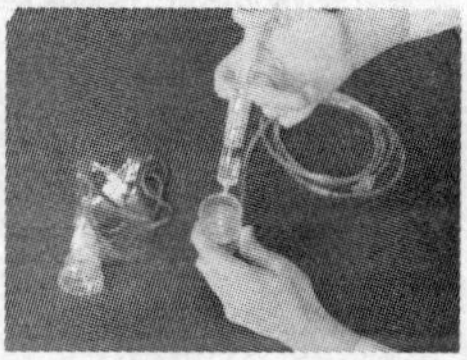

图 3–7–2–2
加药

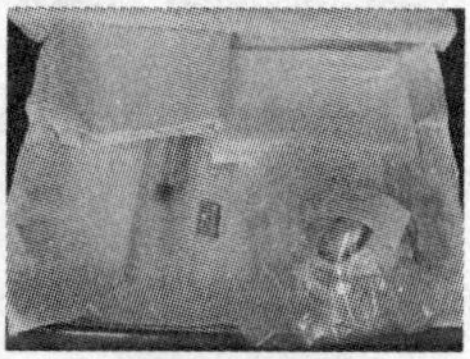

图 3–7–2–3
备齐用物

病人：评估病人病情，自理及合作程度，呼吸状况。

环境：安静、空气新鲜。

【操作流程】

携用物至床旁，查对病人，做好解释，摆好体位（坐位、半坐位、侧卧位)，颌下铺治疗巾（图3-7-2-4）→雾化面罩导管接氧气（图3-7-2-5）→旋开氧气调至6~8升/分，雾化面罩药液呈雾状喷出（图3-7-2-6）→将面罩遮住病人口鼻，指导病人用口深吸气（图3-7-2-7）→治疗完毕后先取下雾化面罩，再关氧气→协助病人擦干面部，摆好体位（图3-7-2-8）→面罩及水槽用清水冲洗后纱布擦干和导管一并放入布袋内保存（图3-7-2-9）→洗手→执行签字→观察病人用药效果。

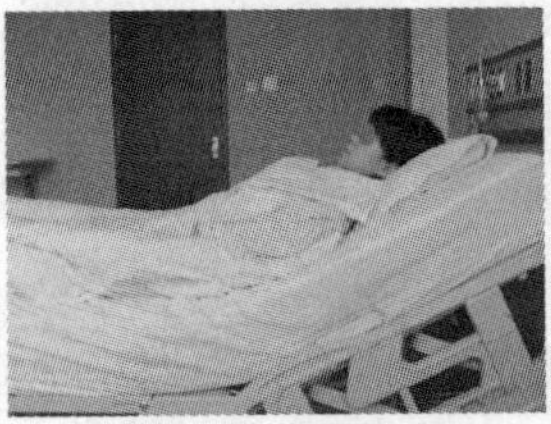

图 3-7-2-4
摆体位、铺治疗巾

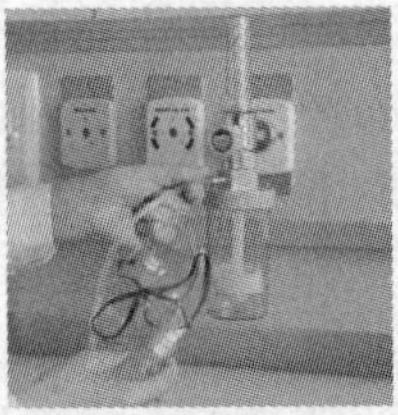

图 3-7-2-5
接氧气

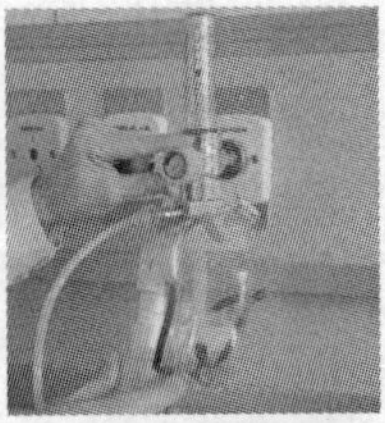

图 3-7-2-6
调氧流量

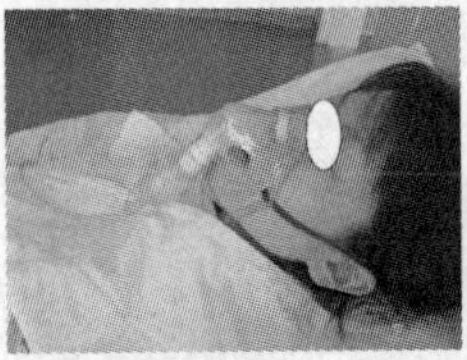

图 3-7-2-7
面罩遮住口鼻、深吸气

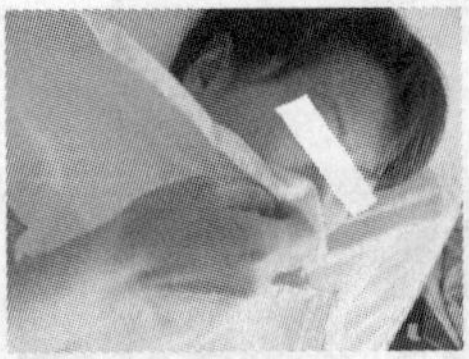

图 3-7-2-8
擦净面部

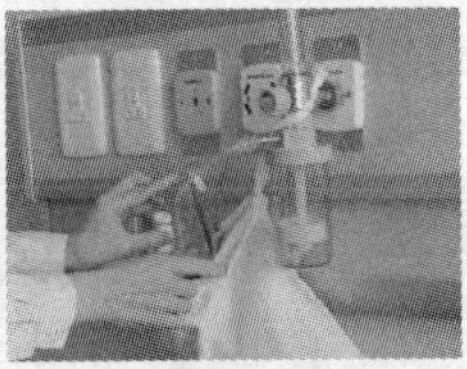

图 3-7-2-9
装袋保存备用

【观察要点】

1. 每次雾化时间为15~20分钟。

2. 雾化过程中要加强巡视，观察病人病情，有血氧饱和度监测的病人，雾化吸入期间要仔细观察呼吸及血氧饱和度参数，并关注病人主诉。

3. 治疗完毕后协助病人排痰，观察病人痰液性质、量并记录，动态观察病人病情变化。

【操作考核评分标准】

项目	技术操作要求	评分	评分等级			实际得分
			A×1	B×0.7	C×0.4	
仪表 5	服装整洁，仪表端庄	5				
评估 10	评估病人年龄、病情、意识状态、体位、呼吸状况	5				
	评估病人自理及合作程度	5				
操作前准备 10	洗手，戴口罩	2				
	用物准备齐全	8				
操作过程 60	根据医嘱准确配制药液	5				
	核对病人姓名、床号	5				
	病人体位舒适，颌下铺治疗巾	2				
	检查雾化面罩各部位，连接准确	3				
	再次核对，加药方法正确	5				
	轻轻旋开流量调节柄，调节至 6~8 升/分钟	5				
	面罩放置部位适当	2				
	指导病人深呼吸	5				
	吸入时间适宜 15~20 分钟	5				
	用毕先取下雾化面罩,后关流量表	5				

续表

项目	技术操作要求	评分	评分等级			实际得分
			A×1	B×0.7	C×0.4	
	停止吸入后，帮助病人擦净面部	3				
	协助病人排痰	5				
	帮助病人取舒适卧位，整理床单位	5				
	用物处理正确，执行签字	5				
评价 15	操作过程注意病人安全	5				
	操作过程与病人沟通	5				
	操作过程熟练、节力	5				
总分 100		100				

【理论提问】

1. 氧气雾化吸入过程中的观察要点？

答：每次雾化时间为15~20分钟；雾化过程中要加强巡视，观察病人病情，有血氧饱和度监测的病人，雾化吸入期间要仔细观察呼吸及血氧饱和度参数，并关注病人主诉；治疗完毕后协助病人排痰，观察病人痰液性质、量并记录，动态观察病人病情变化。

2. 氧气雾化吸入的适用范围？

答：药液直接作用于局部黏膜，用于消炎祛痰、稀释痰液，湿化气道、减轻咳嗽；预防呼吸道感染；应用抗癌药物治疗肺癌，喷雾用药治疗鼻烟部疾病。

（李　健）

第八节　口服给药法

【适用范围】

1. 经口服给药即可达到预防、诊断、治疗疾病的目的。

2. 不能通过皮下、静脉、肌注等途径给药或给药无效，只能通过口服吸收的药物。

【背景】

患者，男性，68岁，以右眼老年性白内障收入院，术后患者体温36℃，脉搏78次/分，血压120/80mmHg，遵医嘱给予患者：锋锐25mgBid口服 预防感染。

【操作强调内容】

1. 必须严格执行三查七对原则。

2. 严格按医嘱给药。

3. 服药前询问病人有无药物过敏史。

4. 了解病人所服药物的作用、不良反应，做必要的宣教。

5. 年老、体弱、小儿及危重病人应喂药，鼻饲病人应将研碎药物溶解后从胃管内注入，注入药物前要检查胃管是否在胃内，注入药物后再注入少量温开水冲净胃管。

6. 若病人不在或因故暂不能服药者，暂不发药并做好交班记录。

【操作前准备】

护士：按要求着装、洗手、戴口罩。

用物：执行单（服药本）、小药卡、药盘、药杯、药勺、水壶（备温开水）

病人：评估病人进餐情况，满足病人需要

环境：整洁、舒适

【操作流程】

洗手、戴口罩→备齐用物（图3-8-1）→核对医嘱，根据执行单（服药本）配药（图3–8–2）→倒入相应药杯→双人核对(床号、姓名、药名、浓度、剂量、时间、用法）（图3–8–3）→发药（按规定时间）（图3–8–4）→备齐用物，推药车至床旁→呼唤病人再次核对（姓名、床号、药名、剂量等）无误→协助病人服药到口（图3–8–5）→收回药杯（图3–8–6）→快速手消消手、记录（图3–8–7）→整理、消毒用物。

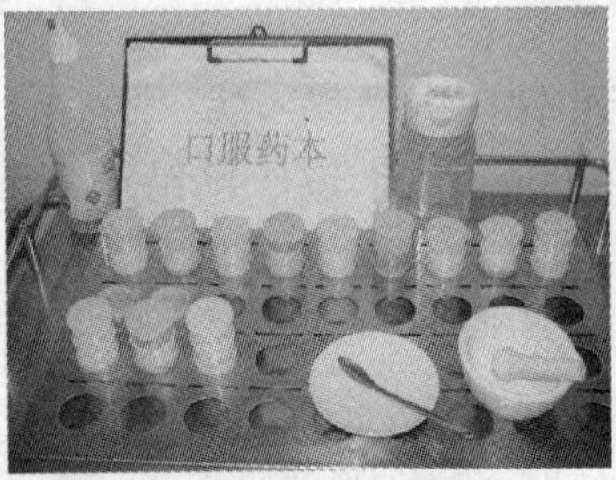

图 3–8–1　备齐用物

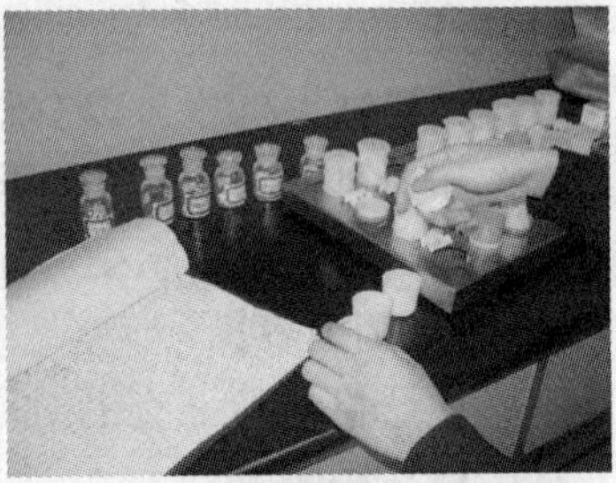

图 3–8–2　按执行单摆药

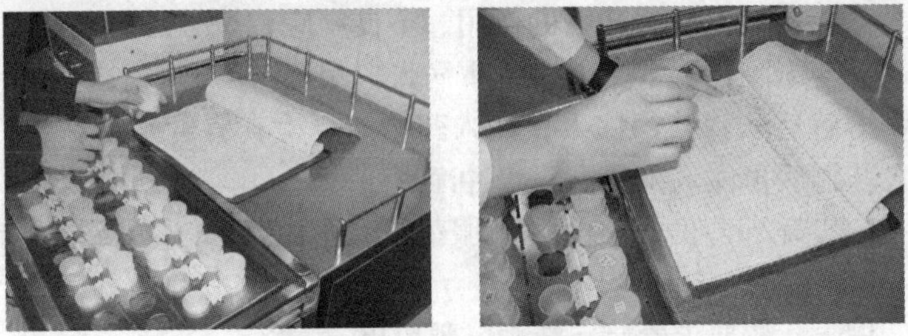

图 3–8–3　双人核对药物

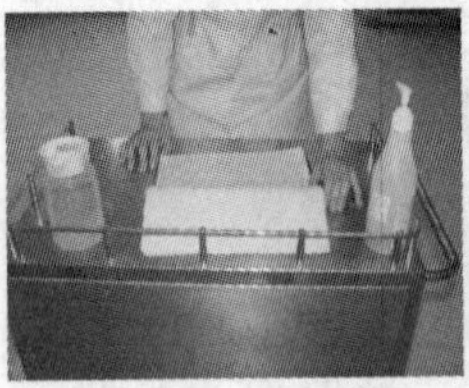

图 3–8–4　发药

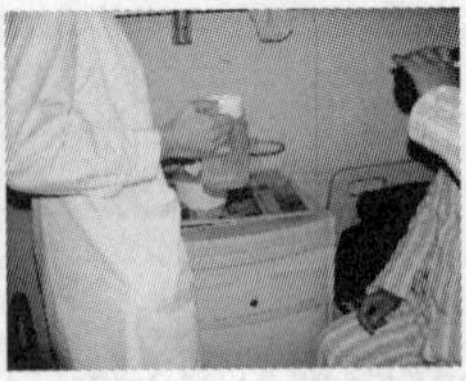

图 3–8–5　协助病人服药

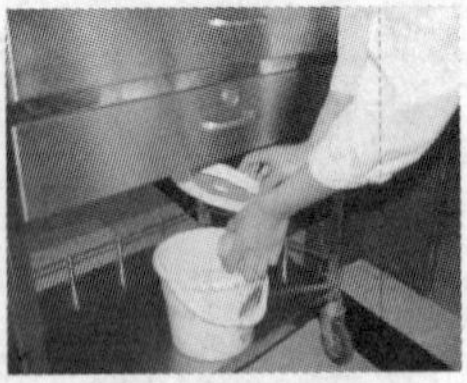

图 3–8–6　收回药杯

【操作观察要点】

1. 服药时病人提出疑问，及时核对、解释、处理，确认无误后再给病人服下。

2. 观察病人服药后的反应，发现异常及时通知医生给予处理。

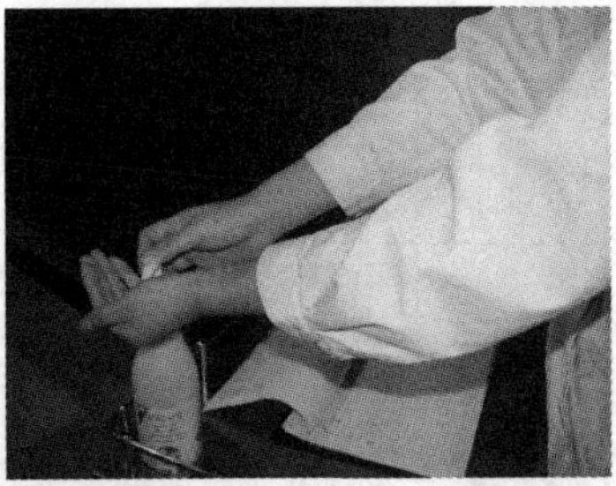

图 3-8-7　消手、记录

3. 护士了解病人所服药物的作用、不良反应以及某些药物服用的特殊要求，做必要宣教。

(1) 对牙齿有腐蚀作用和使牙齿染色的药物，如酸类、铁剂，服用时避免与牙齿接触，可用吸管吸入或服药后漱口。服用铁剂忌饮茶，防止铁剂和茶叶中的鞣酸结合形成难溶性铁盐，阻碍吸收。

(2) 止咳溶液对呼吸道粘膜起安抚作用，服用后不宜饮水，以免冲淡药物，降低疗效。服用多种药物应最后服用止咳溶液。

(3) 磺胺类药物和发汗药服后多饮水。磺胺类药由肾脏排出，尿少时易析出结晶，引起肾小管阻塞；发汗药起降温作用，多饮水可增加药物疗效。

(4) 刺激食欲的健胃药应在饭前服用；助消化药及对胃粘膜有刺激的药物应在饭后服用。

(5) 服用强心苷类药物应先测量脉率（心率）及节律，如脉率<60/min或节律异常，应停服并报告医生。

【考核评分标准】

项目	技术操作要求	评分	评分等级			实际得分
			A×1	B×0.7	C×0.4	
仪表 5	仪表端庄、服装整洁	5				
评估 10	评估病人年龄，病情、自理合作程度	5				

续表

项目		技术操作要求	评分	评分等级			实际得分
				A×1	B×0.7	C×0.4	
		了解药物性质、服药的方法及注意事项	5				
操作前准备10		洗手、戴口罩	2				
		物品备齐，放置合理，环境整洁、明亮	8				
操作过程60	安全舒适10	核对病人、药品	5				
		协助病人服药，体位安全、舒适	5				
	摆药18	取药前检查药物质量，查对药名、剂量、药卡等	5				
		取片剂药物，剂量、方法正确	4				
		取水剂药物，剂量、方法正确	4				
		摆药过程中严格执行三查七对	5				
	发药27	发药前再次核对（三查七对）	5				
		发放过程中严格查对	5				
		服药到口，及时记录	4				
		帮助病人服药方法正确（老人、小儿、病重、鼻饲、不能自理者）	5				
		因故暂不能服药者做好交接班并记录	4				
		知道所发药物服用方法、药物作用等，对病人指导正确	4				
	操作后5	清洁、消毒药杯方法正确	2				
		整理用物并清洁药盘	3				

续表

项目	技术操作要求	评分	评分等级			实际得分
			A×1	B×0.7	C×0.4	
评价 15	核对医嘱	5				
	操作过程注意沟通	5				
	操作熟练、节力	5				
总分 100		100				

【理论提问】

1. 当你把药物送到某病人床前，发现她不在病房、他正在生气或拒绝服药，你将如何处理？

答：

(1) 她不在病房时，应立刻寻找病人，将其唤回协助服药，如有特殊检查将药物妥善保存，并交班，一定要看病人服药到口。

(2) 他正在生气时，应耐心劝解，并询问原因，帮助其解决实际困难，待情绪平稳后服药到口，并做好心理护理。

(3) 他拒绝服药，应了解患者拒绝服药的原因，并耐心解释服药的重要性，协助病人服药到口，必要时通知医生共同处理。

2. 如何帮助病人达到服药的最佳疗效，减少不良反应？

答：

(1) 服药时间要准确，特别是对需维持一定血内浓度的药，如抗生素类。

(2) 服药时注意药物的相互作用，有配伍禁忌的药，不宜同时服用，如碱性药物与酸性药物，不可同时服用。

(3) 止咳糖浆服后不宜饮水，一般要在最后服用。

(4) 磺胺类药和解热发汗药，服后要多饮水。

(5) 对促进食欲的药物宜饭前服用，对胃有刺激性的药物应在饭后服。

(6) 服用强心苷类药物前要测量脉搏，计数1分钟，脉搏小于60次/分不能服用，并报告医生。

(7) 安眠药不可长期服用，以免成瘾。

(8) 服用铁剂、酸类、对牙齿染色的药应用吸管服用，服后漱口，并禁饮茶。

(9) 所有药物，应协助病人服药到口后再离开。

(10) 病人服药后，应随时观察病人服药后的反应（效果和不良反应）并及时与医生取得联系。

3. 如何取用油剂溶液或按滴计算的药液？

答：可现在杯中加少量凉开水，以免药液附着杯壁，影响服下的剂量。

4. 发药时怎样才能做到“准确无误”？

答：

(1) 严格执行三查七对原则。

(2) 病人同时服用两杯以上药物时，应将两杯药物一次取离药盘。

(3) 病人如有疑问重新查对无误后，方可给病人服用。

（庞宏蕾　胡晋平）

第九节　标本采集法

一、动脉血标本采集法

【适应范围】

适用于以下需要采集动脉血标本进行血气分析的患者。

1. 创伤或外科手术发生呼吸衰竭者。

2. 心肺复苏病人。

3. 急、慢性呼吸衰竭及进行机械通气的病人等。

【背景】

患者女性，66岁，主因咳嗽、咳痰伴喘息4天收入院。查体：T37.5℃，P96次/分，R29次/分，BP142/85mmHg，口唇发绀，半卧位。入院后遵医嘱给予持续低流量吸氧2L/分，遵医嘱采集动脉血标本进行血气分析。

【操作重点强调内容】

1. 有效沟通。

2. 进针手法正确。

3. 注意进针的深度。

【操作前准备】

（1）核对姓名、床号，向病人说明穿刺的目的和配合的注意事项，使病人在平静状态下接受穿刺。

（2）用物准备（图3-9-1-1）一次性动脉血气针，治疗盘。

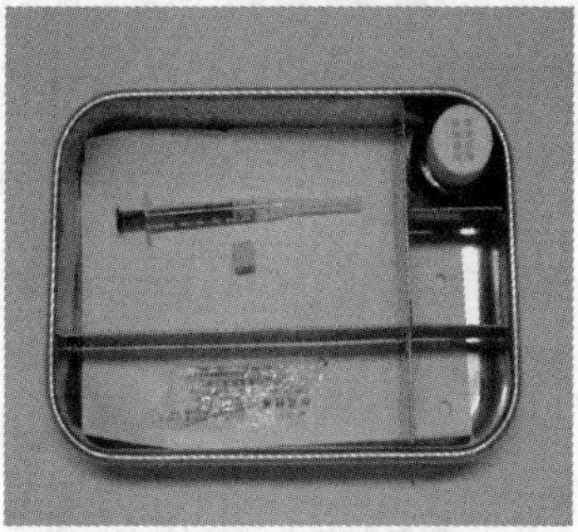

图 3-9-1-1 用物准备

【操作程序】

1. 核对姓名

2. 选择部位一般可选股动脉、肱动脉或桡动脉为穿刺点进针。先用手指摸清动脉的搏动、走向、深度。常规消毒穿刺部位的皮肤及操作者的左手食指和中指，然后，左手食指和中指固定动脉，右手持注射器将针头刺入动脉，采血0.5~2ml（图3-9-1-2）。

3. 拔出针头的同时用无菌棉签压迫针眼处（图3-9-1-3），将针头刺入胶塞内（图3-9-1-4），以隔绝空气（如果注射器内混入气泡应及时排除），并用手转动针筒数次使血液与肝素溶液充分混匀（图3-9-1-5），以防凝血。

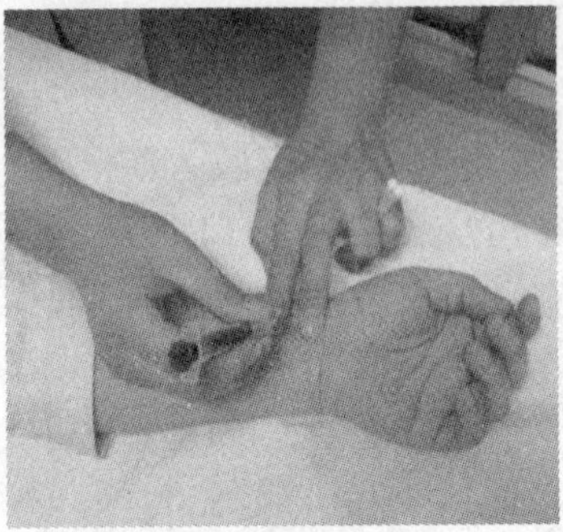

图 3-9-1-2　进针

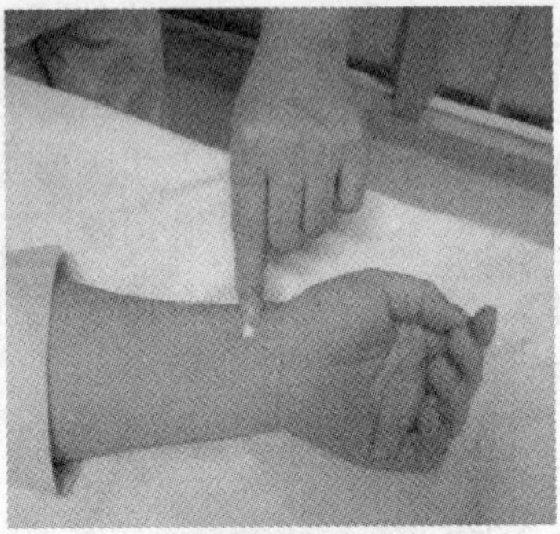

图 3-9-1-3　按压

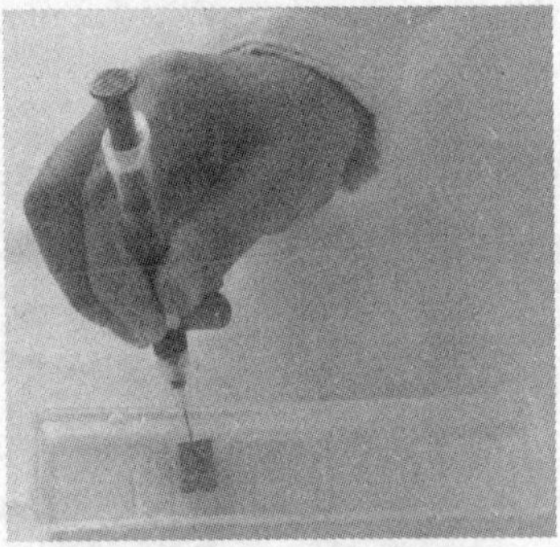

图 3-9-1-4　针头刺入胶塞内

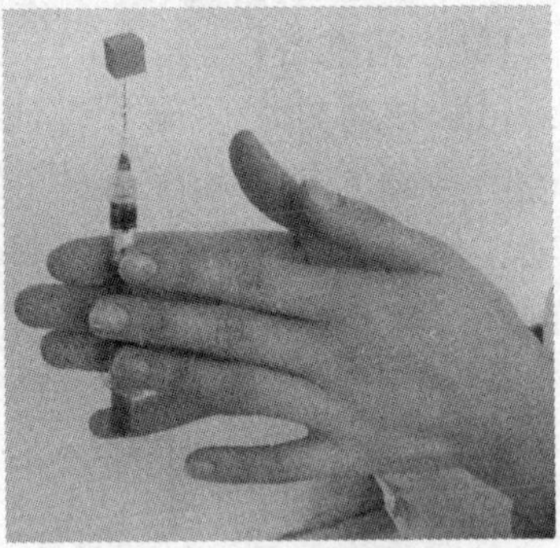

图 3-9-1-5　用手转动针筒数次

4. 操作后

(1) 穿刺处需按压2~5min，以防局部出血或形成血肿。

(2) 详细核对化验单，注明采血时间、吸氧方法及浓度、机械通气参数等。

(3) 采血后立即送检，以免氧逸失影响测定结果。

【操作观察要点】

穿刺后局部有无血肿

【采集动脉血标本考核评分标准】

项目	技术操作要求	评分	评分等级			实际得分
			A×1	B×0.7	C×0.4	
仪表 5	服装整齐，举止端庄、态度亲切	5				
评估 10	评估病人的病情、合作情况	5				
	评估穿刺局部皮肤情况	5				
操作前准备 10	洗手，备齐用物	5				
	查对、解释认真细致	5				
操作过程 55	携用物至床旁，认真解释	10				
	根据评估结果，选择合适的穿刺部位	5				
	消毒方法及范围正确	5				
	妥善固定穿刺动脉，不合作者令人协助固定肢体	5				
	进针手法正确，进针角度和深度适中	10				
	过程顺利，采集血量正确，无气泡	10				
	拔针后标本处理正确，按压方法正确	5				
	用物处理，洗手	5				
评价 20	操作规范，注意无菌操作	5				
	动作轻、稳，注意保护病人安全	5				
	操作过程和病人有效沟通	5				
	操作熟练有序	5				
总分 100		100				

（张会芝　乔红梅）

二、痰标本采集法

【适用范围】

所有需要留取痰标本的病人。

【背景】

患者，男性。主因间断咳嗽，咳痰，发热3天收入院。查体：体温38℃，口唇、甲床发绀明显，喘憋，呼吸24次/分，肺部听诊：满肺湿啰音。现需要留取痰培养标本。

【操作强调内容】

1. 容器上贴标签，注明床号、姓名及采集时间。

2. 保证标签质量，采集方法要正确、及时，按时送检。

3. 必须放入无菌痰盒内，严格无菌操作，以免影响检查结果。

4. 使用抗生素应在检查单上注明，一般在使用抗菌药物前采集标本。

【操作前准备】

护士：洗手、戴口罩。

病人：评估病人病情、意识状态、呼吸状态，咳嗽咳疾能力，痰液粘稠度；评估病人自理能力及合作程度。

环境：安静、清洁。

用物准备：普通痰盒/无菌痰盒；漱口溶液，痰培养皿（无菌痰盒）。

【痰常规标本程序】

（1）标本容器外贴标签（图3–9–2–1），做好三查七对及对病人解释，取得患者合作。

（2）清晨清水漱口清洁口腔，祛除杂质。

（3）用力咳出气管深处痰液于痰盒内2小时内送检。（图3–9–2–2）

（4）如找癌细胞应立即送检，或95%酒精或10%甲醛固定后送检。（图3–9–2–3）

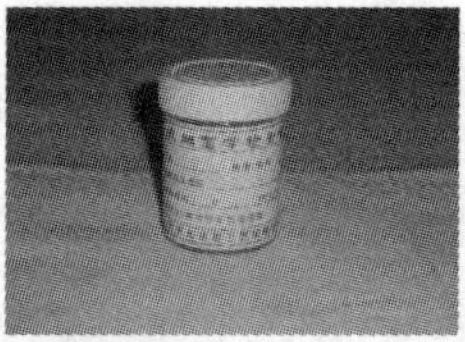

图 3-9-2-1

标本容器外贴标签

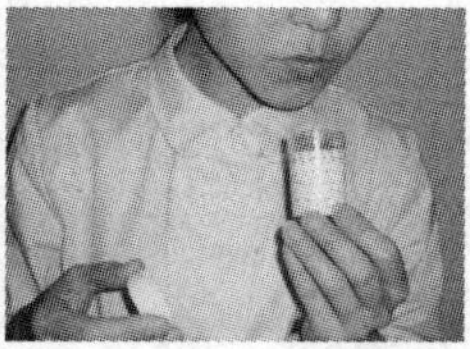

图 3-9-2-2

将痰吐无菌盒中

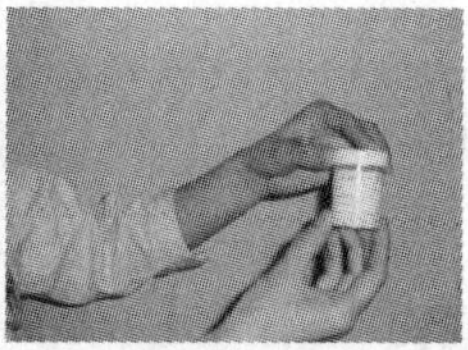

图 3-9-2-3

标本送检

【痰培养标本程序】

(1) 备齐用物，做好三查七对及解释，取得患者合作。

(2) 清晨用溶液漱口，再用清水漱口（避免口腔细菌夹入），深吸气用力咳嗽，将痰吐入无菌痰盒内，立即送检。

(3) 昏迷者可用吸痰管接20~50ml注射器抽吸，也可用吸引器吸取，应用痰液收集器进行无菌操作，去中段痰液送检。

【重点观察内容】

1. 病人病情，生命体征变化。

2. 病人咳嗽，咳痰情况。

3. 痰液的量，色，性质并记录。

4. 病人的舒适度。

【操作考核评分标准】

项目	技术操作要求	评分	评分等级			实际得分
			A×1	B×0.7	C×0.4	
仪表 5	仪表端庄，服装整洁，戴口罩	5				
评估 15	评估病人病情、意识状态、呼吸状态	5				
	评估咳嗽、咳痰能力，痰液粘稠度	5				
	评估病人自理能力及合作程度	5				

续表

项目		技术操作要求	评分	评分等级			实际得分
				A×1	B×0.7	C×0.4	
操作前准备10		洗手，戴口罩	2				
		备齐用物，做好解释	8				
安全与舒适5		保持病人安全与舒适	5				
操作过程40	痰常规	核对认真，标本容器外贴标签	10				
		嘱病人漱口清洁口腔	10				
		用力咳痰方法正确	10				
		及时送检	10				
	氮培氧	核对认真，标本容器外贴标签	8				
		嘱病人漱口清洁口腔	8				
		用力咳痰方法正确	8				
		及时送检	8				
		昏迷者吸引方法正确	8				
操作后10		嘱病人取舒适卧位，整理床单位	8				
		整理用物，洗手	8				
评价15		操作熟练、节力	5				
		操作过程注意与病人沟通有效	5				
		操作过程注意安全	5				
总分100			100				

（张　静）

【理论提问】

1. 给病人留取痰培养标本要注意哪些？

答：1. 病人病情，生命体征变化。

2. 病人咳嗽，咳痰情况。

3. 痰液的量，色，性质并记录。

4. 病人的舒适度。

三、咽拭子标本采集法

【适用范围】

所有需要留取咽拭子标本的病人。

【背景】

患者，男性。主因发热一周，咽痛，扁桃体肿大3天收入院。查体：T39℃，咽部红肿，扁桃体2度肿大，口腔黏膜有大量白色分泌物。现需要留取咽拭子标本。

【操作强调内容】

1. 容器上贴标签，注明床号、姓名及采集时间。

2. 保证标签质量，采集方法要正确、及时，按时送检。

3. 严格无菌操作，以免影响检查结果。

【操作前准备】

护士：洗手、戴口罩。

病人：评估病人病情、年龄、意识状态及口腔组织状况；病人的合作程度，知识水平及心理反应。

环境：安静、清洁。

用物准备：无菌咽拭子培养管、酒精灯、火柴、压舌板、无菌等渗盐水。

【咽拭子标本操作程序】

(1) 培养管外贴标签 (图3–9–3–1)，备齐用物，做好三查七对及解释，取得患者合作。

(2) 嘱患者轻轻张口，发“啊”音，并用压舌板轻轻压住舌后部，用手电筒照射检查口腔黏膜情况，用咽拭子轻轻擦拭两侧腭弓、咽部、扁桃体上分泌物。（图3–9–3–2）

(3) 做真菌培养时，擦拭口腔溃疡面，采集分泌物，拿出棉签，试管口在酒精灯火上消毒后插入食管中，塞紧试管口。(图3–9–3–3)

(4) 将标本连同化验单立即送检。（图3–9–3–4）

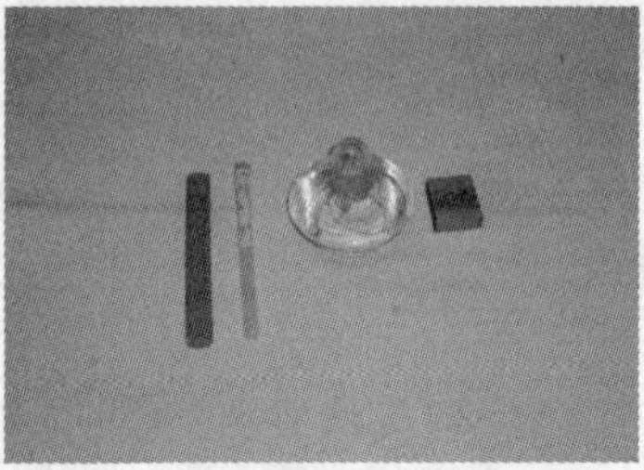

图 3–9–3–1
培养管外贴标签，备齐用物

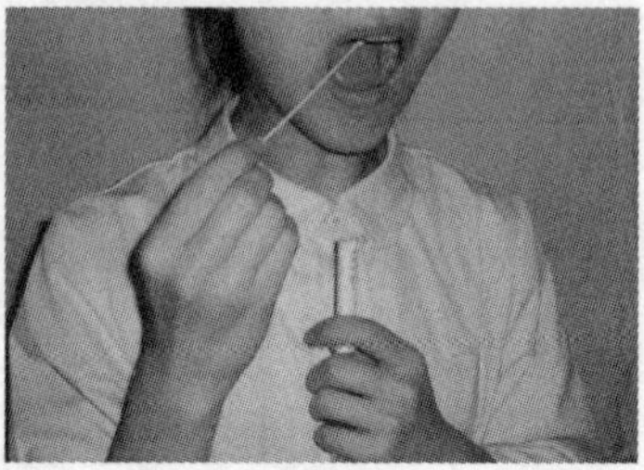

图 3–9–3–2
采集分泌物

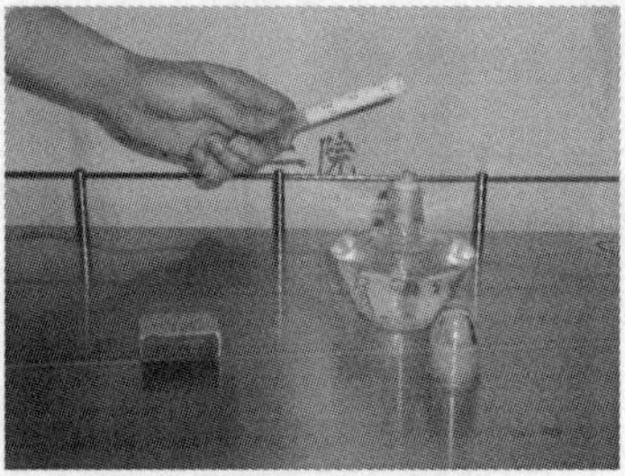

图 3–9–3–3　消毒试管口

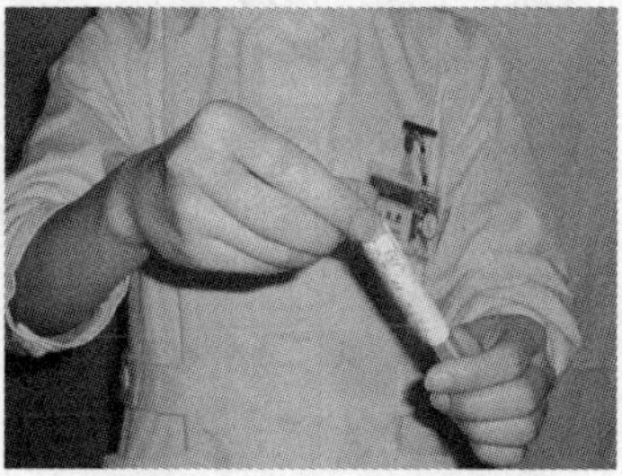

图 3–9–3–4　标本送检

【重点观察内容】

1. 病人病情，生命体征变化。
2. 病人的舒适度。
3. 病人的口腔状况，合作程度。

【操作考核评分标准】

项目	技术操作要求	评分	评分等级			实际得分
			A×1	B×0.7	C×0.4	
仪表 5	仪表端庄，服装整洁	5				
评估 15	病人病情、年龄、意识状态及口腔组织状况	5				
	病人的合作程度、知识水平及心理反应	5				
	咽拭子培养的目的	5				

续表

项目	技术操作要求	评分	评分等级			实际得分
			A×1	B×0.7	C×0.4	
操作前准备10	洗手、戴口罩	2				
	备齐用物，做好解释	8				
安全与舒适10	保持病人安全与舒适	10				
操作过程45	核对认真，标本容器外贴标签	9				
	嘱患者轻轻张口，用压舌板轻轻压住舌后部	9				
	用咽拭子轻轻擦拭两侧腭弓、咽部、扁桃体上分泌物	9				
	做真菌培养时，擦拭口腔溃疡面，采集分泌物，拿出棉签，试管口在酒精灯火上 消毒后插入食管中，塞紧试管口	9				
	将标本连同化验单立即送检	9				
操作后10	助病人取舒适卧位，整理床单位	5				
	整理用物，洗手	5				
评价15	操作熟练、节力	5				
	操作过程注意与病人沟通有效	5				
	操作过程注意安全	5				
总分100		100				

【理论提问】

给病人留取咽拭子标本需要评估的内容？

答：评估病人病情、年龄、意识状态及口腔组织状况；病人的合作程度，知识水平及心理反应。

（张　静）

四、尿标本采集法

【尿标本分类】

常规标本、培养标本、12或24小时标本

尿常规标本

【操作前准备】

1. 用物准备：标本容器、检验单（标明病室、床号、姓名、病历号、性别、年龄等）、必要时备便盆或便壶

2. 病人准备：向病人讲解收集标本的目的和方法

3. 环境：安静、保护隐私

【操作强调内容】

1. 女病人月经期不宜留取尿标本

2. 会阴部分泌物过多时，应先清洁或冲洗后再留取尿标本

3. 小孩或尿失禁病人可以用尿套或尿袋协助收集

4. 留取后及时送检

【操作程序】

查对医嘱，贴检验单附联于标本容器上→携用物至床旁，核对病人，向病人讲解收集标本的目的和方法→收集尿标本（1）可下床活动的病人，给予标本容器，请其至厕所解尿，留取30ml左右尿液于容器中。（2）行动不便的病人，协助在床上使用便盆或尿壶，留取适当的尿液于容器中。（3）留置导尿的病人，于集尿袋下方引流处打开收集尿液→送检（化验单标明留取时间）→洗手，记录。

尿培养标本

【操作前准备】

1. 用物准备：导尿包、无菌有盖标本容器、无菌手套、检验单（标明病室、床号、姓名、病历号、性别、年龄等）、必要时备便盆、屏风

2. 病人准备：向病人讲解收集标本的目的和方法

3. 护士：洗手、戴口罩

4. 环境：安静、保护隐私

【操作强调内容】

注意留取标本时勿触及容器口

【操作程序】

查对医嘱，贴检验单附联于标本容器上→ 携用物至床旁，核对病人，向病人讲解收集标本的目的和方法→ 打开导尿包，戴无菌手套，按导尿术导尿→ 将前段尿液排在弯盘内，留取中段尿至无菌标本容器内，盖好→余尿排在便盆内→ 拔除尿管或遵医嘱留置尿管→ 协助病人穿好衣裤，整理床单位→ 标本送检（化验单标明留取时间）→ 用物处理，洗手，记录。

12或24小时尿标本

【操作前准备】

1. 用物准备：集尿瓶（3000~5000ml）、标本容器、检验单（标明病室、床号、姓名、病历号、性别、年龄等）、必要时备便盆或便壶

2. 病人准备：向病人讲解收集标本的目的和方法

3. 环境：安静、保护隐私

【操作程序】

留取24小时尿标本

查对医嘱，贴检验单附联于标本容器上→ 携用物至床旁，核对病人，向病人讲解收集标本的目的和方法→ 请病人于7am排空膀胱后，开始留取尿液，至次晨7am最后一次尿液→病人可先将尿液排在便盆或尿壶内，再收集到集尿瓶中→ 于收集时间结束前，再请病人排尿，测量尿液总量→ 留取适量的尿液，标本送检，化验单上写明尿总量→用物处理，洗手，记录。

留取12小时尿标本

除时间上与留取24小时尿标本不同外，余相同。留取12小时尿标本，则于晚7pm排空膀胱留取尿液至次晨7am。

【重点强调内容】

观察尿液色、性质、量、气味等。

【操作考核评分标准】

项目		技术操作要求	评分	评分等级			实际得分
				A×1	B×0.7	C×0.4	
仪表5		仪表端庄，着装符合要求	5				
评估10		评估病人病情、了解程度	5				
		评估病人自理及合作程度	5				
操作前准备10		洗手（戴口罩）	2				
		用物准备	8				
操作程序60	尿常规标本	查对医嘱，贴检验单附联于标本容器上	10				
		携用物至床旁，核对病人，向病人讲解收集标本的目的和方法	10				
		收集尿标本正确	20				
		送检（化验单标明留取时间）	10				
		洗手，记录	10				
	尿培养标本	查对医嘱，贴检验单附联于标本容器上	10				
		携用物至床旁，核对病人，向病人讲解收集标本的目的和方法	10				
		导尿方法正确	10				
		将前段尿液排在弯盘内，留取中段尿至无菌标本容器内，盖好	10				
		拔除尿管或遵医嘱留置尿管	5				
		协助病人穿好衣裤，整理床单位	5				

续表

<table>
<tr><th colspan="2" rowspan="2">项目</th><th rowspan="2">技术操作要求</th><th rowspan="2">评分</th><th colspan="3">评分等级</th><th rowspan="2">实际得分</th></tr>
<tr><th>A×1</th><th>B×0.7</th><th>C×0.4</th></tr>
<tr><td rowspan="8">操作程序60</td><td rowspan="2"></td><td>标本送检（化验单标明留取时间）</td><td>5</td><td></td><td></td><td></td><td></td></tr>
<tr><td>用物处理，洗手，记录</td><td>5</td><td></td><td></td><td></td><td></td></tr>
<tr><td rowspan="6">12或24小时尿标本</td><td>查对医嘱，贴检验单附联于标本容器上</td><td>10</td><td></td><td></td><td></td><td></td></tr>
<tr><td>携用物至床旁，核对病人，向病人讲解收集标本的目的和方法</td><td>10</td><td></td><td></td><td></td><td></td></tr>
<tr><td>留取尿标本方法正确</td><td>10</td><td></td><td></td><td></td><td></td></tr>
<tr><td>测量尿液总量</td><td>10</td><td></td><td></td><td></td><td></td></tr>
<tr><td>标本送检，化验单上写明尿总量</td><td>10</td><td></td><td></td><td></td><td></td></tr>
<tr><td>用物处理，洗手，记录</td><td>10</td><td></td><td></td><td></td><td></td></tr>
<tr><td colspan="2" rowspan="3">评价15</td><td>操作过程中注意与病人有效沟通</td><td>5</td><td></td><td></td><td></td><td></td></tr>
<tr><td>操作熟练、节力</td><td>5</td><td></td><td></td><td></td><td></td></tr>
<tr><td>操作注意安全</td><td>5</td><td></td><td></td><td></td><td></td></tr>
<tr><td colspan="2">总分100</td><td></td><td>100</td><td></td><td></td><td></td><td></td></tr>
</table>

（杨美玲）

五、粪标本采集法

【粪标本分类】

粪常规标本、粪细菌培养标本、粪隐血标本、粪寄生虫或虫卵标本

【操作强调内容】

1. 查隐血标本者，3天前禁食肉类、肝、血及大量绿叶素的

食物或含铁剂药物，3天后收集标本。

2. 病人服用驱虫药应留取全部粪便。

【操作前准备】

1. 用物准备：标本容器（内附检便匙或无菌棉签）、检验单(标明病室、床号、姓名、病历号、性别、年龄等)、必要时备便盆

2. 病人准备：向病人讲解收集标本的目的和方法

3. 环境：安静、保护隐私

【操作程序】

查对医嘱，贴检验单附联于标本容器上→ 携用物至床旁，核对病人，向病人讲解收集标本的目的和方法→ 遮挡病人，嘱病人排空膀胱尿液，避免尿便混合→ 收集粪便标本（1）粪常规标本：用检便匙取中央部分或粘液脓血部分，置于标本容器内。（2）培养标本：用无菌棉签取中央部分或粘液脓血部分，置于无菌标本容器内，塞紧瓶塞。（3）隐血标本：同常规留取。（4）寄生虫或虫卵标本：检查寄生虫者应留取不同部位带血或粘液的粪便；检查尧虫者嘱病人在前睡觉或清晨未起床之前，用透明胶带粘在肛门周围，取下粘有虫卵的透明胶带，立即送检；检查阿米巴原虫者，将便盆加热至人体温度，标本在30分钟内连同便盆一同送检→ 清洁便盆→ 整理床单位→ 标本送检→洗手，记录。

【重点强调内容】

观察粪便颜色、性质、量、气味等。

【操作考核评分标准】

项目	技术操作要求	评分	评分等级			实际得分
			A×1	B×0.7	C×0.4	
仪表 5	仪表端庄，着装符合要求	5				
评估 10	评估病人病情、了解程度	5				
	评估病人自理及合作程度	5				

续表

项目	技术操作要求	评分	评分等级			实际得分
			A×1	B×0.7	C×0.4	
操作前准备 10	洗手（戴口罩）	2				
	用物准备	8				
操作过程 60	查对医嘱，贴检验单附联于标本容器上	10				
	携用物至床旁，核对病人，向病人讲解收集标本的目的和方法	10				
	收集粪便标本正确	20				
	整理床单位	5				
	标本送检(化验单标明留取时间）	10				
	洗手，记录	5				
评价 15	操作过程中注意与病人有效沟通	5				
	操作熟练、节力	5				
	操作注意安全	5				
总分 100		100				

（杨美玲）

六、静脉血标本采集法

【适用范围】

采集静脉血标本，以做相应的化验项目。

【背景】

患者男性，50岁，发热一个月，来我院就诊，检查前需做血化验：血常规、血培养等。

【操作强调内容】

1. 一般血培养采血量为5ml。亚急性细菌性心内膜炎病人，为提高细菌培养阳性率，采血量可增至10~15ml。

2. 采集血培养标本时，应严格无菌操作，瓶口消毒。

3. 若需抽取不同种类的血标本，应先注入血培养瓶，再注入抗凝瓶，最后注入干燥试管。

【操作前准备】

1. 护士：洗手，戴口罩，必要时戴橡胶手套。

2. 用物：注射盘（内装安尔碘，棉签）、止血带、避污纸或治疗巾、注射器、试管、快速手消毒剂、血培养瓶（需氧/厌氧）、锐器盒。（图3–9–6–1）

3. 患者：评估患者病情、局部皮肤及采血部位血管情况、化验项目。评估患者自理及合作程度。

4. 环境：明亮整洁，宽敞舒适。

【操作流程】

核对患者的姓名，性别，年龄，化验内容（图3–9–6–2）。检查注射器及试管的有效期（图3–9–6–3~5）。→评估患者基本情况。→携用物至床旁。→向患者解释，以取得合作→协助患者摆好体位（坐位或卧位），选择静脉穿刺的部位。→安尔碘消毒皮肤一次。扎止血带，再次安尔碘消毒皮肤一次→安尔碘待干前，将注射器准备好→安尔碘待干后，进针，直接穿刺血管。左手固定针头，右手拉动针栓。→抽取足量的血（图3–6–9–6）。→松开止血带，退出针头，→嘱患者持续按压十分钟。并告知患者将棉签投入医疗垃圾筒中。→将抽好的血沿试管壁缓缓注入试管中（图3–6–9–7），第三次核对。→协助病人取舒适卧位→整理用物：将针头投入锐器盒中，记录取血时间（图3–6–9–8），卷好化验单，弃止血带，弃避污纸或治疗巾放车下。→血标本及时送检。→手部消毒：如连续取血可应用快速手消毒剂擦拭2分钟。如有血迹污染，必要时更换手套。单次取血应洗手。

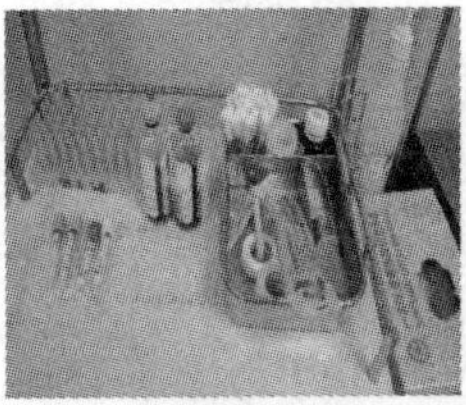

图 3–9–6–1
准备用物

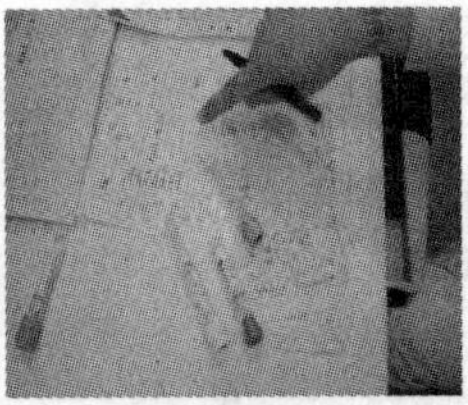

图 3–9–6–2
核对医嘱

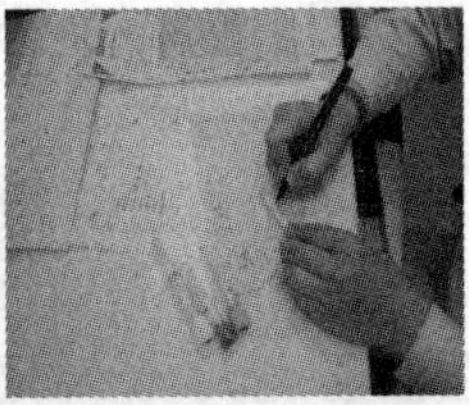

图 3–9–6–3
试管注明姓名及病历号

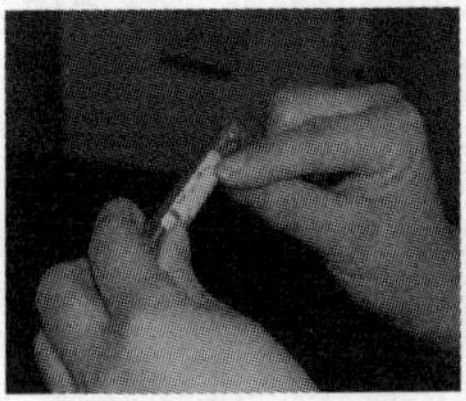

图 3–9–6–4
同时检查试管有效期

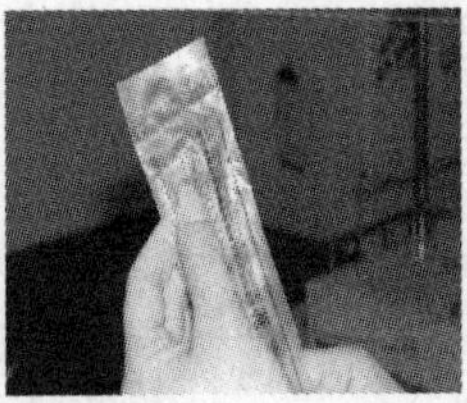

图 3–9–6–5
检查注射器有效期

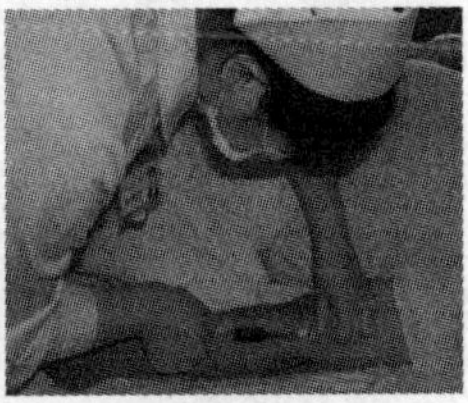

3–9–6–6
抽取足量的血

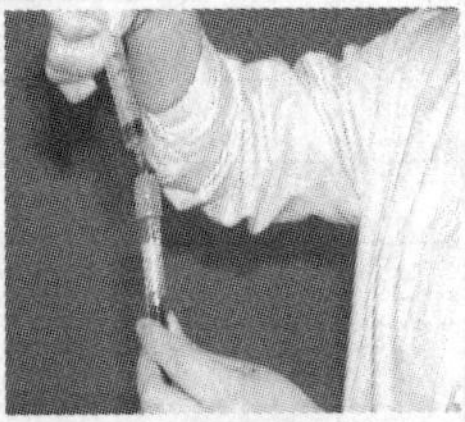

图 3–9–6–7　将血沿管壁缓慢注入

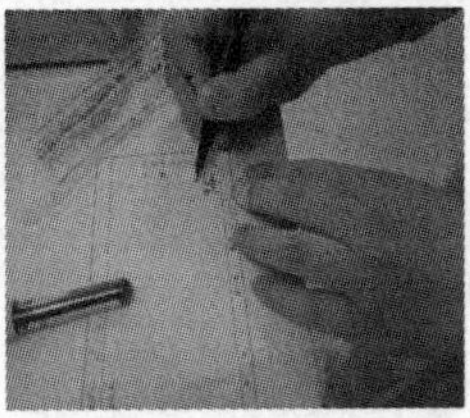

图 3–9–6–8　注明取血时间

【观察要点】

1. 按化验项目选用合适的试管。

2. 有抗凝剂的化验项目，采血量一定要足够到指定刻度，轻摇抗凝管5次。

3. 多项化验内容时，先用促凝管，后用抗凝管。

4. 叮嘱患者正确按压穿刺部位，以免发生皮下淤血。

【理论提问】

血标本分类

答：全血标本、血清标本、血培养标本。

【考核评分标准】

<table>
<tr><th rowspan="2">项目</th><th rowspan="2">技术操作要求</th><th rowspan="2">评分</th><th colspan="3">评分等级</th><th rowspan="2">实际得分</th></tr>
<tr><th>A×1</th><th>B×0.7</th><th>C×0.4</th></tr>
<tr><td>仪表 5</td><td>着装符合要求</td><td>5</td><td></td><td></td><td></td><td></td></tr>
<tr><td rowspan="2">评估 10</td><td>评估患者的采血部位及化验项目</td><td>5</td><td></td><td></td><td></td><td rowspan="2"></td></tr>
<tr><td>评估患者自理及合作程度</td><td>5</td><td></td><td></td><td></td></tr>
<tr><td rowspan="2">操作前准备 10</td><td>洗手、戴口罩</td><td>2</td><td></td><td></td><td></td><td rowspan="2"></td></tr>
<tr><td>备齐用物</td><td>8</td><td></td><td></td><td></td></tr>
<tr><td rowspan="9">操作过程 55</td><td>核对患者</td><td>10</td><td></td><td></td><td></td><td rowspan="9"></td></tr>
<tr><td>选择血管</td><td>10</td><td></td><td></td><td></td></tr>
<tr><td>消毒皮肤正确</td><td>5</td><td></td><td></td><td></td></tr>
<tr><td>穿刺血管方法正确</td><td>5</td><td></td><td></td><td></td></tr>
<tr><td>固定针头</td><td>5</td><td></td><td></td><td></td></tr>
<tr><td>抽取足量的血</td><td>5</td><td></td><td></td><td></td></tr>
<tr><td>退针，叮嘱患者按压</td><td>5</td><td></td><td></td><td></td></tr>
<tr><td>处理用物</td><td>5</td><td></td><td></td><td></td></tr>
<tr><td>手部消毒</td><td>5</td><td></td><td></td><td></td></tr>
<tr><td rowspan="4">评价 20</td><td>操作过程沟通</td><td>5</td><td></td><td></td><td></td><td rowspan="4"></td></tr>
<tr><td>操作过程中执行无菌技术原则</td><td>5</td><td></td><td></td><td></td></tr>
<tr><td>操作熟练、节力</td><td>5</td><td></td><td></td><td></td></tr>
<tr><td>操作过程注意病人安全</td><td>5</td><td></td><td></td><td></td></tr>
<tr><td>总分 100</td><td></td><td>100</td><td></td><td></td><td></td><td></td></tr>
</table>

（杨美玲　金　梅　仉　芳　田淑红）

第十节　冷与热应用

一、乙醇擦浴法

【适用范围】

高热病人。

【背景】

患者女性，39岁，于上午10点出现畏寒、发热，体温38.3℃，中午12点体温升至39.8℃，血压130/80mmHg，遵医嘱给予酒精擦浴。

评估：1.了解病人年龄、病情、意识状态、体温数值(39.5℃以上)。

2.了解病人对冷刺激耐受程度、自理及合作程度。

3.了解病人有无酒精过敏史。

4.与病人沟通语言，内容恰当、态度真诚。

【操作强调内容】

1. 擦浴过程中要注意病人全身情况，如发现病人出现寒战、面色苍白、脉搏或呼吸异常时，应立即停止操作，并通知医生。

2. 擦腋下、掌心、腹股沟、腘窝、脚心等部位时，应稍用些力量擦，擦得时间要长些，直到皮肤发红时为止，这样才能达到散热目的。

3. 禁擦胸前区、腹部、后项，这些部位对冷的刺激较敏感，可引起不良反应。

【操作前准备】

护士：洗手、戴口罩。

物品：弯盘内盛25%~30%乙醇200ml（温度30℃），温度计，小毛巾2块，浴巾1块，衣裤1套、热水袋、冰袋及套，必要时备屏风。

环境：安静、整洁、保暖。

病人：体位舒适，保护病人隐私。

【操作程序】

1. 携物至病人床旁，核对后向病人解释。关好门窗，遮挡屏风。（图3-10-1-1）

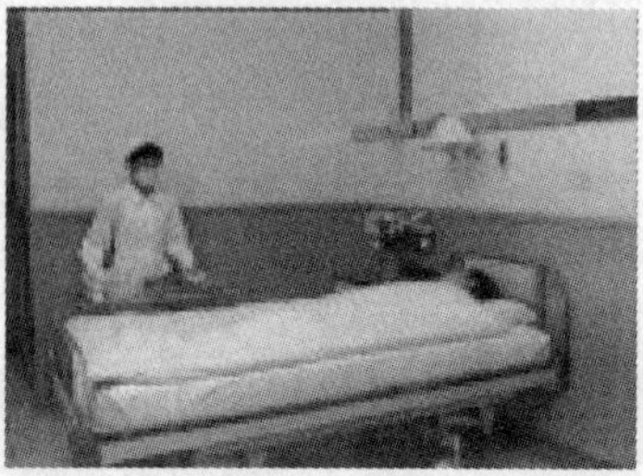

图 3-10-1-1　携物至床旁，解释

2. 松开床尾盖被、脱去上衣、松解裤带，置冰袋于头部（防止擦浴时表皮血管收缩头部充血），置热水袋于足部（病人舒适，同时减轻头部充血）。

3. 露出一侧上肢，下垫浴巾，将小毛巾蘸乙醇拧至半干缠在手上（图3-10-1-2~4），朝离心方向边擦边按摩。上肢擦拭顺序为：①近侧颈——肩——上臂外侧——手背，更换小毛巾。②近侧胸——腋窝——上臂内侧——肘窝——手心。擦毕以浴巾擦干皮肤。同法擦另一侧上肢，每侧各擦3分钟。（图3-10-1-5）

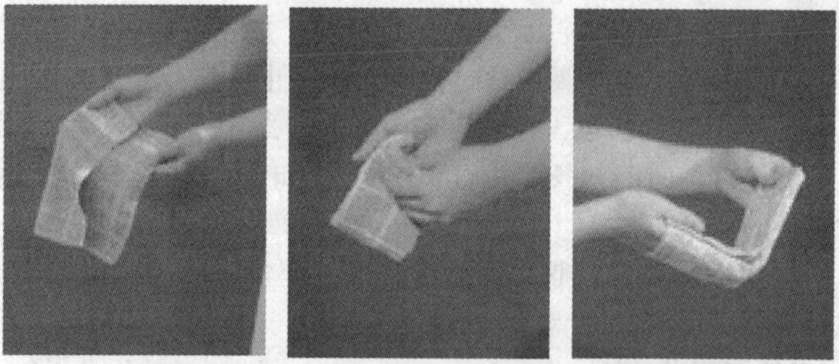

图 3-10-1-2~4　将小毛巾蘸乙醇拧至半干缠在手上

4. 病人侧卧，背向护士，身体下垫浴巾，分左中右三步擦拭背部（自颈下至臀部），全背共擦3分钟。擦毕穿好上衣，脱去裤子。

5. 露出一侧下肢，下垫浴巾同法擦拭，其顺序为：①自髂骨沿大腿外侧至足背，更换小毛巾。②自腹股沟沿大腿内侧至足内踝，更换小毛巾。③自臀下沿大腿后侧经腘窝至足跟，擦毕以浴巾擦干皮肤，盖被，同法擦另一侧，每侧下肢各擦3分钟。

6. 操作后：协助病人穿好衣裤，撤去热水袋、冰袋，盖好被。整理床单位，协助病人取舒适卧位，用物处理正确。（图3-10-1-6）。半小时后复测病人体温，并绘制在体温单上。

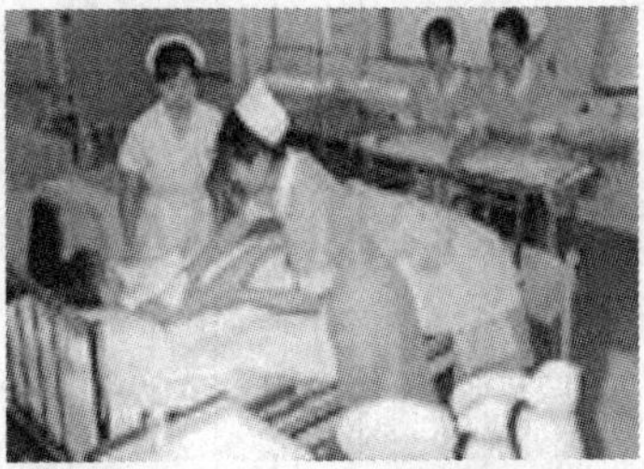

图 3-10-1-5　擦一侧上肢

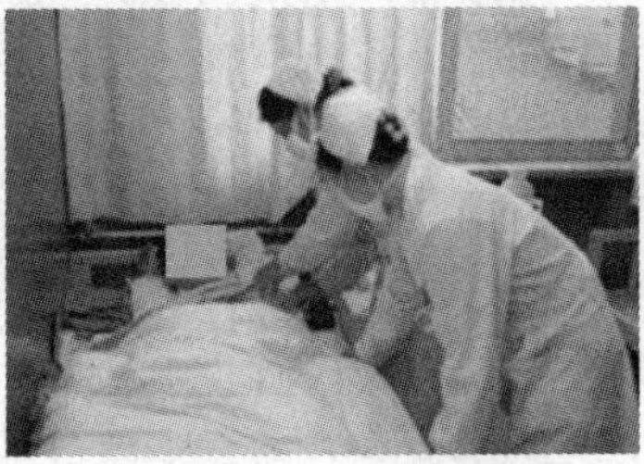

图 3-10-1-6　整理床单位

【操作重点观察内容】

1. 观察病人意识及生命体征，尤其体温的变化，及时监测。

2. 观察病人皮肤颜色的变化。

【理论提问】

什么病人禁忌乙醇擦浴？

答：血液病病人及新生儿禁忌使用。

【技术操作考核评分标准】

<table>
<tr><th rowspan="2">项目</th><th rowspan="2">技术操作要求</th><th rowspan="2">评分</th><th colspan="3">评分等级</th><th rowspan="2">实际得分</th></tr>
<tr><th>A×1</th><th>B×0.7</th><th>C×0.4</th></tr>
<tr><td>仪表 5</td><td>仪表端庄、服装整洁、佩戴胸卡。</td><td>5</td><td></td><td></td><td></td><td></td></tr>
<tr><td rowspan="2">评估 10</td><td>评估病人年龄、病情、意识状态、体温数值（39.5℃以上）</td><td>5</td><td></td><td></td><td></td><td rowspan="2"></td></tr>
<tr><td>评估病人对冷刺激耐受程度、自理及合作程度</td><td>5</td><td></td><td></td><td></td></tr>
</table>

续表

项目	技术操作要求	评分	评分等级			实际得分
			A×1	B×0.7	C×0.4	
操作前准备 10	洗手、戴口罩。	2				
	备齐用物	8				
操作过程 50	1. 携物至病人床旁，核对后向病人解释。关好门窗，遮蔽屏风。	10				
	2. 松开床尾盖被、脱去上衣、松解裤带，置冰袋于头部（防止擦浴时表皮血管收缩头部充血），置热水袋于足部（病人舒适，同时减轻头部充血）	10				
	3. 露出一侧上肢，下垫浴巾，将小毛巾蘸乙醇拧至半干缠在手上，朝离心方向边擦边按摩。上肢擦拭顺序为：①近侧颈——肩——上臂外侧——手背，更换小毛巾。②近侧胸——腋窝——上臂内侧——肘窝——手心。擦毕以浴巾擦干皮肤。同法擦另一侧上肢，每侧各擦3分钟。	10				
	4. 病人侧卧，背向护士，身体下垫浴巾，分左中右三步擦拭背部（自颈下至臀部），全背共擦3分钟。擦毕穿好上衣，脱去裤子。	10				
	5. 露出一侧下肢，下垫浴巾同法擦拭，其顺序为：①自髂骨沿大腿外侧至足背，更换小毛巾。②自腹股沟沿大腿内侧至足内踝，更换小毛巾。③自臀下沿大腿后侧经腘窝至足跟，擦毕以浴巾擦干皮肤，盖被，同法擦另一侧，每侧下肢各擦3分钟。	10				

续表

项目	技术操作要求	评分	评分等级			实际得分
			A×1	B×0.7	C×0.4	
操作后 10	协助病人穿好衣裤，撤去热水袋、冰袋，盖好被	3				
	整理床单位，协助病人取舒适卧位，用物处理正确	3				
	半小时后测病人体温，并绘制在体温单上	4				
评价 15	操作熟练、节力	5				
	操作过程中与病人沟通有效	5				
	操作过程中注意病人安全	5				
总分 100		100				

（史春迎）

二、温水擦浴法

【适用范围】

中暑、高热病人降低体温

【背景】

住院患者男性，70岁，因受凉后出现高热T39.2℃，并伴有咽痛、鼻堵。遵医嘱给予温水擦浴的护理措施。

【操作重点强调内容】

1. 一般应使用低于病人皮肤温度的温水，即32~34℃左右温水进行擦浴，这样可以很快将患者的皮肤温度传导发散。同时，皮肤接受冷刺激后，可使毛细血管收缩，继而又扩张，擦浴时又可用按摩手法刺激血管被动扩张，因而更促进了热的发散。

2. 在温水擦浴前最好先在患者头部放置一个冰袋，这样既有助于降温，又可防止由于擦浴时表皮血管收缩，血液集中到头部引起充血。同时热水袋置于足下使病人感觉舒适，也可减轻头部充血。

3. 浴时用力要均匀，不可过度用力，并轻轻按摩以促进血管扩张。

4. 擦至腋窝、肘窝、手心、腹股沟、腘窝等大血管丰富处，应稍用力擦拭，停留时间稍长些，以助散热。四肢及背部各擦浴3分钟即可。一般全部擦浴时间为15~20分钟。

5. 胸前部、腹部、后颈部、足心部等部位对冷的刺激较敏感，不宜擦浴。

6. 擦浴后取舒适卧位，并嘱多饮温开水。

7. 整个操作过程中，要注意环境的隐蔽，满足患者的心里需要。

【操作前准备】

1. 护士：洗手、戴口罩

2. 备齐物品：面盆内盛32~34℃温水1/2或2/3盆、小毛巾、大毛巾或浴巾、冰袋及套、热水袋及套，便器，衣裤一套，必要时备屏风。

3. 环境：病室安静，关好门窗，调节室温至21~24℃。

4. 病人：平卧位，评估病人病情、自理及合作程度。

【操作程序】

备齐用物携至床旁，核对向病人做好解释，关好门窗，调节室温至21~24℃，用屏风遮挡，松盖被，按需协助排便→头部放置冰袋→足底放置热水袋（中暑病人可同时置冰袋于大血管丰富处）→协助病人脱去上衣，露出一侧上肢，下垫大毛巾→将拧至半干的小毛巾缠在手上成手套式（离心方向边擦边按摩）→颈部（侧面）→拭上臂外侧擦→手背→侧胸→腋窝→上臂内侧→手心→大毛巾擦干皮肤（同法擦试另一上肢，每侧上肢各擦3分钟）

协助病人侧卧→露出背部→垫上大毛巾→擦拭整个背→大毛巾擦干皮肤→协助穿好上衣（擦拭3分钟）

协助病人脱去裤子平卧露出一侧下肢→垫大毛巾→髋部→大

腿外侧擦→足背→腹股沟→大腿内侧→小腿内侧→腘窝→踝部→足跟→大毛巾擦干皮肤（同法擦拭另一下肢，每侧下肢擦3分钟）

协助穿好裤子→撤去大毛巾→撤去热水袋，盖好被子，整理床单位。半小时后测量体温，并记录在体温单上，如体温降至39℃以下，应取下头部冰袋，让病人休息

【操作观察要点】

①擦浴中应注意观察病人情况，如有寒战、面色苍白，或脉搏、呼吸异常时，应立即停止操作，并报告医生。

②高热伴有寒战、皮肤有出血者禁用皮肤擦浴。

③一般降至38.5℃左右即可；降温效果不佳者应配合通风或药物降温。

【理论提问】

温水擦浴时的注意事项？

答：1. 一般应使用低于病人皮肤温度的温水，即32~34℃左右温水进行擦浴，这样可以很快将患者的皮肤温度传导发散。同时，皮肤接受冷刺激后，可使毛细血管收缩，继而又扩张，擦浴时又可用按摩手法刺激血管被动扩张，因而更促进了热的发散。

2. 在温水擦浴前最好先在患者头部放置一个冰袋，这样既有助于降温，又可防止由于擦浴时表皮血管收缩，血液集中到头部引起充血。同时热水袋置于足下使病人感觉舒适，也可减轻头部充血。

3. 浴时用力要均匀，不可过度用力，并轻轻按摩以促进血管扩张。

4. 擦至腋窝、肘部、手心、腹股沟、腘窝等大血管丰富处，应稍用力擦拭，停留时间稍长些，以助散热。四肢及背部各擦浴3分钟即可。一般全部擦浴时间为15~20分钟。

5. 胸前部、腹部、后颈部、足心部等部位对冷的刺激较敏感，不宜擦浴。

6. 擦浴中应注意观察病人情况，如有寒战、面色苍白，或脉搏、呼吸异常时，应立即停止操作，并报告医生。

7. 高热伴有寒战、皮肤有出血者禁用皮肤擦浴。

8. 一般降至38.5℃左右即可；降温效果不佳者应配合通风或药物降温。

9. 擦浴后取舒适卧位，并嘱多饮温开水。

10. 整个操作过程中，要注意环境的隐蔽，满足患者的心里需要。

【技术操作考核评分标准】

<table>
<tr><th colspan="2" rowspan="2">项目</th><th rowspan="2">技术操作要求</th><th rowspan="2">评分</th><th colspan="3">评分等级</th><th rowspan="2">实际得分</th></tr>
<tr><th>A×1</th><th>B×0.7</th><th>C×0.4</th></tr>
<tr><td colspan="2">仪表 5</td><td>服装整洁，仪表端庄</td><td>5</td><td></td><td></td><td></td><td></td></tr>
<tr><td colspan="2" rowspan="3">评估 15</td><td>评估病情、体位、体温、皮肤情况及伴随的症状和体征</td><td>5</td><td></td><td></td><td></td><td rowspan="3"></td></tr>
<tr><td>评估病人对冷刺激的耐受程度</td><td>5</td><td></td><td></td><td></td></tr>
<tr><td>评估病人自理及合作情况</td><td>5</td><td></td><td></td><td></td></tr>
<tr><td colspan="2" rowspan="2">操作前准备 10</td><td>洗手、戴口罩</td><td>5</td><td></td><td></td><td></td><td rowspan="2"></td></tr>
<tr><td>物品齐全，水温适宜</td><td>5</td><td></td><td></td><td></td></tr>
<tr><td rowspan="10">操作过程 55</td><td rowspan="3">安全与舒适 10</td><td>环境安排合理（关门窗、遮挡屏风、室温适宜）</td><td>3</td><td></td><td></td><td></td><td rowspan="10"></td></tr>
<tr><td>病人体位舒适、安全</td><td>3</td><td></td><td></td><td></td></tr>
<tr><td>注意保护病人的隐私</td><td>4</td><td></td><td></td><td></td></tr>
<tr><td rowspan="7">擦拭过程 35</td><td>核对</td><td>5</td><td></td><td></td><td></td></tr>
<tr><td>头部放置冰袋，足底放置热水袋方法正确</td><td>3</td><td></td><td></td><td></td></tr>
<tr><td>协助病人脱去上衣方法正确</td><td>3</td><td></td><td></td><td></td></tr>
<tr><td>擦拭方法正确</td><td>3</td><td></td><td></td><td></td></tr>
<tr><td>擦拭部位、顺序正确，无遗漏</td><td>3</td><td></td><td></td><td></td></tr>
<tr><td>擦拭毕及时擦干皮肤</td><td>3</td><td></td><td></td><td></td></tr>
<tr><td>协助患者穿衣，保护隐私得当</td><td>3</td><td></td><td></td><td></td></tr>
</table>

续表

项目		技术操作要求	评分	评分等级			实际得分
				A×1	B×0.7	C×0.4	
		观察体温变化，记录时间及方法准确及时	3				
		撤离冰袋、热水袋时间适宜	3				
		观察患者反应	5				
	操作后 10	协助患者取舒适体位，整理床单位	4				
		用物处理方法正确	3				
		洗手	3				
评价 15		操作熟练、节力	5				
		操作过程中与病人沟通有效	5				
		操作过程中注意病人安全	5				
总分 100			100				

（王　群）

三、冷湿敷法

【适用范围】

发热、扭伤等病人

【背景】

患者2小时前右脚踝扭伤，局部红肿、疼痛，无破溃，予冷湿敷。

【操作强调内容】

1. 使用过程中，避免床单位及衣服弄湿，注意保护。

2. 每2~3分钟更换一次敷布，一般冷敷时间为15~20分钟。

3. 如果用于降温，除头部冷敷外，病人的腋窝、肘窝、腹股沟、大腿根部等处可同时应用。

【擦作前准备】

护士：洗手

用物准备：

1. 盆、长钳2把、敷布2块、橡胶单、纱布、冰水、治疗巾

2. 必要时备屏风

病人：评估：患者的年龄、病情、体温、意识、治疗等状况；

患者的局部皮肤状况；有无红、肿、热、痛、感染等；

患者对冷的敏感程度；

患者的活动能力和合作程度。

环境：清洁、舒适、注意隐私。

【操作程序】

根据医嘱核对并评估病人→ 向病人和家属解释用冷的目的及方法→ 携用物至病人床旁→再次核对病人，做好解释→ 在受敷部位垫好橡胶单及治疗巾→ 将敷布浸于冰水或冷水中，→ 用长钳拧至半干（以不滴水为度），敷于局部， →经常更换敷布，（每2~3分钟更换一次），持续约15~20分钟→ 冷湿敷结束后→ 撤掉敷布，观察局部皮肤颜色→ 协助患者穿好衣服，取舒适卧位，整理床单位→ 用物处理→ 洗手，记录。

【观察重点】

1. 注意观察局部皮肤变化，每10分钟查看一次局部皮肤颜色。

2. 使用过程中，检查湿敷情况，及时更换敷布，倾听病人的主诉。

【理论提问】

1. 影响冷湿敷的因素有哪些？

答： （1）方法（2）部位（3）时间（4）面积（5）环境温度（6）个体差异

2. 冷湿敷禁忌证是什么？

答：（1）血液循环障碍。

（2）慢性炎症或深部化脓病灶。

(3) 组织损伤、破裂、水肿部位。

(4) 对冷过敏者。

(5) 昏迷、感觉异常、年老体弱者慎用。

(6) 对冷禁忌的部位：枕后、耳廓、阴囊处，心前区，腹部，足底。

【操作考核评分标准】

项目	技术操作要求	评分	评分等级			实际得分
			A×1	B×0.7	C×0.4	
仪表 5	仪表端庄，服装整洁，佩戴胸卡	5				
评估 20	患者的年龄、病情、体温、意识、治疗等状况	5				
	患者的局部皮肤状况；有无红、肿、热、痛、感染等	5				
	患者对冷的敏感程度	5				
	患者的活动能力和合作程度	5				
操作前准备 10	洗手	2				
	用物准备： 1. 盆、长钳 2 把、敷布 2 块、橡胶单、纱布、冰水、治疗巾 2. 必要时备屏风	8				
操作过程 50	根据医嘱核对并评估病人	5				
	向病人和家属解释用冷的目的及方法	5				
	携用物至病人床旁，再次核对病人，做好解释	5				
	在受敷部位垫好橡胶单及治疗巾	5				
	将敷布浸于冰水或冷水中	5				

续表

项目	技术操作要求	评分	评分等级			实际得分
			A×1	B×0.7	C×0.4	
	用长钳拧至半干（以不滴水为度），敷于局部	5				
	经常更换敷布，（每 3 分钟更换一次），持续约 15~20 分钟	5				
	冷湿敷结束后，撤掉敷布，观察局部皮肤颜色	5				
	协助患者穿好衣服，保暖，整理用物	5				
	用物处理，洗手，记录	5				
评价 15	操作过程注意与病人有效沟通	5				
	操作过程注意安全	5				
	操作熟练、节力	5				
总分 100		100				

（史春迎）

四、冰袋、冰囊使用法

【适用范围】

1. 高热病人。

2. 局部外伤肿胀病人。

3. 液体外渗病人。

【背景】

患者男性，89岁，肺部感染收入院。查体：血压140/80mmHg，体温38.5摄氏度，脉搏64次/分，律齐。患者诉咳嗽、咳白色粘痰2~3ml，易咳出。遵医嘱给予冰袋或冰囊物理降温。

【操作重点强调内容】

1. 注意随时观察冰袋或冰囊有无漏水，布套湿后应立即更换。冰融化后，应立即更换。

2. 如病人局部皮肤苍白、青紫或有麻木感，应立即停止使用。

3. 使用时间一般为10~30分钟或遵医嘱执行。

4. 冰袋压力不宜过大，以免影响血液循环。

5. 如用以降温，冰袋使用后30分钟 需复测体温，并做好记录。

6. 禁用部位为枕后、耳廓、心前区、腹部、阴囊及足底。

【操作前准备】

用物：冰袋或冰囊及布套、冰块和盆。

护士：洗手，戴口罩，评估病人的病情及皮肤情况（图3-10-4-1）。

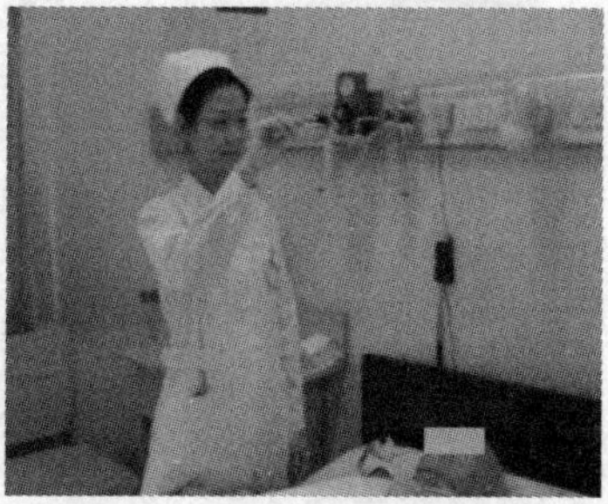

图 3-10-4-1　评估病人病情

病人：取舒适体位，保持床单位及衣服的干燥整洁，协助病人适量饮水。

环境：室内温湿度适宜，定时通风，减少探视。

【操作程序】

用时：取小冰块，用水冲去冰棱角（图 3-10-4-2）→装冰入冰袋（图 3-10-4-3），使冰袋1/2~2/3满，将冰袋排气（图 3-10-4-4）→夹好袋口→擦干冰袋（冰囊）倒持冰袋（冰囊）查有无漏水，确认无漏水后装入布袋（图 3-10-4-5）→携冰袋推车至床旁，向病人解释→放置于所需部位（图 3-10-4-6）（高热病人可放置前额、头顶部或体表大血管处、如颈部、腋下、腹股沟等处；枕后、耳廓、腹部、足部禁放冰袋；局部血液循环不良、慢性炎症或深部有化脓灶时不宜用冷敷）→观察用冷情况（注意观察病情、体温变化及冰块是否融化，需要时重新更换）。

用后：将冰袋水倒净→开口倒挂晾干（图 3-10-4-7）→吹气入袋→夹紧袋子→放阴凉处保存→布套清洗后消毒备用（如传

染病人使用后，冰袋需先消毒后再清洗处理）。

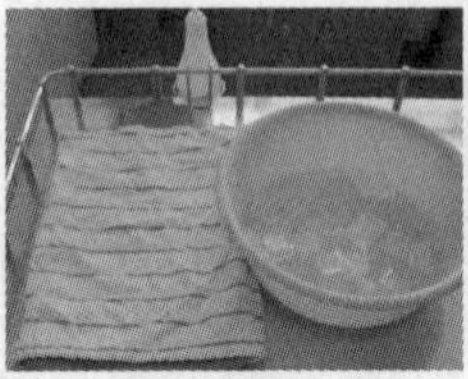
图 3–10–4–2　备齐用物，取小冰块，用水冲去冰棱角

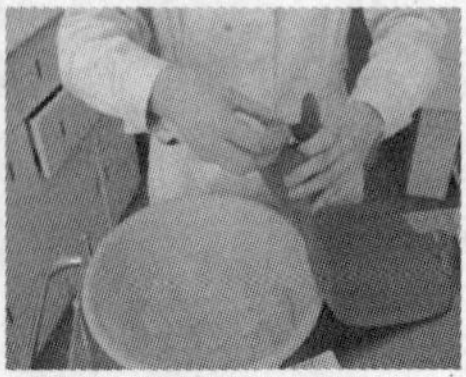
图 3–10–4–3　装冰入冰袋

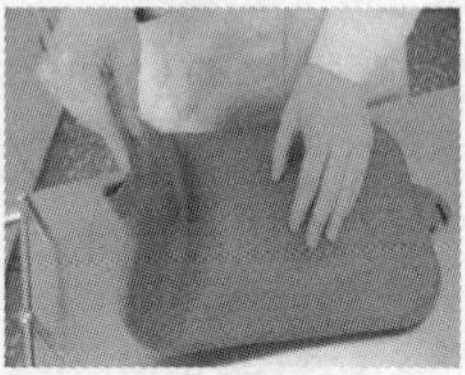
图 3–10–4–4　使冰袋 2/3 满，排出空气

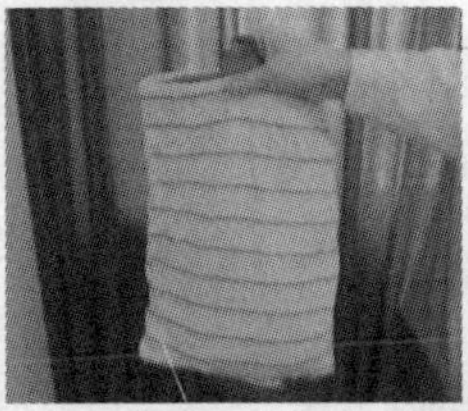
图 3–10–4–5　擦干冰袋，套好布套，倒置检查是否漏水

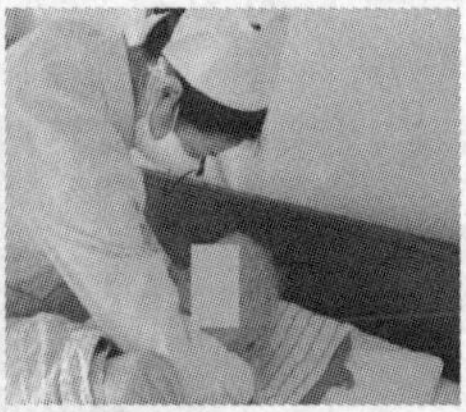
图 3–10–4–6　将冰袋置于所需部位

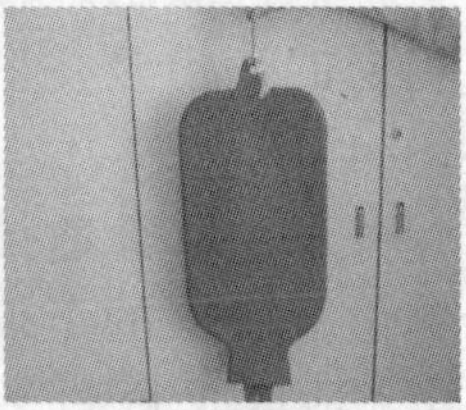
图 3–10–4–7　用后倒置晾干

【操作观察要点】

使用冰袋或冰囊时，随时观察病人病情变化及体温变化情况，观察血液循环，病人皮温、皮色情况，如有异常情况及时与医生沟通，给予对症处理。

【理论提问】

1. 使用冰袋或冰囊的适用范围是什么？

答：（1）高热病人。

（2）局部外伤肿胀病人。

（3）液体外渗病人。

2. 怎样为病人使用冰袋或冰囊？

答：（1）注意随时观察冰袋或冰囊有无漏水，布套湿后应立即更换。冰融化后，应立即更换。

(2) 如病人局部皮肤苍白、青紫或有麻木感，应立即停止使用。

(3) 使用时间一般为10~30分钟或遵医嘱执行。

(4) 冰袋压力不宜过大，以免影响血液循环。

(5) 如用以降温，冰袋使用后30分钟需复测体温，并做好记录。

(6) 禁用部位为枕后、耳廓、心前区、腹部、阴囊及足底。

3. 如何对使用冰袋或冰囊病人进行观察？

答：使用冰袋或冰囊时，随时观察病人病情变化及体温变化情况，观察血液循环，病人皮温、皮色情况，如有异常情况及时与医生沟通，给予对症处理。

【技术操作考核评分标准】

项目	技术操作要求	评分	评分等级			实际得分
			A×1	B×0.7	C×0.4	
仪表5	仪表端庄，着装符合要求	5				
评估10	评估病人的病情，皮肤情况	5				
	评估病人自理及合作程度	5				
操作前准备10	护士洗手、戴口罩	2				
	用物准备：冰袋或冰囊、布套、冰块、盆、毛巾、冰袋使用记录单、手消液	8				
操作过程55	取小冰块，用水冲去棱角	5				
	装冰入冰袋，使冰袋2/3满，排出空气	5				
	夹好袋口，擦干冰袋倒置检查有无漏水，套上布套	5				
	携用物至病人床旁，核对病人姓名、床号、医嘱，向病人做好解释	5				

续表

项目	技术操作要求	评分	评分等级			实际得分
			A×1	B×0.7	C×0.4	
	将冰袋置于所需部位。高热降温时，冰袋可置于前额、头顶部或体表大血管处如颈部、腋下、腹股沟等处；枕后、耳廓、腹部、足部忌放冰袋	10				
	观察使用冰袋后局部皮肤情况，如皮肤苍白、青紫或有麻木感须立即停止使用；冰融化后或布套湿后应立即更换；冰袋压力不宜过大，以免影响血液循环	10				
	撤回冰袋后清洗消毒	5				
	将冰袋水倒净，开口倒挂晾干，吹气入袋，夹紧，放阴凉处保存备用，严格执行交接班制度	10				
评价 20	操作过程与病人沟通有效	5				
	用冰袋后评价疗效	5				
	操作熟练，节力	5				
	操作过程注意病人安全	5				
总分 100		100				

（张丽丽　汤淑鸿）

五、冰枕、冰帽使用法

【适用范围】

1. 中枢性高热，如脑血管病所致。

2. 颅内压增高的患者，可降低耗氧量，减轻脑水肿。

3. 其他原因引起的高热患者。

【背景】

患者男性，56岁，主因脑出血收入院，入院5日来，体温持续高热，最高达41℃，处于浅昏迷状态，双侧瞳孔等大等圆，直径3.5mm，对光反射迟钝，血压130/90mmHg，心率88次/分，律齐，呼吸深快，频率28次/分，间断出现喷射状呕吐，已予止血、甘露醇降颅压治疗及冰帽物理降温。

【操作重点强调内容】

1. 注意冰块装袋前一定要把棱角用水冲掉，以防硌伤病人。

2. 包好双耳，防止耳部冻伤。

3. 床头交接班并做好文字记录。

4. 对冷敏感、心脏病、体质虚弱者慎用。

【操作前准备】

1. 护士：洗手、戴口罩，评估病人。

2. 用物准备：冰枕、冰帽及布套、冰块、盆、木槌、帆布袋、勺、肛温表。同时检查冰枕、冰帽有无破损。

3. 病人：病人体位舒适、安全。

4. 环境：病室安静，整洁，注意病人合理暴露。

【操作程序】

将冰取出 → 放于帆布袋中 → 用木槌敲成核桃大小 → 倒入盆中用水冲去棱角 → 用勺将冰块装入冰枕或冰帽内约2/3满 → 排净空气 → 夹紧帽口 → 擦干外壁水迹 → 倒提检查无漏水 → 装入布套内 → 携用物至病人处 → 再次核对病人并向病人解释，取得合作后 → 将冰枕或冰帽置于病人头部，耳部应用布套包好(3-10-5-1)，严防冻伤 → 使用完毕，将水倒净，清洁后倒挂，晾干、吹气，夹紧袋口放阴凉处备用。

【操作观察要点】

1. 观察病人皮肤情况，严格进行交接班制度 (3-10-5-2)，并有文字记录。

2. 注意随时观察冰帽、冰枕有无漏水，布套湿后应及时更换。

3. 注意观察局部血液循环状况，如局部皮肤苍白、青紫或有麻木感，应立即停止使用。如局部有慢性炎症或深部有化脓病灶时，以及枕后、耳廓禁用冷疗法。

4. 如用以降温，冰枕或冰帽使用后30分钟需复测体温，并做好记录。

5. 如为防止脑水肿应对体温进行监测，体温（肛温）应维持在33℃，不能低于30℃。

6. 清醒病人应询问有无不适主诉。

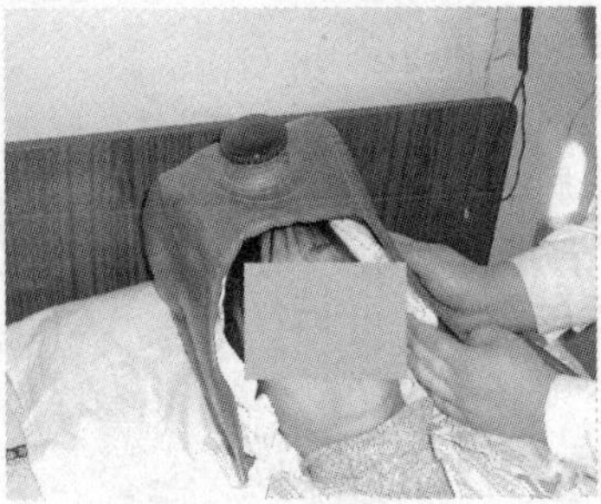

图 3–10–5–1　置于病人头部，耳部应用布套包好

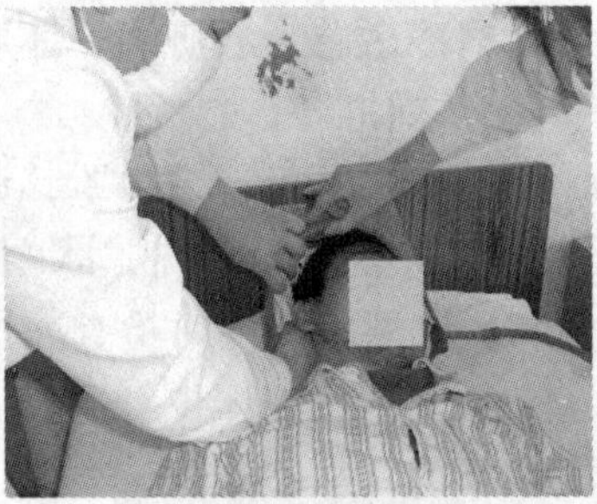

图 3–10–5–2　进行交接班

【理论提问】

1. 给病人使用冰枕、冰帽时应注意观察什么？

（1）观察病人皮肤情况，严格进行交接班制度，并有文字记录。

（2）注意随时观察冰帽、冰枕有无漏水，布套湿后应及时更换。

（3）注意观察局部血液循环状况，如局部皮肤苍白、青紫或有麻木感，应立即停止使用。如局部有慢性炎症或深部有化脓病灶时，以及枕后、耳廓禁用冷疗法。

(4) 如用以降温，冰枕或冰帽使用后30分钟需复测体温，并做好记录。

(5) 如为防止脑水肿应对体温进行监测，体温（肛温）应维持在33℃，不能低于30℃。

(6) 清醒病人应询问有无不适主诉。

2. 给病人使用冰枕、冰帽时局部发生冻伤的原因？

(1) 末梢循环不良，低温下维持血供的小动脉容易发生痉挛，造成局部组织缺血，坏死。

(2) 冰枕、冰帽温度低，持续冰敷用冷时间过长，使局部营养、生理功能及细胞代谢均发生障碍，严重者会发生组织坏死。多见于老年和幼小感觉迟钝患者及昏迷患者。

【技术操作考核评分标准】

项目	技术操作要求	评分	评分等级			实际得分
			A×1	B×0.7	C×0.4	
仪表 5	仪表端庄、着装符合要求	5				
评估 10	评估病人病情，局部血液循环、皮肤情况	5				
	评估病人自理及合作程度	5				
操作前准备 10	洗手、戴口罩	2				
	用物准备：冰枕（冰帽）、布套、盆、木槌、帆布袋、勺、肛温表	8				
操作过程 55	病人体位舒适、安全	5				
	备好冰块，用水溶去棱角	5				
	装入枕（冰帽）中，冰量适宜	5				
	排出冰枕（冰帽）内气体	2				
	加盖检查是否漏水并擦干	2				

续表

项目	技术操作要求	评分	评分等级			实际得分
			A×1	B×0.7	C×0.4	
	套布袋或垫治疗巾	2				
	冰枕（冰帽）放置位置适宜	5				
	观察冷疗反应及时、正确（皮肤、体温等）	5				
	冷敷结束，取下冰枕（冰帽）	4				
	询问病人感受	5				
	协助病人取舒适体位，整理床单位	5				
	冰枕（冰帽）用后清洁、保存方法正确	5				
	洗手、记录	5				
评价 20	核对医嘱、病人辨识	5				
	操作熟练、节力	5				
	操作过程注意病人安全	5				
	操作过程与病人沟通有效	5				
总分 100		100				

（卢世芳　王　靖）

六、冰毯使用法

【适用范围】

中枢性高热患者、应用于亚低温治疗、肢体局部降温

【背景】

患者，男性，45岁，因车祸致重型颅脑损伤，神志呈昏迷状态，生命体征不平稳，体温：高达39.5℃，持续不退，胸片除外肺部感染，血象正常范围内，考虑中枢性高热，为了降低脑组织的代谢率，减少其耗氧量，提高脑细胞对缺氧的耐受性，使用冰毯为其降温。使体温维持在36~37℃之间。

【操作重点强调内容】

1. 开机后30秒，检查机器水温是否在设定范围6~10℃。

2. 先分清左右导联，再设置冰毯温度。

3. 各个管连接一定要牢固。

4. 因为机器控制系统有延时，按动键盘应持续2~3秒。

5. 关机时，先关闭冰毯机面板开关，再关电源开关，后拔下传感器插头。

6. 撤下冰毯时，按规定进行消毒。

【操作前准备】

1. 护士：按要求着装，洗手，戴口罩,备齐用物。

2. 用物准备：冰毯机，冰毯一块，传感器一根，连接管两根，进水管一根。

3. 环境：清洁、舒适、安静。

4. 病人：向病人或家属解释，取舒适体位。

【操作程序】

1. 先将冰毯机按要求水位注水。

2. 携用物至床旁，查对，向病人或家属解释，协助病人摆好体位。(图3–10–6–1)

3. 接通电源，连接测体温的传感器。（图3–10–6–2，图3–10–6–3)

4. 将冰毯铺于患者床单下。（图3–10–6–4)

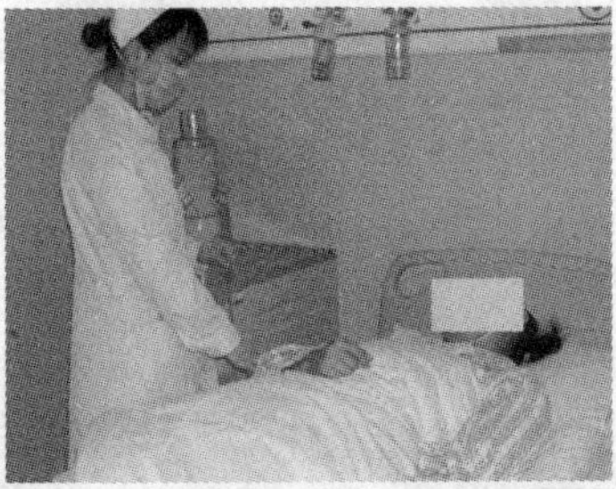

图 3–10–6–1　向病人或家属做好解释

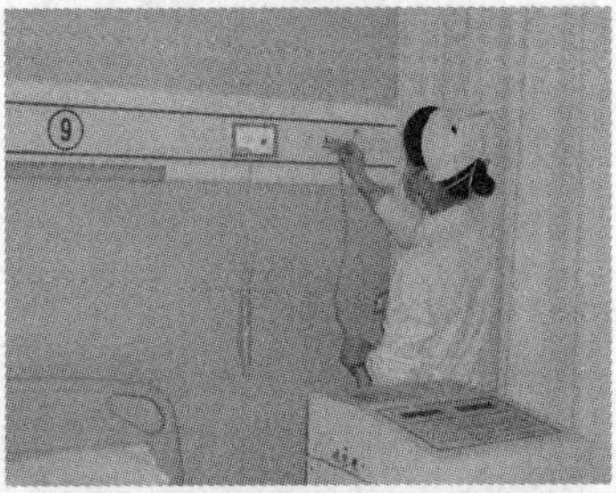

图 3–10–6–2　接通电源

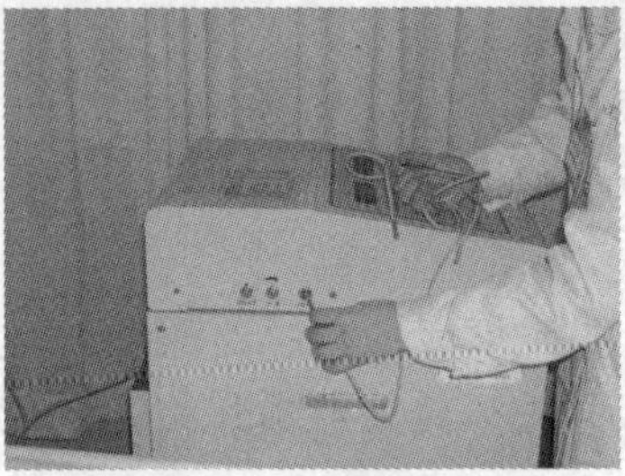

图 3-10-6-3　连接传感器

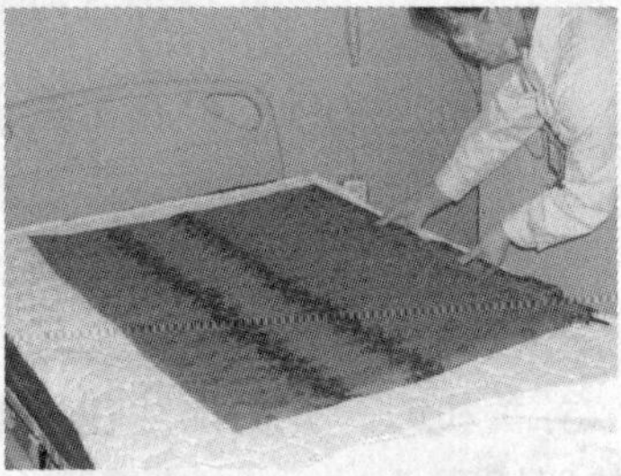

图 3-10-6-4　铺冰毯

5. 取两根连接管分别连于冰毯及冰毯机上，检查连接牢固。

6. 整理床单位。（图3-10-6-5）

7. 将冰毯机电源开关打开。（图3-10-6-6）

8. 取测试体温的传感器放于患者的腋下。（图3-10-6-7）

9. 检查机器水温是否在设定范围6~10℃。

10. 分清左右传感器。

11. 设定所需（最高和最低）温度，使机器处于工作状态。（图3-10-6-8）

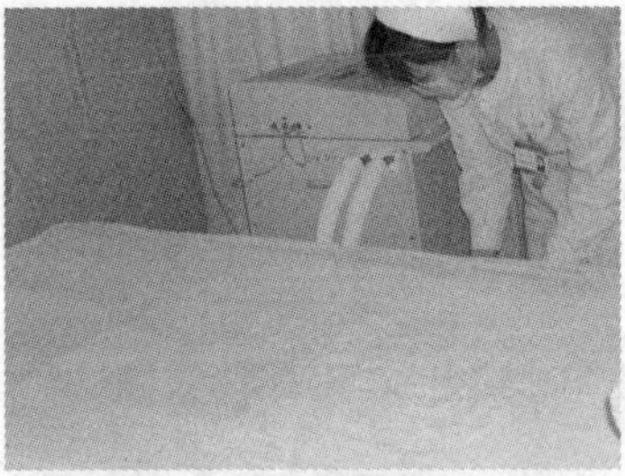

图 3-10-6-5　整理床单位

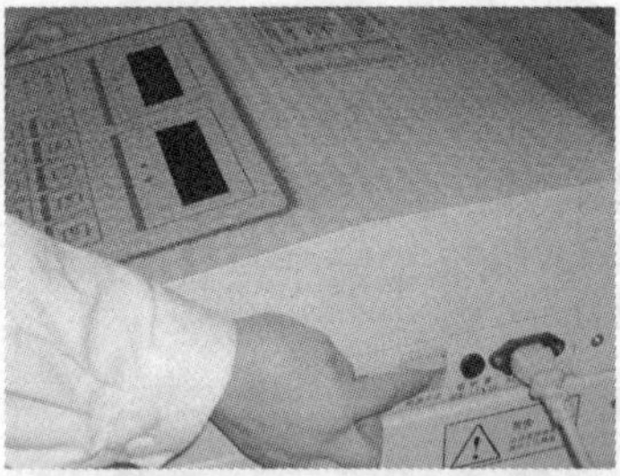

图 3-10-6-6　打开冰毯机开关

12. 整理床单位。

13. 向病人或家属讲解使用冰毯注意事项。（图3-10-6-9）

14. 停止使用冰毯时，先向病人做好解释工作。

15. 先关冰毯机面板开关，再关冰毯机电源开关，取下电源插头。

16. 取下测试体温的传感器插头。

17. 撤下冰毯。（图3–10–6–10）

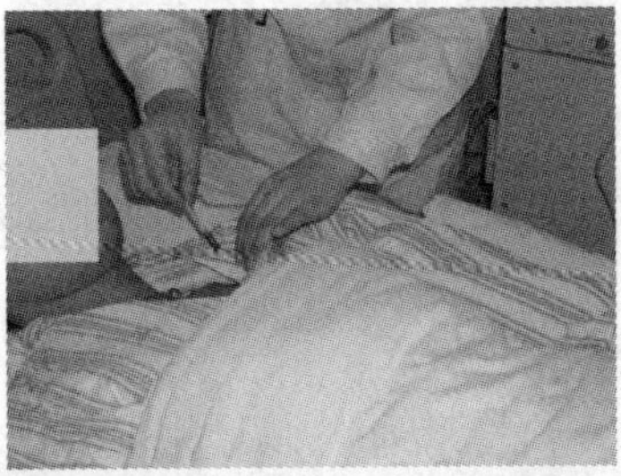

图 3–10–6–7　传感器置于患者腋下

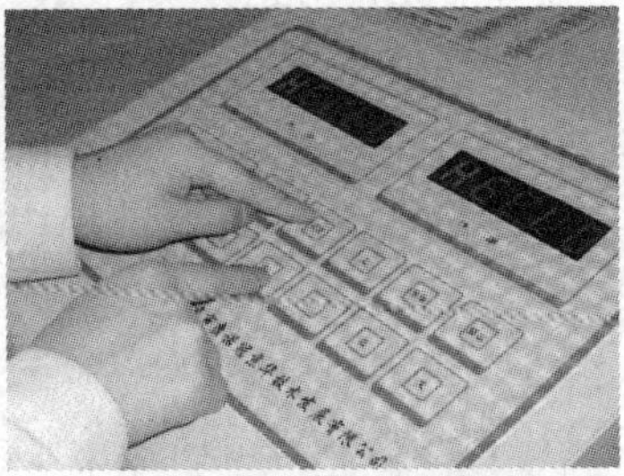

图 3–10–6–8　调节所需温度

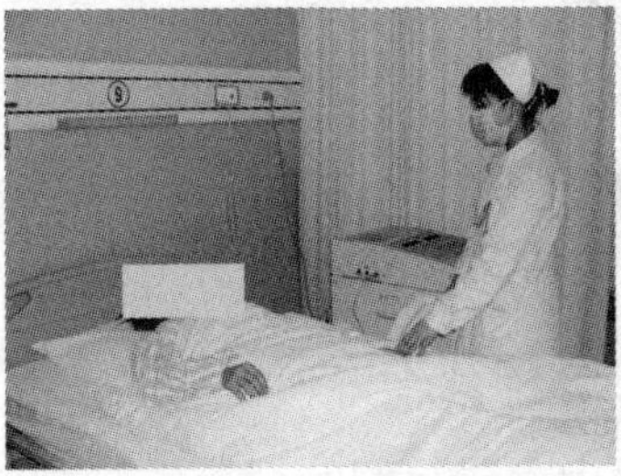

图 3–10–6–9

向病人或家属讲解注意事项

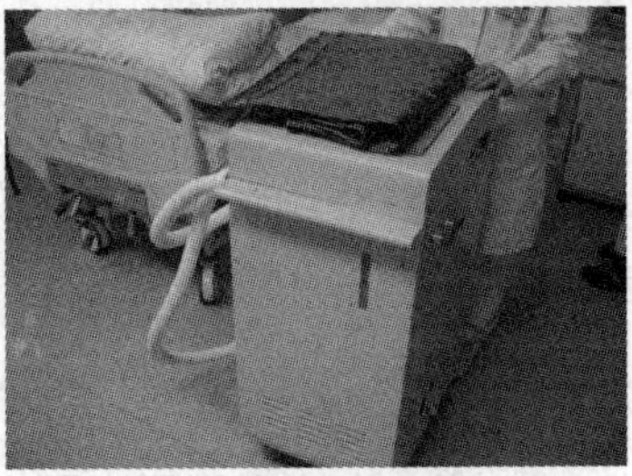

图 3–10–6–10

撤冰毯

18. 整理床单位。

19. 再次向病人解释，床旁放好呼叫器。

【操作观察要点】

1. 严密观察病人的生命体征。

2. 检查连接管是否牢固、漏水。

3. 检查水温的设置。

4. 分清左右传感器。

5. 检查最高和最低温度设置是否正确。

6. 护士要经常观察降温毯机的工作情况，如发现异常或报警及时处理，必要时，关机，撤下降温毯。

7. 班班交接，要检查患者皮肤有无发红、发紫、破损和衣被是否潮湿等情况，防止冻伤，可做皮肤按摩，以改善局部血液循环。

8. 观察体温变化，定期查看冰毯机设置的温度是否为所需温度。

9. 观察并发症发生（心律失常、血压低、胃肠道功能紊乱等）。

10. 观察传感器探头位置，及时给予调整。

11. 保持降温毯的清洁、平整，软管道通畅，避免折叠、弯曲。

12. 观察制冷水位有无缺水，及时给予补充。

【理论提问】

1. 使用冰毯的目的？

答：使用冰毯降温，可降低脑组织的代谢率，减少其耗氧量，提高脑细胞对缺氧的耐受性，使体温维持在36~37℃之间。

2. 冰毯操作观察要点？

答：（1）严密观察病人的生命体征。

（2）检查连接管是否牢固、漏水。

（3）检查水温的设置。

（4）分清左右传感器。

（5）检查最高和最低温度设置是否正确。

（6）护士要经常观察降温毯机的工作情况，如发现异常或报警及时处理，必要时关机，撤下降温毯。

（7）班班交接，要检查患者皮肤有无发红、发紫、破损和衣被是否潮湿等情况，防止冻伤，可做皮肤按摩，以改善局部血液循环。

（8）观察体温变化，定期查看冰毯机设置的温度是否为所需温度。

(9) 观察并发症发生（心律失常、血压低、胃肠道功能紊乱等)。

(10) 观察传感器探头位置，及时给予调整。

(11) 保持降温毯的清洁、平整，软管道通畅，避免折叠、弯曲。

(12) 观察制冷水位有无缺水，及时给予补充。

【冰毯使用操作考核评分标准】

项目		技术操作要求	评分	评分等级			实际得分
				A×1	B×0.7	C×0.4	
仪表 5		仪表大方、举止端庄	5				
评估 10		评估病人病情，自理程度	10				
操作前准备 10		洗手	5				
		物品备齐，放置合理	5				
操作过程 60	安全与舒适 10	环境安排合理、病人体位舒适	5				
		携物至病人床旁	5				
	操作中 40	将冰毯机按要求水位注水	3				
		接通电源及传感器连接正确	2				
		冰毯放置患者床上正确	5				
		冰毯和冰毯机连接方法正确，检查连接是否牢固	5				
		将冰毯机电源开关打开	2				
		取测试体温的传感器放于患者的腋下	2				
		检查机器水温方法正确	2				
		分清左右传感器	2				

续表

项目		技术操作要求	评分	评分等级			实际得分
				A×1	B×0.7	C×0.4	
		设定所需（最高和最低）温度并使机子进入工作状态	5				
		停止使用冰毯时，先向病人做好解释工作	3				
		先关冰毯机面板开关，再关冰毯机电源开关，取下电源插头，方法正确	5				
		取下测试体温的传感器插头	2				
		撤下降温毯	2				
	操作后 10	合理安置病人	4				
		冰毯机消毒正确	4				
		洗手	2				
评价 15		操作熟练、节力	5				
		操作过程中注意病人安全	5				
		操作中注意沟通	5				
总分 100			100				

（殷淑珍）

七、热水袋使用法

【适用范围】

1. 缓解关节、肌肉等处酸痛不适。

2. 肌肉、韧带、肌腱等软组织损伤的辅助治疗。

3. 缓解胃肠道胀痛、痉挛等不适；缓解女性痛经症状。

4. 作为各种用途的保暖。

【背景】

患者35岁，痛经1天，腹部无反跳痛及肌紧张，疼痛明显

【操作重点强调内容】

1. 热水袋水温：正常成人60~70℃，老人、小儿、昏迷者、麻醉未醒者和用热部位知觉麻痹者应调至50℃。

2. 热水袋须放入布袋中包裹方可接触病人皮肤，不可直接接触病人皮肤。

3. 急腹症病人禁止使用热水袋。

4. 软组织损伤或扭伤后，48小时内禁用热水袋。

【操作前准备】

1. 护士：洗手，戴口罩。

2. 物品准备：治疗盘,热水袋,水袋套,量筒,热水,水温计,干毛巾。

3. 检查热水袋塞子结合是否紧密，热水袋有无漏水

4. 病人：评估患者病情、末梢感觉情况，评估病人自理及合作程度

【操作程序】

根据需要，测量水温（图3–10–7–1）→左手提热水袋口，右手将准备好的热水灌入袋中，灌水量约为袋容积的1/2~2/3（图3–10–7–2）→将热水袋口端逐渐放平,排出袋内空气，拧紧塞子，以干毛巾擦干外壁（图3–10–7–3）→倒提热水袋,轻轻抖动几次,检查是否漏水→装入套中,把带子系好（图3–10–7–4）→携用物至床前，核对病人,解释→放热水袋于所需部位，袋口朝身体外侧（图3–10–7–5）→治疗完毕，观察皮肤变化，记录，清理用物→用毕将水倒净，倒挂晾干后吹气，旋紧塞子，存放阴凉处，清洗水袋套。

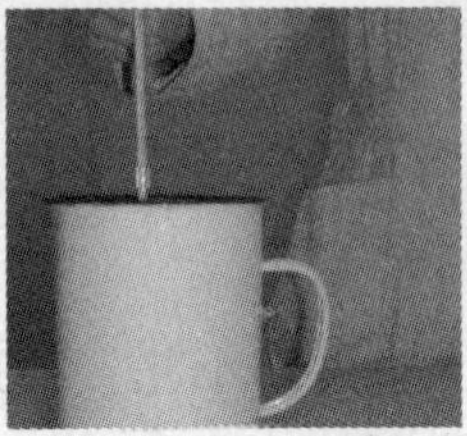

图 3-10-7-1
测量水温

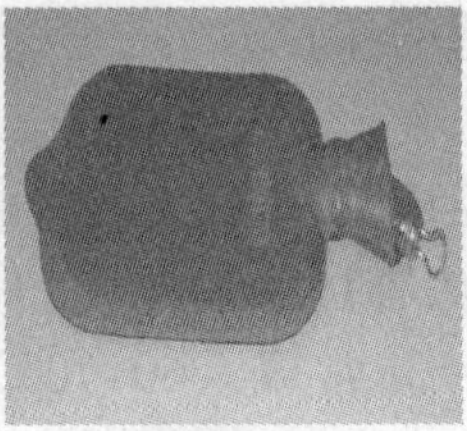

图 3-10-7-2
打开热水袋塞子

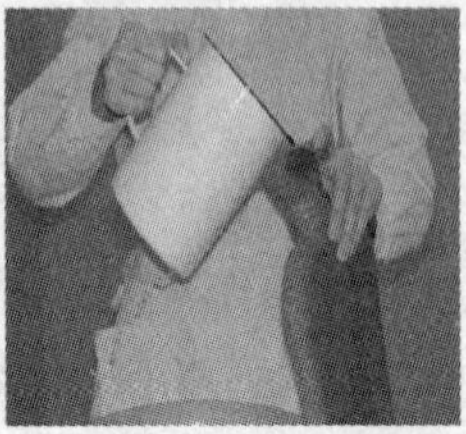

图 3-10-7-3
灌水

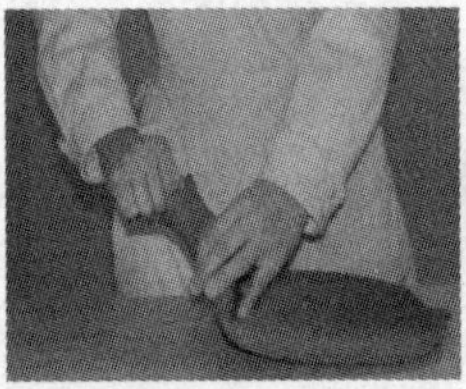

图 3-10-7-4
排出气体，拧紧塞子

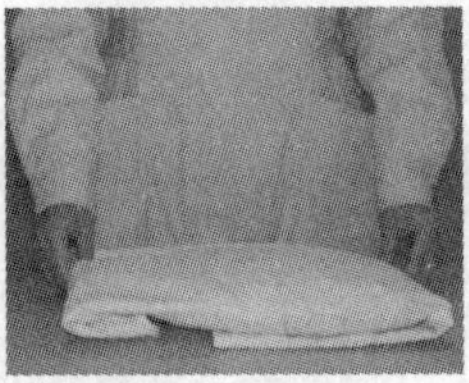

图 3-10-7-5
倒提检查后包裹热水袋

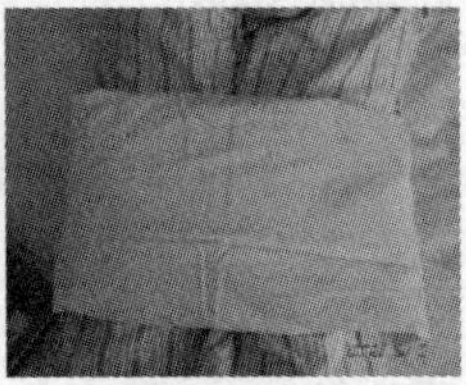

图 3-10-7-6
将热水袋置于患处

【操作观察要点】

1. 加强巡视，检查用热部位局部皮肤的变化（对意识障碍者更需注意）；对连续使用热水袋保温者，每30分钟检查水温一次，观察皮肤，及时更换热水，严格执行交接班制度。

2. 观察患者皮肤情况，严防烫伤。如有潮红，应立即停止使用。局部涂凡士林，保护皮肤。

3. 使用热水袋时间每次不宜超过30分钟或遵医嘱执行。

4. 观察患者相应症状的改善情况。

【理论提问】

1. 热水袋的适用范围？

答：（1）缓解关节、肌肉等处酸痛不适。

（2）肌肉、韧带、肌腱等软组织损伤的辅助治疗。

（3）缓解胃肠道胀痛、痉挛等不适；缓解女性痛经症状。

（4）作为各种用途的保暖。

2. 热水袋使用的注意事项？

答：（1）对婴幼儿、老年人、麻醉未醒、末梢循环不良、昏迷或肢体麻痹的病人水温在50℃以内，热水袋不得与病人皮肤直接接触，如足底保温应距离10cm，或用大毛巾包裹在两层毛毯之间。

（2）严格执行交班制度，并经常巡视观察病人局部皮肤颜色，如发现皮肤潮红应停止使用并在局部涂抹凡士林。

（3）热水袋不可放在两面皮肤之间如腋下、腹股沟等部位，以免发生烫伤。

（4）为手术前病床保温，热水袋放置于病床，其表面温度不超过45℃。缓解疼痛直接接触皮肤时，其表面温度不超过43℃。

【技术操作考核评分标准】

项目	技术操作要求	评分	评分等级			实际得分
			A×1	B×0.7	C×0.4	
仪表 5	仪表端庄，着装符合要求	5				
评估 10	评估患者病情、末梢感觉情况	5				
	评估病人自理及合作程度	5				
操作前准备 10	洗手、戴口罩	2				
	用物准备齐全	8				
操作过程 60	环境安排	5				
	水温测量方法正确	5				
	水温合适	8				
	灌热水方法正确	5				
	排水袋空气方法正确	5				
	判断是否漏水方法正确	5				
	热水袋包裹方法正确	5				
	热水袋放置位置适宜	7				
	热水袋使用时间合理	5				

续表

项目	技术操作要求	评分	评分等级			实际得分
			A×1	B×0.7	C×0.4	
	热水袋处理方法正确	5				
	记录	5				
评价 15	操作中注意病人安全	5				
	操作中与病人有效沟通	5				
	操作熟练、节力	5				
总分 100		100				

（葛　琳　卢　洁　张晓静）

八、热湿敷的应用

【适用范围】

1. 使局部血管扩张，促进新陈代谢
2. 促进伤口化脓软化
3. 特定部位提供药物治疗
4. 解除组织的充血
5. 保暖

【背景】

患者XX，踝关节扭伤3天，局部仍肿胀，遵医嘱予局部热湿敷

【操作重点强调内容】

1. 水温适宜：50~60℃
2. 操作前注意评估局部皮肤完整情况及末梢感觉
3. 热敷过程中注意观察局部皮肤的颜色，防止烫伤
4. 在伤口部位做湿热敷，应按无菌操作进行，热敷结束后，按换药法处理伤口
5. 湿热敷者，敷后30分钟方能外出，以防感冒
6. 急腹症禁止热敷

【操作前准备】

1. 核对医嘱：用热形式、治疗时间、间隔时间、部位

2. 护士：洗手、戴口罩

3. 备齐用物：毛巾、防水布、凡士林或其他药物、脸盆内盛热水、水温计、敷布弯盘、胶布、绷带、长钳

4. 病人：评估病人的病情、年龄、意识、皮肤的情况，评估病人自理及合作程度

5. 环境：遮挡、注意保护病人隐私

【操作程序】

携用物至床旁核对、解释→屏风遮挡敷布→放于装有温水的盆内，水温一般为50~60℃（图3-10-8-1）→敷布置于温水内(图3-10-8-2）→暴露病人操作部位，并放防水单至热敷部位下方→操作部位涂凡士林→双手各持长钳加敷布对角，拧干敷布至不滴水为止→抖开敷布以手腕部掌测试温，如不烫手，将敷布折叠于局部，上置塑料纸，盖上棉垫包裹，以维持温度（图3-10-8-3，图3-10-8-4）→每3~5分钟更换一次敷布，可用热源维持水温或及时更换盆内热水。一般热敷时间为15~20分钟→如患部不忌压，可将热水袋放置在敷布上以保温，再加盖一大毛巾进行热湿敷→热敷毕揭开敷布擦去凡士林→记录热敷部位、时间、效果、反应→整理床单位，清理用物。

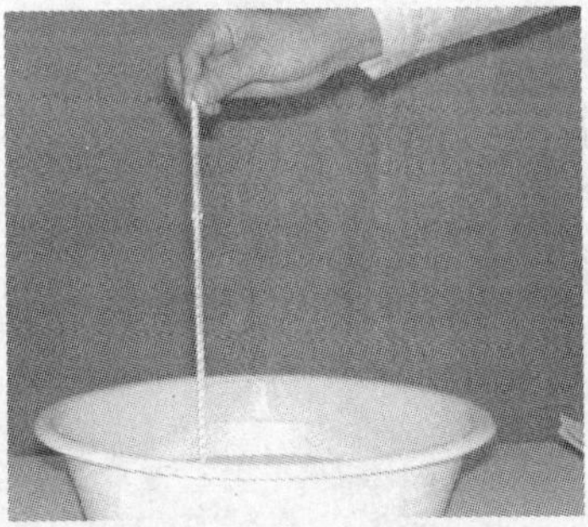

图 3-10-8-1　测水温

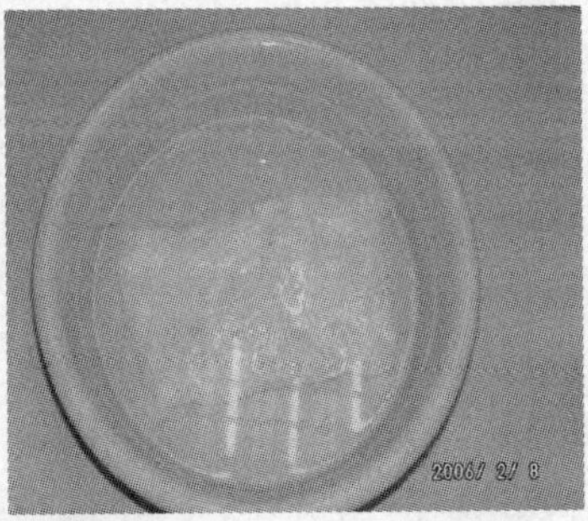

图 3-10-8-2　敷布置于温水内

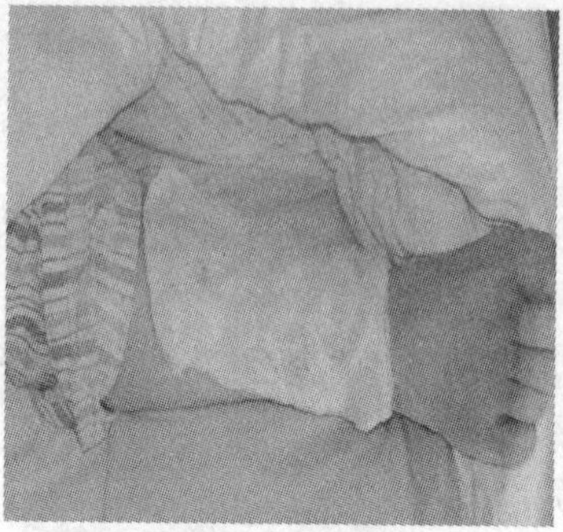

图 3-10-8-3

涂凡士林后置敷布于患处

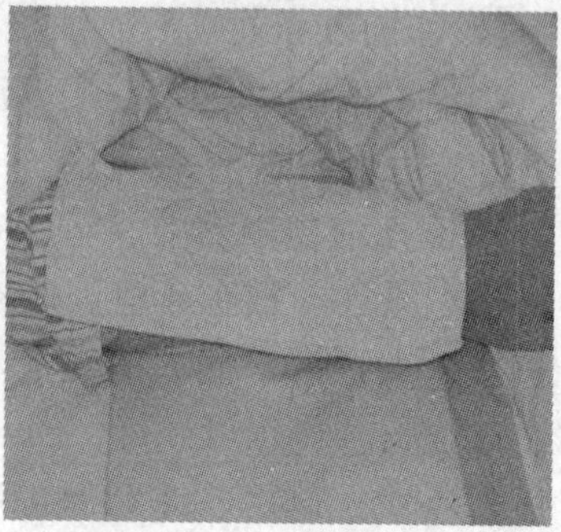

图 3-10-8-4

敷布上置棉垫保温

【操作观察要点】

1. 及时检查敷布的温度，以达到最好的热敷效果

2. 询问病人的不适主诉，了解其感受及需要给予适当处理

3. 热敷过程中注意观察局部皮肤的颜色，防止烫伤

【理论提问】

1. 湿热敷的目的？

答：（1）使局部血管扩张，促进新陈代谢

（2）促进伤口化脓软化

（3）特定部位提供药物治疗

（4）解除组织的充血

（5）保暖

2. 湿热敷的操作观察要点？

答：（1）及时检查敷布的温度，以达到最好的热敷效果

（2）询问病人的不适主诉，了解其感受及需要给予适当处理

（3）热敷过程中注意观察局部皮肤的颜色，防止烫伤

【技术操作考核评分标准】

项目	技术操作要求	评分	评分等级			实际得分
			A×1	B×0.7	C×0.4	
仪表 5	仪表端庄，着装符合要求	5				
评估 10	评估病人的病情、年龄、意识、皮肤的情况	5				
	评估病人自理及合作程度	5				
操作前准备 10	洗手、戴口罩	2				
	用物准备齐全	8				
操作过程 55	携物至床旁	5				
	根据操作部位适当遮挡病人	5				
	水温适宜	5				
	合理暴露操作部位	5				
	采取合理措施，防止弄湿病人衣物和床单位	5				
	操作部位涂凡士林方法正确	5				
	拧干敷布方法正确	5				
	敷布放置部位适宜	5				
	采取合理措施为敷布保温	5				
	热敷毕为病人擦去凡士林	5				
	用物处理恰当	5				
评价 20	核对医嘱	5				
	操作中注意病人安全	5				
	操作中注意与病人沟通	5				
	操作熟练、节力	5				
总分 100		100				

（葛　琳　卢　洁　张妍红）

第十一节　肠内营养法

一、鼻饲法

【适用范围】

1. 不能经口进食的患者，如：昏迷、口腔疾患或口腔手术及不能张口者、食管癌术后患者。

2. 拒绝进食者。

3. 早产婴儿和病情危重的婴幼儿。

【背景】

患者男性，60岁，行食管癌切除，食管、胃弓下吻合术后3天， 血压120/80mmHg，脉搏80次/分，体温37℃。胸带护胸，伤口干燥无渗出,胸腔闭式引流通畅，波动明显，为血性液，留置胃管通畅，为胆汁液，留置营养管通畅，禁食禁水，遵医嘱予鼻饲牛奶250ml，每日两次，鼻饲后未诉腹胀。

【操作强调内容】

1. 经鼻置营养管时，插管动作要轻。患者出现恶心应暂停，嘱患者做深呼吸及吞咽动作。

2. 插管过程中患者出现呛咳、呼吸困难、发绀等，表示误入气管，应立即拔出，休息片刻重插。

3. 昏迷患者插管时，患者头向后仰，当胃管插入会厌部时约15cm，左手拖起头部，使下颌靠近胸骨柄，加大咽部通道的弧度，使管端沿后壁滑行，插至所需长度。

4. 鼻饲管要妥善固定，每天检查鼻部固定胶布，如有松动即刻更换，胃管（鼻饲管）插入深度应做标记。

5. 鼻饲前应检查胃管是否在胃内（食管癌病人应先检查营养管是否在十二指肠内），以防营养液反流吸入肺内，引起呼吸困难，甚至呼吸衰竭。

6. 鼻饲给药时应先研粉，溶解后注入，给药及鼻饲营养液前后均应用20ml水冲洗导管，防止管道堵塞。

7. 鼻饲体位取半卧位，头部抬高至少30℃。

8. 鼻饲液的温度为38~41℃，为保持温度恒定建议使用加热棒，首次鼻饲速度宜慢,以后根据病人胃肠道情况，逐步增加鼻饲量及速度。经空肠喂养时，应该先增加营养液的体积，再增加营养液的浓度。经胃喂养时，则可先增加营养液的浓度，再增加体积。

9. 鼻饲混合流食，应用热水间接加温，不可用火直接加热，以免蛋白凝固。

10. 对生活不能自理的患者，每日协助其进行口腔护理。

11. 长期鼻饲者，应定期更换胃管（橡胶每周更换1次，硅胶每月更换1次），十二指肠或空肠管遵医嘱。晚上最后一次灌食后拔出，次日再由另一鼻孔插入。

【操作前准备】

1. 护士洗手、戴口罩

2. 备齐用物:鼻饲泵、鼻饲袋、加热棒、弯盘、胃管、止血钳、压舌板、纱布、治疗碗、20ml和50ml注射器各一支、棉签、胶布、石蜡油、治疗巾、大别针、听诊器、温开水、手电筒。(图3-11-1-1，图3-11-1-2)

3. 评估病人的病情、意识状态、耐受及合作程度；鼻道通畅情况，既往有无鼻部疾患；病人以往有无插管经验；病人心理状态有无焦虑紧张等。

【操作程序】

携物至床旁→站于病人一侧（右侧或左侧）→查对，向病人解释→协助病人摆好体位（坐位或平卧位）→铺治疗巾，弯盘置于患者颌下→选择合适的鼻孔→润滑胃管前端10cm左右→右手持止血钳夹住胃管前端，左手持纱布拖住胃管，缓缓插入鼻腔（图3-11-1-3）→插至咽部时（约14~16cm)，嘱患者做吞咽动作，同时将胃管送下→插入适当深度（耳垂至鼻尖，鼻尖至剑突的长度）→证明胃管是否在胃内（图3-11-1-4），胶布固定鼻翼两侧，并做标记（图3-11-1-5）→先注入少量温开水（10~20ml），使用配套的鼻饲泵及鼻饲袋鼻饲，患者取半卧位→鼻饲流食或药物时保持温度38~41℃，使用加热棒（图3-11-1-6）→鼻饲后注入20ml温开水或生理盐水冲胃管，将胃管口的绿帽盖好，用别针固定在患者枕旁→整理用物，观察鼻饲后患者的反应→记录鼻饲量。

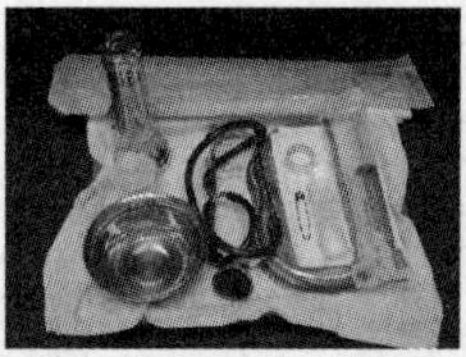

图 3-11-1-1 准备用物

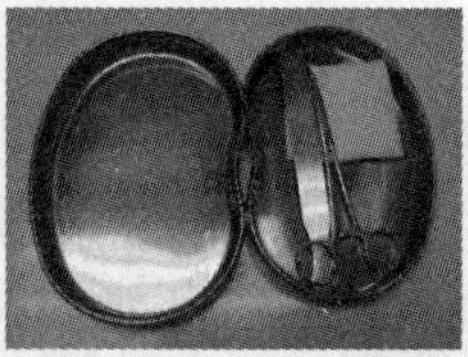

图 3-11-1-2 准备用物

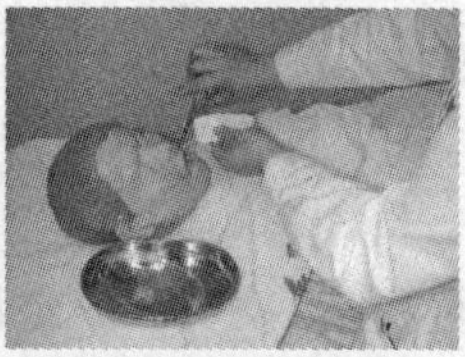

图 3-11-1-3 放置胃管

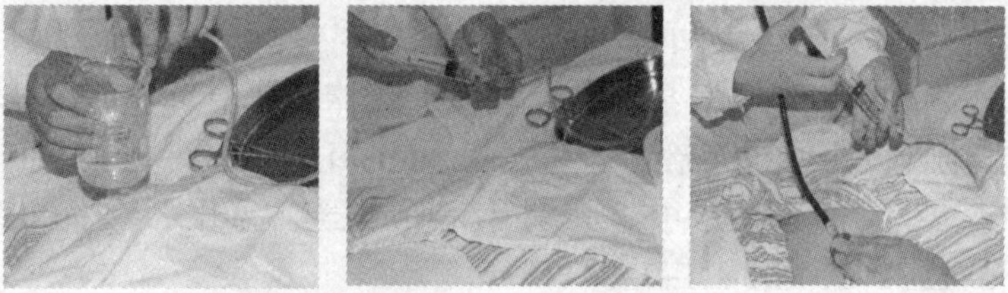

图 3-11-1-4 三种方法验证

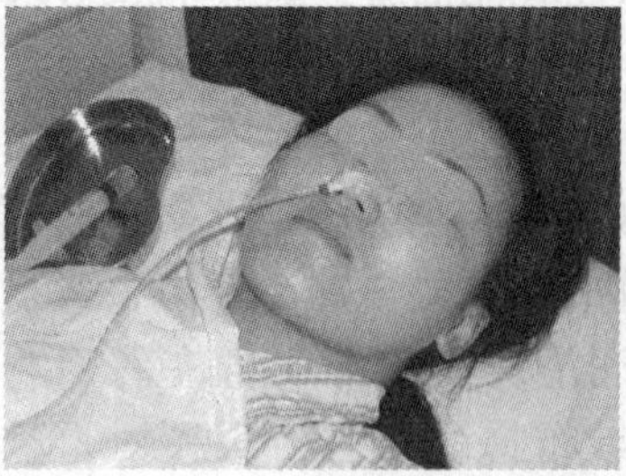

图 3-11-1-5 妥善固定、标记

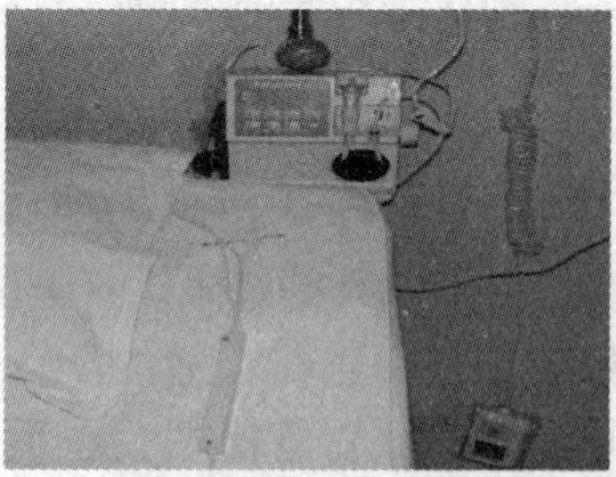

图 3-11-1-6 鼻饲泵及加热棒

拔管程序：准备用物（弯盘、汽油、酒精、棉签、纱布、治疗巾）→携用物至床旁查对，向患者解释→铺治疗巾，弯盘放于患者颌下将胃管远端放入弯盘内→轻轻揭开胶布用纱布包住近鼻孔处胃管，边拔边擦胃管，拔到咽喉处迅速拔出，以免液体流入气管拔出胃管放入弯盘内→协助患者漱口，清洁鼻腔，必要时用汽油擦胶布痕迹，用酒精擦汽油味→协助患者取舒适卧位→处理用物

【观察要点】

1. 观察鼻饲是否通畅。

2. 询问病人有无腹胀及其他不适。

3. 观察鼻饲液的温度是否适宜。

4. 观察病人体位是否保持半卧位。

5. 观察鼻饲管插入深度，注意有无脱出或移位。

6. 观察有无肠内营养并发症的发生。

【理论提问】

1. 鼻饲法的适用范围?

1）不能经口进食的患者，如：昏迷、口腔疾患或口腔手术及不能张口者、食管癌术后患者。

2）拒绝进食者。

3）早产婴儿和病情危重的婴幼儿。

2. 如何鉴别胃管是否在胃内?

1）用20ml注射器抽吸胃管有胃液抽出。

2）用注射器向胃管注入10ml空气，用听诊器在胃部听有气过水声。

3） 将胃管远端放入水碗中，应无气体溢出。

3. 简述肠内营养并发症有哪些?

1）腹泻

2）便秘

3）胃潴留：表现为恶心、腹胀，经鼻胃管吸出潴留液体超

过150ml，则可明确，可加用胃肠动力药，并减少营养液的灌注量（此症状常见于经鼻胃管喂养的病人）或减少次数。若仍不缓解，建议医生改行空肠营养。

4）营养管堵塞

5）吸入性肺炎：表现为呼吸困难，甚至呼吸衰竭，吸入性肺炎是致命性的并发症，一旦发现病人有误吸现象，应立即停止肠内营养，并将胃内容物吸尽。鼓励病人咳出气管内误吸物，或用吸痰法吸出气管内的误吸物，并及时通知医生进一步处理。

【技术操作考核评分标准】

项目	技术操作要求	评分	评分等级			实际得分
			A×1	B×0.7	C×0.4	
仪表 5分	仪表端庄，着装符合要求	5				
评估 10	评估病人的病情、意识状态、耐受及合作程度	5				
	鼻道通畅情况，既往有无鼻部疾患	5				
操作前准备 10	洗手、戴口罩	2				
	用物准备，放置合理	8				
操作过程 55	病人体位舒适合理（半卧位，头部抬高至少30度）	5				
	润滑胃管长度适中	2				
	插管动作轻柔，插管过程中护患间配合协调	5				
	证明胃管在胃内方法正确（三种方法）胶布固定牢固	5				
	鼻饲前先注入10~20ml温开水	5				
	鼻饲内容均要无渣，温度38~41℃	5				

续表

项目	技术操作要求	评分	评分等级			实际得分
			A×1	B×0.7	C×0.4	
操作过程55	鼻饲过程中密切观察患者腹部症状，有无腹胀	5				
	鼻饲速度不宜过快，可遵医嘱调节或使用鼻饲泵	5				
	鼻饲完毕后，注入20ml温开水或生理盐水冲管	5				
	将胃管帽盖紧，大别针固定在床旁	5				
	合理安置病人与床单位,正确处理用物	3				
	记录鼻饲量，观察鼻饲后患者的反应	5				
评价20	核对医嘱	5				
	操作过程注意病人安全	5				
	操作过程与病人沟通有效	5				
	操作过程熟练、节力	5				
总分100		100				

（郭立花　范志敏）

二、空肠给药或食物法

【适用范围】

临床上主要用于胃内喂养有误吸危险及胃排空不佳者，如胃大部切除术、胰腺手术后、婴幼儿、老年人、昏迷、高位肠瘘等。长期喂养可经空肠造口途径，短期喂养者可选用鼻十二指肠或空肠途径置管。

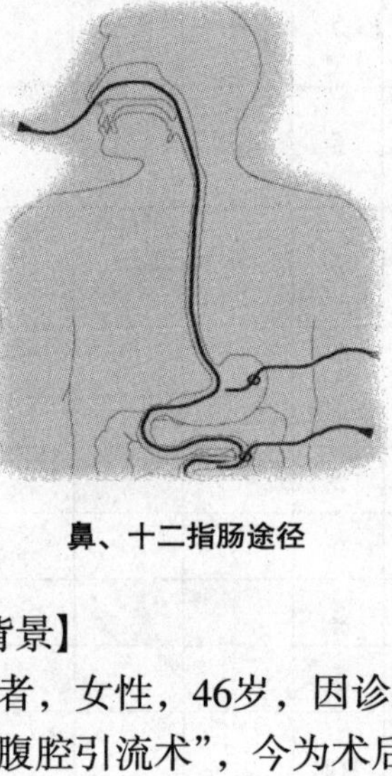

鼻、十二指肠途径

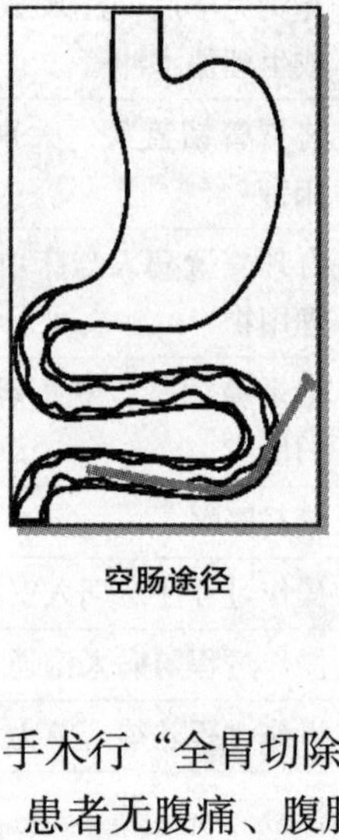

空肠途径

【背景】

患者，女性，46岁，因诊断胃癌，手术行“全胃切除、空肠造瘘、腹腔引流术”，今为术后第六天。患者无腹痛、腹胀主诉。查体：肠鸣音5次/分。上午9点遵医生医嘱给予5%葡萄糖500ml+瑞素500ml空肠管饲。向患者及家属解释操作目的，患者配合。

【操作重点强调内容】

1. 体位：半卧位，头部抬高30°。

2. 灌注的温度：38~42℃为宜，过高易烫伤肠粘膜，过低易刺激肠蠕动而致腹泻。

3. 保持造瘘管通畅，每次灌注前后均需用温开水20~30ml冲洗管腔，以保持管道清洁通畅。

4. 造瘘管周围每日应予清洁消毒，更换敷料1次，灌注后需将造瘘管远端夹紧并用无菌纱布包裹，妥善固定以防滑脱。

5. 灌注液应新鲜配制，以免久置变质导致肠炎、腹泻，滴注过程中避免污染。

【操作前准备】

1. 护士衣帽整齐，洗手、戴口罩。

2. 评估病人的腹部体征，询问有无恶心、呕吐、腹痛、腹胀等情况。

3. 备齐用物：

EN输注泵，EN输注袋，温开水，100ml量杯、20ml及60ml注射器各一个，加热棒，纱布一块，胶布，治疗巾。营养制剂，一次性手套，输液架，安尔碘、治疗盘、止血钳。

4. 环境：整洁、安静

【操作程序】

携用物至床旁（图3–11–2–1），评估病人姓名及鼻肠管置入长度,空肠造瘘管外露长度（图3–11–2–2），向病人解释操作目的，→将5%葡萄糖500ml倒入EN输注袋中，并将EN输注袋排气后（图3–11–2–3）与EN输注泵连接（图3–11–2–4），加热棒与EN输注袋管路连接（图3–11–2–5）→协助病人摆好体位，头部抬高30°→空肠造瘘管口或颌下铺治疗巾 →止血钳夹毕瘘管→安尔碘消毒管口→60ml注射器连接空肠造瘘管（鼻肠管）→打开止血钳并用注射器进行回抽，观察管腔是否通畅以及吸出液的性质，更换20ml注射器抽取温开水后缓慢冲洗造瘘管（鼻肠管）（图3–11–2–6）→将EN泵管与其连接，（如EN泵管不是第一次使用需用安尔碘消毒接头处）（图3–11–2–7）→打开输注泵，调整输注速度（图3–11–2–8）。速度由20 ml/h逐渐增至100 ml/h，观察并询问管饲期间有无胃肠道反应，随时调整输注速度。→整理用物，记录（图3–11–2–9）。输注完毕后关闭输注泵，→20ml注射器抽取温开水后缓慢冲洗造瘘管（鼻肠管）至管腔内无输注液。

→纱布包裹造瘘管前端（夹闭鼻肠管）并用胶布妥善固定（图3-11-2-10）→向病人及家属交待如何保护造瘘管防止脱出。

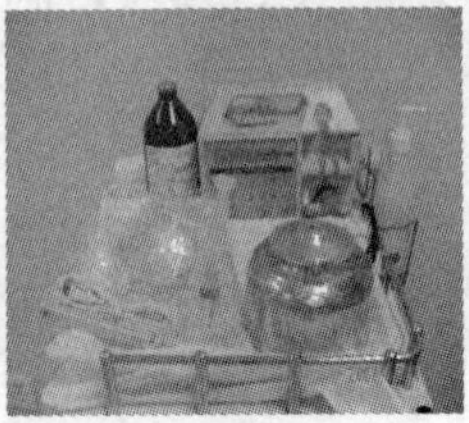
图 3-11-2-1 备齐用物

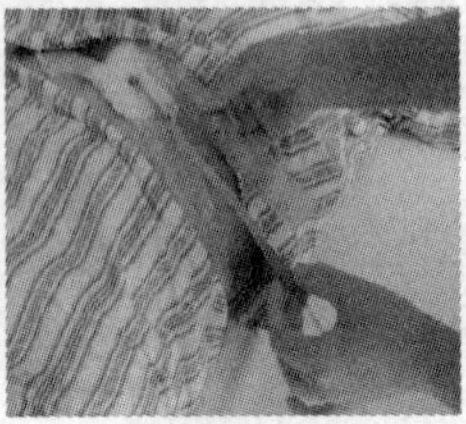
图 3-11-2-2 评估管路

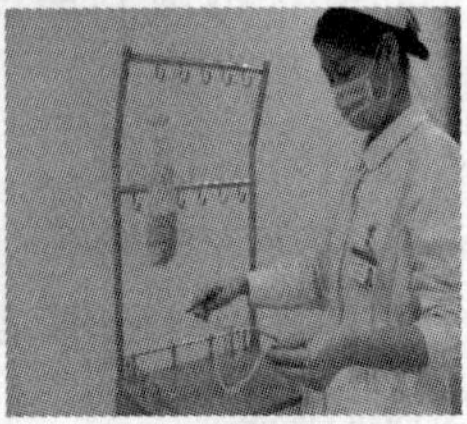
图 3-11-2-3 EN 输注袋排气

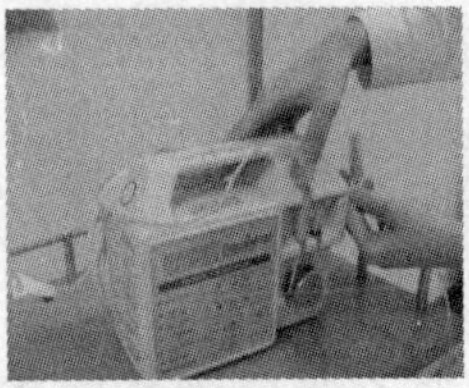
图 3-11-2-4 与泵连接

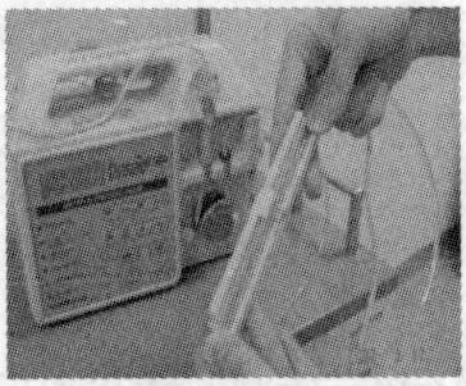
图 3-11-2-5 安装加热棒

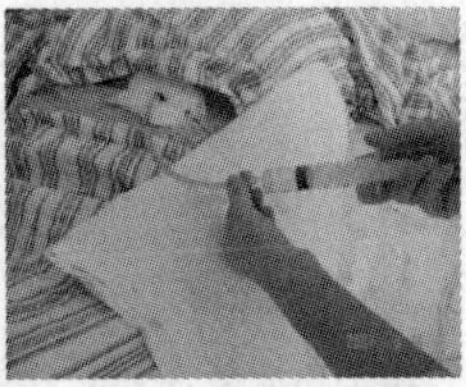
图 3-11-2-6 冲管

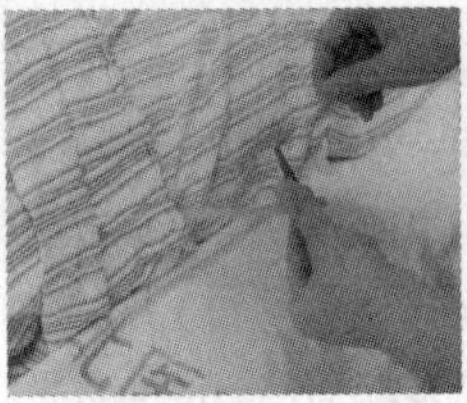
图 3-11-2-7 消毒连接管口

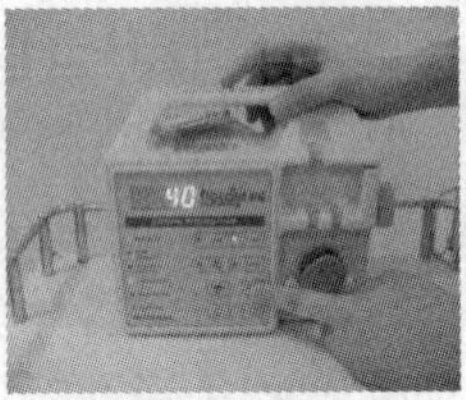
图 3-11-2-8 调节输注泵速度

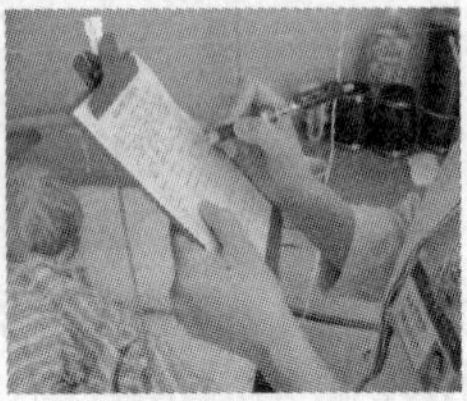
图 3-11-2-9 记录

【操作观察要点】

1. 管道堵塞：多因营养液粘附管壁所致，应在持续滴注时每2~4小时用37℃左右的生理盐水或温开水冲洗1次。

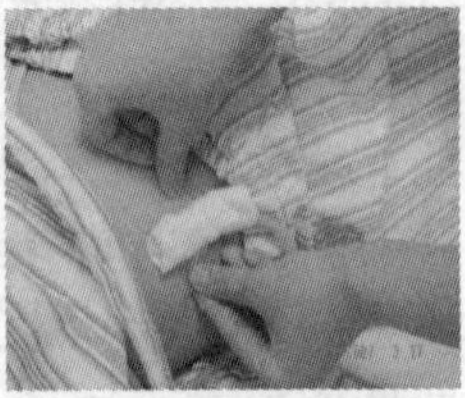
图 3-11-2-10 妥善固定

2. 输注泵报警：其原因为管道堵塞、

滴管内液面过高或过低、液体滴空、电源不足等，应排除报警原因使输注畅通。

3. 误吸：昏迷病人、增加输注量和速度时应防止误吸。

4. 肠道习惯改变：观察有无肠痉挛、腹胀、恶心和呕吐，遵医嘱监测血糖、电解质等的变化。

5. 肠梗阻以及无肠鸣音（真性麻痹性肠梗阻）或严重腹腔内感染为肠内营养禁忌。

6. 长期应用肠内营养患者注意导管老化，必要时请医生更换导管。

7. 应每天进行口腔护理。

8. 空肠输注原则：先浓度低后浓度高，先少量后多量，速度先慢后快。

【技术操作考核评分标准】

项目	技术操作要求	评分	评分等级			实际得分
			A×1	B×0.7	C×0.4	
仪表 5	服装整洁，仪表大方，举止端庄	5				
评估 10	评估病人的腹部体征，询问有无恶心、呕吐、腹痛、腹胀等情况	5				
	评估病人合作程度及自理情况	5				
操作前准备 10	洗手、戴口罩	2				
	用物准备：EN 输注泵，EN 输注袋，温开水，量杯，注射器，加热棒，纱布，胶布，治疗巾，营养制剂，一次性手套，输液架，治疗盘，止血钳	8				
操作过程 55	环境安排合理，解释到位	5				
	病人体位舒适，头部抬高 30°	5				

续表

项目	技术操作要求	评分	评分等级			实际得分
			A×1	B×0.7	C×0.4	
	铺治疗巾（棉垫）位置正确	2				
	止血钳夹闭造瘘管，注射器回抽，查看有无液体吸出	5				
	更换注射器，温开水冲管，查看是否通畅	5				
	将营养液倒入 EN 营养袋，正确排气，无营养液浪费	5				
	将 EN 营养袋安装在 EN 营养泵上，方法正确，连接营养管至空肠造瘘管	5				
	打开营养泵，调节输注速度	3				
	观察患者腹部体征，询问有无不适	5				
	输注完毕，用注射器抽取温开水冲洗管道，纱布包裹管口，妥善固定	5				
	合理安置病人与床单位，用物处理正确	5				
	记录输注量，洗手	5				
评价 20	操作过程注意与病人有效沟通	5				
	操作过程注意无菌原则	5				
	操作过程中注意病人安全	5				
	操作熟练、节力	5				
总分 100		100				

（田淑红　李　莉　周玉洁）

第十二节 伤口换药法

【适应范围】

所有伤口换药患者。

【背景】

患者女性62岁，因颈椎病于全麻下行颈后路椎管成形术，因伤口敷料有少量血性液渗出，为预防伤口感染，给予无菌伤口换药一次，患者伤口周围皮肤无红肿、血肿，四肢感觉良好。

【操作重点及强调内容】

1. 做好患者换药前的心理护理，评估患者的换药伤口部位的皮肤大小及伤口性质，准备好换药所需物品。

2. 根据伤口性质准备所需伤口敷料（无菌纱布、无菌棉垫、一次性无菌软敷料）。

3. 操作中应严格按照无菌技术原则执行。

【操作前准备】

1. 用物（图3–12–1~2）：换药车、车下备有黄色垃圾袋1个、无菌换药包（无菌弯盘2个、止血钳及镊子1把、75%乙醇棉球若干个、2.5%碘酒棉球若干个）、一次性无菌软敷料1帖（如对敷料过敏者则需准备无菌纱布2块、无菌棉垫1~2块、胶布1卷）。

2. 护士：按要求着装，洗手、戴口罩。

3. 患者：摆好体位，充分暴露伤口。

4. 环境：换药室或病室环境整洁，注意患者保暖。

【操作程序】

洗手（图3–12–3）→推车携用物至病人床旁，取侧卧位，暴露伤口，治疗巾置于颈下，空弯盘放于患者近侧治疗巾上，无菌弯盘放于远侧→取下需更换的敷料放于医疗垃圾袋中（图3–12–4）→右手持止血钳，左手持镊子，用左手镊子夹取碘酒棉球，交于右手止血钳→用右手止血钳夹取碘酒棉球，以伤口为中心由内向外消毒，同法用酒精脱碘至脱净为止（脱碘直径要大于碘酒消毒范围）（图3–12–5）→取无菌敷料打开，待干后覆盖无菌敷料于伤口上（图3–12–6）→整理用物→快速手消消毒手→推车换药室，处理用物。

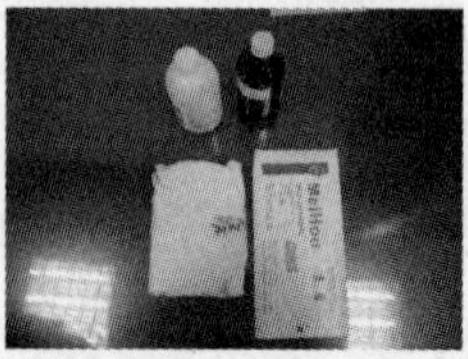
图 3–12–1 物品准备

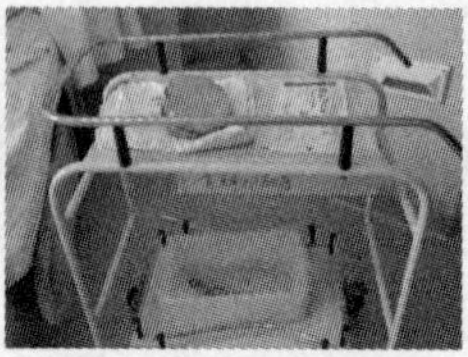
图 3–12–2 物品准备

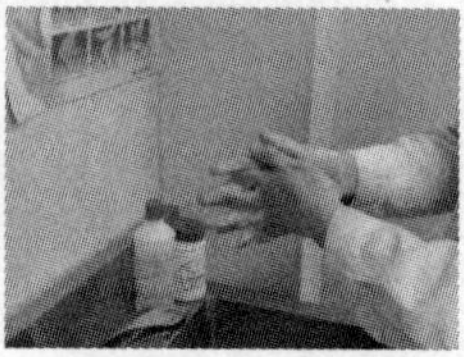
图 3–12–3 洗手

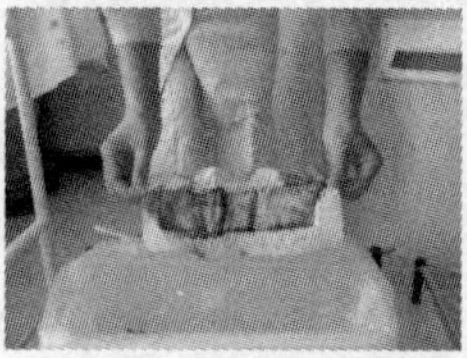
图 3–12–4 取下敷料

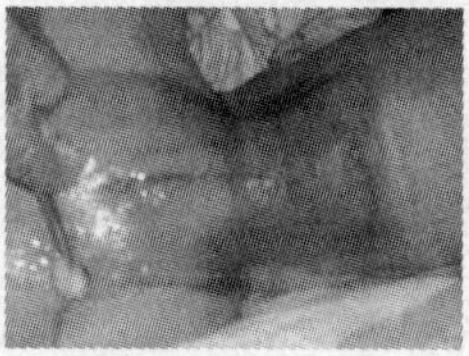
图 3–12–5 消毒

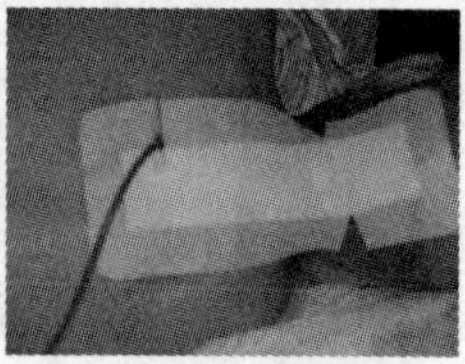
图 3–12–6 覆盖敷料

【操作观察要点】

1. 观察伤口敷料是否干燥。

2. 观察伤口周围皮肤有无红肿、血肿、四肢感觉及运动的变化。

3. 密切观察患者体温变化。

4. 如是腹部伤口换药，观察腹部体征。如是其它部位换药，应观察相应的症状及体征。

【无菌伤口换药操作考核评分标准】

项目	技术操作要求	评分	评分等级			实际得分
			A×1	B×0.7	C×0.4	
仪表 5	仪表端庄，着装符合要求	5				
评估 10	评估病人及病情，合理解释	5				
	病人体位舒适	5				
操作前准备 5	无长指甲，洗手、戴口罩	2				
	备齐用物，放置合理；有效期及包装完好	3				
操作过程 60	站位合理，病人体舒适，合理暴露	5				
	弯盘位置放置正确，污染敷料处置合理	5				
	持钳及取用棉球方法合理，夹取棉球未暴露钳尖，棉球湿度适宜	10				
	碘酒消毒方法正确，范围合理，消毒彻底	10				
	乙醇消毒方法正确，脱碘彻底，范围合理	10				
	取无菌敷料方法正确	10				
	敷料覆盖方法正确	5				
	用物整理、处置方法正确	5				
评价 20	操作过程有效沟通	5				
	操作过程中注意无菌原则	5				
	操作熟练、节力	5				
	操作过程注意病人安全	5				
总分 100		100				

（许蕊凤）

第四章　生命体征测量及仪器使用

第一节 生命体征测量法

一、体温的测量方法

【适用范围】

凡需监测体温及怀疑体温异常者均应测量并记录，以观察机体内在温度及病情变化与转归，为治疗、护理提供依据。

【背景】

患者，男性，65 岁，入院第二天静脉点滴时出现畏寒、寒战，立即停止静脉输液并测量腋下体温为 37.7℃，及时通知值班医生，遵医嘱给予相应处理。

【操作重点强调内容】

1. 婴幼儿、精神异常、昏迷、不合作、口鼻手术或呼吸困难者，不可测口温。进食、吸烟、面颊部做热、冷敷者，应推迟 30 分钟后，方可测口腔温度。

2. 腹泻、直肠或肛门手术、心肌梗死及某些心脏病病人，不可做直肠测温。坐浴或灌肠后需待 30 分钟，方可测直肠温度。

3. 对腋下有创伤、手术、炎症、腋下出汗较多、极度消瘦的病人，不适用腋下测温。沐浴后需待 20 分钟再测腋下温度。

4. 发现体温和病情不相符合时，应重复测温，必要时可同时测量另一部位对照，以便得到更为准确的体温数值。

5. 为婴幼儿、意识不清或不合作病人测温时，护士需守候在旁或用手托扶体温计，以免发生意外。

6. 甩表时用腕部力量，不可碰及他物，以防碰碎。切忌把体温计放在热水中清洗或沸水中煮，以防爆裂。

7. 如病人不慎咬碎体温计时，应立即清除玻璃碎屑，再口服蛋清或牛奶延缓汞的吸收。病情允许者可服用粗纤维丰富的食物促使汞排泄。

8. 肛表、腋表、口表应分别清洁消毒。

【操作前准备】

1. 护士准备：着装整齐，洗手并擦干，用纱布擦干体温计，清点体温计数目，甩水银柱至35℃以下。

2. 用物准备：体温计、清洁弯盘、消毒液弯盘、记录本、笔、表及消毒液纱布。

3. 病人：评估病人的病情，选择合适的测量方式。病人取舒适体位（坐位、仰卧位或侧卧）

4. 环境：安静、整洁。

【操作程序】

1. 检查体温计完好性及水银柱是否在35℃以下。

2. 携用物至床前，向病人解释以取得合作。

3. 根据病情选择测温部位及方法。

试温：

（1）口腔测温：嘱病人张口，将口表水银端斜放于病人舌下，嘱病人闭口勿咬，用鼻呼吸3分钟取出，擦净并查看体温计度数，记录。

（2）直肠测温：助病人取侧卧或屈膝仰卧位露出臀部，用20%肥皂液或油剂润滑肛表水银端，水银端轻轻插入肛门3~4cm，扶托，3分钟取出，卫生纸擦净肛门，擦净体温计查看度数，记录。

（3）腋下测温：助病人解开衣扣，擦干腋窝下汗液，将体温计水银端放于腋窝深处并紧贴皮肤，曲臂过胸，夹紧体温计，10分钟取出，查看体温计度数并记录。

4. 体温计用后的处理：

口表、肛表：应清洗干净后，浸泡消毒液中30分钟，取出体温计甩表至35℃以下，再放入另一消毒液容器中浸泡30分钟，取出用冷开水冲洗，纱布擦干放清洁容器内备用。

腋表：可直接浸泡于消毒液中，其他同上。

【操作观察要点】

1. 病人进食后15~30分钟内禁止测量体温。

2. 病人饮热水后15~30分钟内禁止测量体温。

3. 根据病人的病情，自理程度选择试温的方法及部位。

4. 为婴幼儿、精神疾患、昏迷及不配合病人测量体温时注意试温的安全，预防损伤。

5. 观察病人的热型，以协助诊断。

6. 观察病人发热的程度及合并的症状。

【理论提问】

1. 影响测量体温准确性的因素有哪些？

答：（1）生理变化　可随新陈代谢的上升而升高。

（2）时间　早晨3～5时最低，起床活动后逐渐上升，午后17～19时最高，晚上又逐渐下降。

（3）年龄　儿童比成年人略高，老年人偏低。

（4）性别　女性比男性稍高。

（5）此外，剧烈运动、情绪激动、大量食用蛋白质后，以及外界气温升高等，均可使体温暂时轻度上升。

2. 热型分哪几种？特点是什么？常见于何种疾病？

答：（1）稽留热　体温常在39℃以上，持续数日或数日差不超过1℃。常见于急性传染病，如伤寒、大叶性肺炎等。

（2）间歇热　体温骤然升高至39℃以上，持续数小时或更长时间，然后很快下降至正常，再经一间歇时间后，又突然升高，如此反复发作。如疟疾等。

（3）弛张热　体温高低不一，日差大于1℃，甚至可达

2~3℃，但最低温度仍在正常水平以上。常见于急性血吸虫病和化脓性疾病（如败血症）等。

(4) 不规则热 为常见的一种热型，体温在一日中的变化不规则，持续时间不定。常见于风湿热、流行性感冒等。

【技术操作考核评分标准】

项目		技术操作要求	评分	评分等级			实际得分
				A×1	B×0.7	C×0.4	
仪表5		仪表端庄、服装整齐	5				
评估15		评估病人的年龄、病情、意识状态、测量前体温状态（体温值、热型及伴随症状）	5				
		评估病人自理程度及合作程度、心理状况	5				
		评估测温部位有无破损、伤口、出汗等	5				
操作前准备10		洗手，戴口罩	2				
		备齐物品、放置合理	8				
操作过程55	安全	核对并向病人做好解释工作	5				
		病人体位舒适、安全，注意保暖	5				
		注意用物在检查时的使用安全	5				
	测量	体温计放置方法、部位正确（口表、腋表、肛表）	5				
		体温测量时间正确	5				
		读表方法正确（手不接触水银端，读10支/分）	10				
		体温计用后消毒、保存方法正确	10				
	操作后	整理床单位，病人安置妥当	5				
		正确处理物品（体温计清点、消毒等）	5				
评价15		操作过程与病人沟通有效	5				
		操作熟练、节力	5				
		操作过程注意病人安全、舒适	5				
总分100			100				

（张燕辉）

二、脉搏的测量方法

【适用范围】

凡需计数病人每分钟的脉搏数，评价脉搏节律及强弱，以了解心脏负荷、心脏功能及周围血管的情况者。

【背景】

患者，男性，65 岁，因心律失常收入院，当晚病人无诱因出现心悸、气短症状，测量脉搏为 88 次 / 分，节律不齐，一分钟可摸到早搏 12 次，立即通知值班医生。

【操作重点强调内容】

1. 诊脉前应使病人安静，体位舒适。如有剧烈活动或情绪激动，应先休息 15~20 分钟后再测量。

2. 不可用拇指诊脉，因拇指小动脉易与病人的脉搏相混淆。

3. 对心律不齐者应测量脉搏 1 分钟，对有脉搏短绌的病人，应由两人同时分别测量脉搏与心率 1 分钟，以分数方式记录，即心率 / 脉率。

4. 当脉搏细弱而数不清时，可用听诊器听心尖搏动，数心率一分钟代替诊脉。

5. 除桡动脉以外，可测颞动脉、肱动脉、颈动脉、股动脉、腘动脉、足背动脉等。

6. 为偏瘫病人测量脉搏，应选择健侧肢体。

【操作前准备】

1. 护士准备：着装整齐，洗手，向病人解释。

2. 用物准备：带秒针的表、记录本、笔。

3. 环境安静、舒适。

4. 病人：休息数分钟，心情平静，取坐位或卧位。

【操作程序】

1. 病人采取卧位或坐位。手臂放于舒适的位置。腕部伸展，手掌向下。

2. 以食指、中指、无名指的指端，用适中的压力按于桡动脉处或其他浅表大动脉处诊脉，计数 30 秒，所得数字乘 2，作记录。

3. 如所测脉率异常，应再复检，如发现有脉搏短绌，应两人同时分别测量，一人数心率，一人数脉率，记录为心率 / 脉率 / 分，务求准确。

4. 将所测结果记于记录本上。

【操作观察要点】

1. 观察脉搏特点，简单判断；

2. 观察病人合并症状。

【理论问答】

1. 怎样观察异常脉搏？

答：注意速率的改变，节律的改变，脉搏强弱的改变，动脉壁的弹性和动脉走行深浅的异常。

2. 什么叫脉率、脉律、速脉、缓脉，间歇脉及脉短绌？

答：脉率　每分钟脉搏搏动的次数。正常成人在安静时的脉搏每分钟为 60~100 次。

脉律　脉搏的节律性。正常脉搏的节律应是跳动均匀而间隔时间相等。

速脉　成人脉率每分钟超过 100 称速脉。

缓脉　成人脉率每分钟低于 60 称缓脉。

间歇脉　即在一系列正常均匀的脉搏中，出现一次提前而较弱的脉搏，其后有一较正常延长的间歇，称间歇脉或期前收缩。

脉搏短绌　单位时间内脉率少于心率。其特点是心律完全不规则，心率快慢不一，心音强弱不等，这种现象称脉搏短绌或无规则的不整脉。

【技术操作考核评分标准】

项目		技术操作要求	评分	评分等级			实际得分
				A×1	B×0.7	C×0.4	
仪表5		仪表端庄、服装整齐	5				
评估15		评估病人的年龄、病情、意识状态、体位，测前脉搏状况及呼吸状况	5				
		评估测脉搏部位肢体活动度及有无皮肤损伤	5				
		评估病人的自理及合作程度	5				
操作前准备10		洗手，戴口罩	2				
		备齐物品、放置合理	8				
操作过程55	安全10	核对并向病人做好解释工作	5				
		病人体位舒适、安全，注意保暖	5				
	测量35	测量方法、部位正确	10				
		测量时间正确	10				
		测量结果正确（误差小于4次/分）	10				
		记录数值	5				
	操作后10	整理床单位，病人安置妥当	5				
		洗手	5				
评价15		操作过程与病人沟通有效	5				
		操作熟练、节力	5				
		操作过程注意病人安全	5				
总分100			100				

（张燕辉）

三、呼吸的测量方法

【适用范围】

1. 体格检查。

2. 监测呼吸频率、节律、深度、音响、形态的改变。

【背景】

患者男性，71 岁，因心力衰竭收入院，患者 BP160/70 mmHg，心率 92 次 / 分，呼吸加快加深，口唇发绀，进行呼吸测量。

【操作重点强调内容】

1. 除特殊情况，测量呼吸前，病人应安静，如有剧烈活动，应先休息 20min 再测量。

2. 测量时不能与病人对话，呼吸不规则的病人及婴儿应测量 1min。

【操作前准备】

1. 护士：洗手。

2. 备齐用物：带秒针的手表、记录本，必要时备棉花。

3. 病人：评估病人的病情，评估病人自理及合作程度。

4. 环境：整洁、安静。

【操作程序】

护士诊脉后手仍保持诊脉手势→观察病人胸部腹部起伏→一呼一吸为一次→ 呼吸计数 30s→所得数乘以 2（危重病人呼吸不易被观察时，将少许棉絮置于病人鼻孔前，观察棉絮吹动次数，计时 1min）→记录。

【操作观察要点】

1. 观察呼吸频率、节律、深度、音响、形态及有无呼吸困难等。

2. 观察病人有无情绪紧张，激动等影响呼吸测量值的情况。

【理论提问】

1. 异常呼吸有哪些？常见于哪些疾病及特点？

答：

(1) 频率异常

1) 呼吸过速：呼吸频率 >24 次 / 分，也称气促。见于发热、疼痛、甲状腺功能亢进等。一般体温每升高 1℃，呼吸频率大约增加 3 ~ 4 次 / 分。特点：规则、快速

2) 呼吸过缓：呼吸频率 <12 次 / 分。见于颅内压增高、巴比妥类药物中毒等。特点：规则、缓慢

(2) 深度异常

1) 深度呼吸：又称库斯莫（Kussmaul's）呼吸。见于糖尿病酮症酸中毒、尿毒症酸中毒等。特点：深而大。

2) 浅快呼吸：见于呼吸肌麻痹、某些肺与胸膜疾病、濒死病人等。特点：浅表而不规则，有时呈叹息样。

(3) 节律异常

1) 潮式呼吸：又称陈－施（Cheyne-Stokes）呼吸。多见于中枢神经系统疾病，如脑炎、脑膜炎、颅内压增高、巴比妥类药物中毒等。特点：潮水般起伏

2) 间断呼吸：又称毕奥（Biot's）。见于临终的病人。特点：呼吸和呼吸暂停交替出现

(4) 声音异常

1) 蝉鸣样呼吸：见于喉头水肿、喉头异物。特点：吸气时产生一种极高的似蝉鸣样音响

2) 鼾声呼吸：见于昏迷病人。特点：粗大的鼾声

(5) 形态异常

1) 胸式呼吸减弱，腹式呼吸增强：见于正常女性、肺炎、胸膜炎、肋骨骨折等。

2) 腹式呼吸减弱，胸式呼吸增强：见于正常男性和儿童、腹膜炎、大量腹水、腹腔内巨大肿瘤、肝脾极度肿大等。

(6) 呼吸困难

1）吸气性呼吸困难：见于上呼吸道部分梗阻，如气管阻塞、气管异物、喉头水肿等。特点：吸气时间延长，吸气显著困难，有三凹症

2）呼气性呼吸困难：见于下呼吸道部分梗阻，如支气管哮喘、阻塞性肺气肿等。特点：呼气时间延长，呼气费力。

3）混合性呼吸困难：见于重症肺炎、广泛性肺纤维化、大片肺不张、大量胸腔积液等。特点：吸气、呼气均感费力，呼吸频率增加。

2. 呼吸困难出现三凹征是指什么？

答：吸气时出现胸骨上窝、锁骨上窝、肋间隙出现凹陷。

【技术操作考核评分标准】

项目		技术操作要求	评分	评分等级			实际得分
				A×1	B×0.7	C×0.4	
仪表 5		服装整洁，仪表端庄	5				
评估 10		评估病人的病情	5				
		评估病人自理及合作程度	5				
操作前准备 10		洗手	2				
		备齐物品、放置妥当	8				
操作过程 60	安全与舒适 10	环境安静、保暖	3				
		病人体位正确舒适	7				
	测呼吸 50	核对，向病人解释	10				
		护士诊脉后手仍保持诊脉手势	5				
		观察病人胸部腹部起伏	5				
		一呼一吸为一次	5				
		呼吸计数 30s，所得数乘以 2	5				
		危重病人呼吸不易被观察时，将少许棉絮置于病人鼻孔前，观察棉絮吹动次数，计时 1min	10				
		整理用物	5				
		记录正确	5				

续表

项目	技术操作要求	评分	评分等级			实际得分
			A×1	B×0.7	C×0.4	
评价 15	操作过程中注意病人安全	5				
	操作过程中注意与病人沟通	5				
	操作熟练、节力	5				
总分 100		100				

（宋　静）

四、血压的测量方法

【适用范围】

1. 体格检查。

2. 高血压：原发高血压，继发高血压（肾脏疾病，肾上腺皮质和髓质肿瘤，甲亢等）。

3. 低血压：休克、急性心肌梗死、心力衰竭、心包填塞、肾上腺皮质功能减退。

4. 两上肢血压不对称：大动脉炎、先天性动脉畸形、血栓闭塞性脉管炎等。

【背景】

患者男性，65 岁，晨起活动后诉头晕、头痛，嘱患者卧床休息，测量血压。

【操作重点强调内容】

1. 水银柱、视线与心脏在同一水平。

2. 袖带位置正确。

3. 气囊充气准确。

4. 间隔 2 分钟重复测量，取 2 次读数的平均值记录。

【操作前准备】

1. 护士：洗手。

2. 备齐用物：血压计、听诊器、记录本。

同时检查血压计的稳定性（水银、袖带）。

3. 病人：评估病人的病情、体位、基础血压及治疗用药，评估病人自理及合作程度。

4. 环境：安静，测量前需让病人休息 10 分钟，排空膀胱，运动后休息 30 分钟，情绪激动应安静 10 分钟后再测量。

【操作程序】

1. 上肢血压测量法

携物至床旁→ 核对后向病人做好解释工作→ 协助病人摆好体位→ 坐位（最好坐靠背椅）或卧位（平卧，伸直肘部，手掌向上）露出手臂伸直→ 打开水银开关，驱尽袖带内空气→ 袖带缠于上臂，使下缘距肘窝 2 ~ 3cm，松紧以能放入一指为宜→ 带好听诊器，将听诊器胸件放在肱动脉搏动最强处并固定→关紧气囊，向袖带内充气至动脉搏动音消失，再加压使压力升高 20~30mmHg（2.6~4kPa）→缓慢放气，使汞柱以 4mmHg（0.5kPa)/s 的速度下降→当听到第一声搏动时，汞柱所指刻度为收缩压；至搏动音突然减弱或消失，汞柱所指刻度为舒缩压→开放气囊→取下袖带→排尽空气→倾斜 45 度角关闭水银开关→整理血压计→整理床单位→记录血压值。

2. 下肢血压测量法

（1）方法同上。

（2）取俯卧位或屈膝仰卧位。

（3）袖带应用专用的袖带，将袖带缠于大腿下部，其下缘距腘窝 3~5cm，测得的结果其收缩压比肱动脉收缩压高 15 ~ 37.5mmHg（2 ~ 5 kPa）。

（4）记录时注明为下肢血压。

【操作观察要点】

1. 对需要长期密切观察血压者要注意四定：定时间、定体位、定部位、定血压计。

2. 充气速度不宜过猛、过慢。

3. 血压计使用后应向右侧倾斜 45 度，待汞液全部流入储汞瓶后，再关闭开关。

4. 注意监听，收缩压以第一次搏动音为准，舒张压以搏动音消失为准。

【理论提问】

1. 影响血压的因素有哪些？

答：每搏输出量、心率、外周阻力、主动脉和大动脉管壁的弹性、循环血量和血管容积。

2. 同一血压计测量腘动脉及肱动脉血压，所测数值有何不同？

答：下肢血压高于上肢 20～40mmHg（2.67～5.33kPa）。

【技术操作考核评分标准】

项目	技术操作要求	评分	评分等级			实际得分
			A×1	B×0.7	C×0.4	
仪表 5	服装整洁，仪表端庄	5				
评估 15	评估病情、体位、基础血压及治疗情况	5				
	评估病人自理及合作程度	5				
	评估病人情绪及影响血压因素	5				
操作前准备 10	洗手	2				
	备齐物品、放置妥当，检查血压计	8				
安全与舒适 10	环境安静、保暖	3				
	病人体位正确舒适	7				

续表

项目		技术操作要求	评分	评分等级			实际得分
				A×1	B×0.7	C×0.4	
操作过程55	测血压35	核对，向病人解释	3				
		血压计放置合理	2				
		打开水银开关，汞柱降至“0”	2				
		驱除袖带内气体，皮管不扭曲	4				
		袖带位置正确	5				
		袖带平整、松紧适宜	5				
		听诊器放置、使用方法正确	3				
		注气平稳	3				
		放气平稳	3				
		测量结果正确（一次听诊误差 <1kPa）	5				
	操作后10	取下袖带，协助病人整理衣袖	3				
		整理血压计，放置、保管方法正确	3				
		记录正确	4				
评价15		操作过程中注意病人安全	5				
		操作过程中注意与病人沟通	5				
		操作熟练、节力	5				
总分100			100				

（宋　静）

第二节　临床常用仪器使用法

一、气垫床使用法

【适用范围】

1. 高位截瘫、偏瘫、多发骨折、长期卧床病人

2. 脑梗、心梗的病人

3. 大手术后病人

4. 肥胖病人、极端虚弱的病人

5. 已发生褥疮的病人

【背景】

患者张×，男性，因颈椎外伤入院，四肢瘫痪，需长期卧床，遵医嘱使用气垫床。

【重点强调内容】

1. 气垫上面不能铺透气性能差的垫子、塑料等，否则影响微孔的空气喷出，效果大大降低。

2. 确保气垫不能铺反。

3. 气垫床制作精细，功能独特，在使用中应正确操作，保证充气，防止因连接不紧密或气垫损伤导致的漏气。

【操作前准备】

1. 护士洗手、戴口罩。

2. 备齐用物：病床，气垫，充气泵，电源，大单。

3. 评估病人受压部位皮肤情况及体重。

【操作程序】

气泵置于病床脚端→铺放气垫（图 4–2–1–1）→将气垫上的进气管与气泵上的出气口连接起来→将气泵上的插头插入电源插座，按下气泵上的开关 →将压力控制旋钮转到最大一档（图 4–2–1–2），等待十余分钟，使气垫充分充气→两头折端部分折

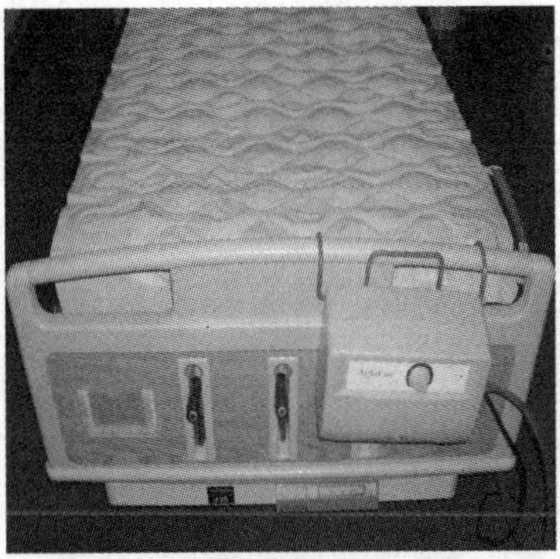

图 4–2–1–1

气垫的通风面应朝向病人

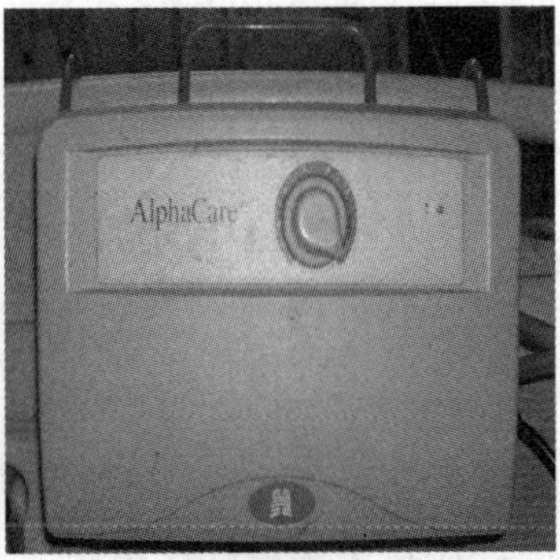

图 4–2–1–2

将压力控制旋钮转到最大一档

入病床和棉褥之间，以便固定→气垫上铺放大单→病人躺上气垫后， 根据体重调节压力。

【操作观察要点】

1. 气垫不能铺反，气垫的通风面应朝向病人（即浅色面朝上），否则气垫将无法正常发挥本身具有的抑菌与透气之优势；头脚方向不能铺反，气垫上带双脚图标的一端应置于病人脚的方向，而使气垫上的透气孔主要分布于病人的躯干部。

2. 将气泵上的电线插头插入电源插座，按下气泵上的开关。绿色指示灯亮，表示通电正常；如红色指示灯亮，则提示压力不足，请检查进气管接口及气垫是否漏气。如果红灯在充气 40 分钟后仍然亮着，或在使用过程中亮起，请检查所有管道连接处有无大量漏气；如果没能查明原因，请随时与维修部门联系。

3. 将压力控制旋钮转到最大一档，等待十余分钟，使气垫充分充气，充足的气垫长度应正好适用于标准病床（标准病床长 1.9 米，气垫充足时长约 1.85 米）；如气垫充气后，气室部分长度超过 1.9 米，则表明气未充足。

4. 病人躺上气垫后，请遵照气泵上的提示表，调节压力旋钮至所需压力位置。通常只要在放气的小气室和病人臀部之间能深入手指未最佳。病人采取坐位时，压力旋钮应相应增大1~2个刻度。

【理论提问】

1. 防褥疮气垫床的优越性？

答：含抑菌剂，具有良好的透气功能，具有双重按摩方式，自动控制，选择最佳压力，双端有折叠部分，易清洗无异味。

2. 气垫床如何清洗？

答：用常规浓度消毒液清洗。

3. 床垫不充气的原因？

答：电源未插好，管子扭曲，泵未打开，泵不工作，管子安装不恰当。

4. 持续低压指示原因？

答：两头打折，泵未工作，管子连接不恰当，泵不工作。

5. 如何根据体重调节压力？

答：

压力	体重（kg）	压力	体重（kg）
4~5	40	6~7	80
5~6	60	8	90

【操作考核评分标准】

项目	技术操作要求	评分	评分等级			实际得分
			A×1	B×0.7	C×0.4	
仪表5	仪表端庄、服装整洁	5				
评估10	评估病人受压部位皮肤情况及体重	5				
	评估病人自理及合作程度	5				
操作前准备10	护士洗手、戴口罩	2				
	检查病床，气垫，充气泵，电源，大单	8				

续表

项目	技术操作要求	评分	评分等级			实际得分
			A×1	B×0.7	C×0.4	
操作过程55	气泵置于病床脚端	5				
	铺放气垫	5				
	将气垫上的进气管与气泵上的出气口连接起来	5				
	将气泵上的插头插入电源插座，按下气泵上的开关	5				
	将压力控制旋钮转到最大一档，等待十余分钟，使气垫充分充气	10				
	两头折端部分折入病床和棉褥之间，以便固定	10				
	气垫上铺放大单	5				
	病人躺上气垫后，根据体重调节压力	10				
操作后5	协助病人取舒适体位	3				
	洗手	2				
评价15	操作熟练、节力、规范	5				
	病人舒适度得到满足	5				
	病人安全	5				
总分100		100				

（庄小萍　杨丽荔）

二、输液泵使用法

【适用范围】

适用于一切需要精确输入药物、液体、和营养液的病人。

【背景】

患者张××，男性，肝移植术后第一天。现患者神志清楚，血压 80~90/40~50mmHg，心率 110~120 次 / 分，连续 3 小时尿量均少于 30 毫升，遵医嘱给予 10% 贺斯 500 毫升，250 毫升 / 小时静脉输注。观察该患者中心静脉穿刺部位干燥、无渗血及渗液。

【操作重点强调内容】

1. 注意检查仪器的完好情况。

2. 输液器与输液泵连接好，避免输液管弯曲打折。

3. 操作过程中要与病人交流。

4. 输液泵报警时要及时排除故障。

【操作准备】

护士：按要求着装，洗手，戴口罩→准备用物→操作

物品：贝朗输液泵一台、贝朗输液器一套、药液、注射盘(内放安尔碘、棉签、胶布等)。（图 4-2-2-1）

环境：清洁、整齐、温暖、光线明亮。

【操作程序】（以贝朗输液泵为例）

1. 查对医嘱，根据医嘱配制药液，根据药物选择适当的输液器备用。

2. 检查输液泵是否完好。

3. 向病人做好解释输液泵使用的目的。

4. 携用物至床旁，核对病人姓名、床号、向病人做解释工作。

5. 将输液泵固定在输液架上（图 4-2-2-2），连接电源，检查输液器。

6. 将输液管排气，关闭“流量夹”，备用。

7. 打开输液泵泵门，自上而下安装输液管（图 4-2-2-3），关闭泵门，打开“流量夹”。

8. 准备输液通路，连接管路。

9. 开机，机器自检后按 YES 键，确认输液管路的选择。

10. 按 VOL 键输入输液总量，按 VOL 键确认，输入输液速

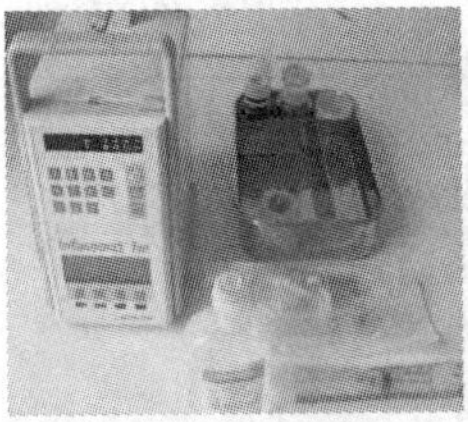

图 4-2-2-1
物品准备，检查输液泵

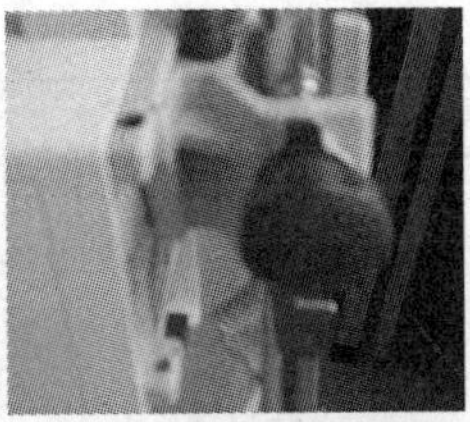

图 4-2-2-2 将输液泵
固定在输液架上

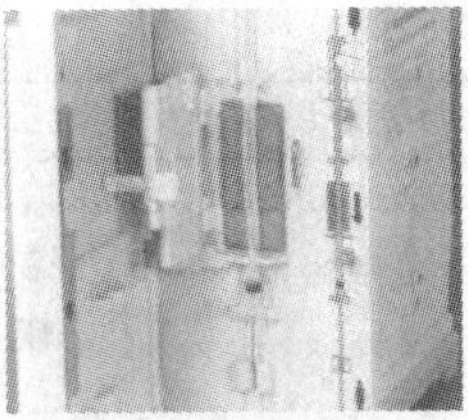

图 4-2-2-3
连接好输液管

率，按 START 键，开始输液（屏幕上出现移动光标，显示泵在运行中）基本输液完成。

11. 记录输液泵开始使用的时间、运行的速率，并签名。

12. 整理用物，洗手。

【操作观察要点】

1. 严密观察病人的病情变化，用药后的反应。

2. 严密观察输液管路通畅情况和静脉穿刺局部皮肤的变化(外周静脉)。

3. 贝朗输液泵常见的报警原因及纠正方法。

报警显示	可能的原因	纠正的方法
Drop alarm（滴数报警) 仅在滴数控制功能存在并使用贝朗公司专用输液管路时，才能发生滴数报警。	请检查输液泵以上的管路部分： 1. 输液瓶已空? 2. 旋夹紧闭? 3. 传感器未放在滴液室上? 4. 传感器连接? 5. 传感器有损坏? 6. 滴液室摆动? 7. 滴液室有雾气? 8. 液面过高? 9. 在使用硬质输液瓶时排气小帽未打开?	1. 更换新的输液瓶。 2. 打开旋夹。 3. 将传感器放置在滴液室上。 4. 检查传感器连接是否松动，可先取下后再重新安装。 5. 更换传感器。 6. 保持滴液室稳定，必要时暂时关闭滴数传感器。 7. 晃动滴液室去除雾气。 8. 将输液瓶正置，再将部分液体挤回瓶内使液面降低。 9. 打开排气孔小帽。

续表

报警显示	可能的原因	纠正的方法
Pressure alarm (压力报警)	1. 输液管旋夹关闭? 2. 输液管有压折吗? 3. 病人静脉通路阻塞?	1. 打开旋夹。 2. 使管路通畅。 3. 恢复静脉通路通畅。
Air alarm (空气报警)	在管路系统中有空气?	请在准备输液时，将管路系统中的气泡完全排出。报警后请重新排气和调整在滴液室内的液面。
Preselect volume (未设置预置总量报警)	未设置输液总量?	设定输液总量。
Invaid rate（未设定速率报警)	未设定速率?	请重新设定速率。
KOR end（液体输完前预制报警)	输液瓶已空?	更换新的输液瓶。
Recall alarm（暂停结束报警)	在暂停结束后报警?	开始输液，或用特殊功能键[SM]调至“Standby”，按 [ON] 键后，清除暂停时间以结束暂停或重新设定时间以延长暂停。
Pump door open (泵门打开报警)	泵门打开?	关闭泵门。
Battery pre-alarm (蓄电池预报警)	蓄电池电量耗尽?(蓄电池容量被用完前三十分钟开始报警)	连接主电源。
Battery alarm （蓄电池报警)	蓄电池没电?	连接主电源。

【技术操作考核评分标准】

项目		技术操作要求	评分	评分等级			实际得分
				A×1	B×0.7	C×0.4	
仪表5		服装整洁、仪表端庄、戴口罩	5				
操作前准备15		评估病人病情、输液目的及药物作用	5				
		评估输液处局部皮肤及血管情况	5				
		备齐物品，检查输液泵，放置妥当，认真查对	5				
操作过程60	配药	查对认真，根据药物选择适当输液器	5				
		根据医嘱配置药物	5				
	使用注射泵	携用物至床旁，核对，向病人做解释工作	5				
		将输液泵固定在输液架上，连接电源，检查输液器	3				
		排气方法正确有效	2				
		安装输液器方法正确	5				
		准备静脉通路	5				
		连接管路，开机	10				
		调整输液速度方法正确，启动输液	8				
		协助病人取舒适体位，整理床单位	2				
		正确记录，整理用物	5				
		正确处理输液泵运行过程中的报警	5				
评价20		操作过程考虑病人安全	5				
		操作过程注意和病人的沟通	5				
		操作过程注意无菌操作	5				
		操作熟练、节力	5				
总分100			100				

（庄小萍　苏春燕）

三、微量注射泵使用法

【适用范围】

适用于一切需要精确输入药物、液体的病人。

【背景】

患者王×，女性，高血压心脏病病史20余年，行开腹探查胆囊切除术后。现患者神志清楚，气管插管接呼吸机。血压160~180/95~105mmHg，心率80~100次/分，窦性心率，律齐。观察该患者锁骨下中心静脉（两腔）穿刺处干燥，无渗血、渗液及红肿。现遵医嘱给予硝普钠1.2mg/h，（50mg/50ml，1.2ml/h）持续泵入降压。硝普钠应单独从中心静脉的一腔输入，避免与其它液体共同使用中心静脉一腔，防止硝普钠过快冲入引起血压的骤降，药物泵入过程中密切观察患者的血压变化，以及有无恶心、呕吐、大汗等症状出现。

【操作重点强调内容】

1. 注意检查仪器的完好情况。

2. 操作过程中注意与患者进行交流。

3. 针筒上应贴好标签，注明药物名称、剂量，稀释液体名称及容量。

4. 血管活性药物如多巴胺，硝酸甘油，硝普钠等应避免和液体同走一腔静脉通路，以免引起血压的骤升骤降。

5. 会熟练应用三通，并保证三通，微量泵导管和静脉导管的紧密连接。

【操作前准备】

护士：按要求着装，洗手，戴口罩→准备用物→操作

物品：注射泵一台、注射器及连接管一套、药液、注射盘(内放安尔碘、棉签、胶布等)、止血带。

环境：清洁、整齐、温暖、光线明亮。

病人：排尿、便后取舒适体位。

【操作程序】（以贝朗注射泵为例）

1. 查对医嘱，根据药物选择适当的注射器，根据医嘱配制药液，将注射器连接好延长管，备用。

2. 检查输液泵是否完好。

3. 向病人做好解释注射泵使用的目的。

4. 携用物至床旁，核对病人姓名、床号、向病人做解释工作。

5. 将注射泵固定在输液架上（图 4-2-3-1），连接电源。

6. 安装注射器：向上推动“推杆锁”，拉出“推杆”；向外拉出“针筒夹”，逆时针转动 90 度；安装注射器，固定针栓尾端，使“推杆锁”咔嚓一声复位。

7. 开机，自检，自动识别注射器，显示 OPS/–XX，按 F 键确认注射器。

8. 排气：按住 F 键不放，同时持按住 1 键（BOL 键），排除泵前管内气体，完成后松开。

9. 按 F 键及 8 键（STANDBY 键），“暂停”设备，准备静脉通路。

10. 准备完毕后，按 F 键结束“暂停”，输入所需速率，按 START/STOP 键，运行，此时泵显示屏上方将有风轮状光标转动，显示泵在运行中（图 4-2-3-2）。

11. 核对，记录微量泵开始使用的时间、运行的速率，并签名。

12. 整理用物，洗手。

13. 观察输液泵运行情况及药物反应，及时处理各种报警。

【操作观察要点】

1. 严密观察输液泵的运行情况，出现报警应及时检查并排除故障。

2. 应用微量泵时，护士应准确记录用药的剂量、浓度和速度，并观察用药后的效果和反应。

3. 保证静脉管路通畅，严防药物渗入组织。

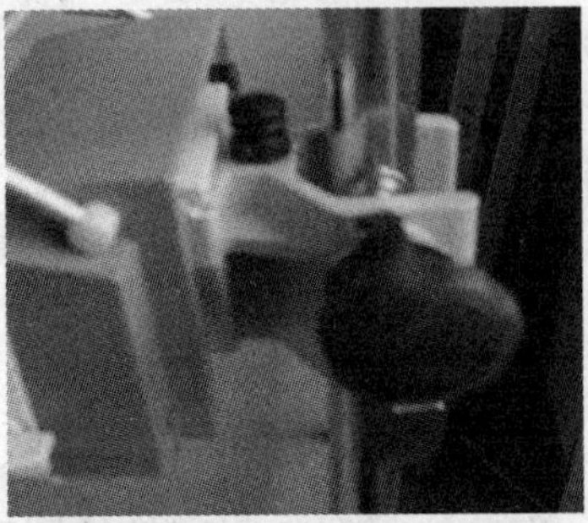

图 4-2-3-1　将注射泵固定在输液架上

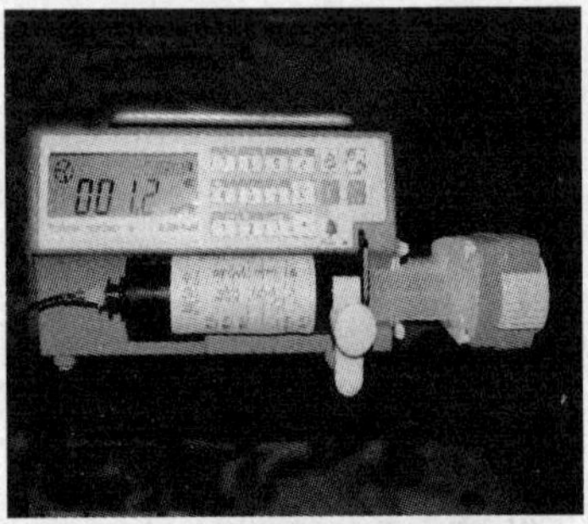

图 4-2-3-2　安装好注射器，运行

【技术操作考核评分标准】

项目		技术操作要求	评分	评分等级 A×1	评分等级 B×0.7	评分等级 C×0.4	实际得分
仪表5		服装整洁、仪表端庄、戴口罩	5				
操作前准备15		评估病人病情、输液目的及药物作用	5				
		评估输液处局部皮肤及血管情况	5				
		备齐物品，放置妥当，认真查对	5				
操作过程60	配药	查对认真，根据药物选择适当注射器	3				
		根据医嘱配置药物	5				
		连接延长管备用	2				
	使用注射泵	携用物至床旁，查对，向病人解释	5				
		放置注射泵方法正确	3				
		连接电源	2				
		安装注射器正确	5				
		排气方法正确有效	5				
		准备静脉通路	10				

续表

项目		技术操作要求	评分	评分等级			实际得分
				A×1	B×0.7	C×0.4	
		连接管路，调整输液速度方法正确，启动输液	8				
		协助病人取舒适体位，整理床单位	2				
		正确记录，整理用物	5				
		正确处理注射泵运行过程中的报警	5				
评价20		操作过程考虑病人安全	5				
		操作过程注意和病人的沟通	5				
		操作过程注意无菌操作	5				
		操作熟练、节力	5				
总分100			100				

（庄小萍　宋　静　苏春燕）

四、增温器使用法

【适用范围】

在环境或药液温度低的情况下进行鼻饲治疗，常因为液体温度过低，使病人感到冰冷不适，甚至引起寒战、血管/胃肠道痉挛、腹泻、肢体疼痛、滴注不畅等不良反应，增温器可将药液的温度增至适宜人体的临界温度，从而消除药液与体温负差过大而引起的各种不良反应及副作用，达到提高医疗，护理质量，促进病人健康的良好效果。

【操作强调内容】

1. 鼻饲的药物如有不耐热药物则不宜使用。

2. 增温器的工作状态，如出现电线破损，外壳破裂，壳盖与壳体分离脱落则禁止使用。

【操作前准备】

1. 输液增温器（可将5~15℃的药液迅速增温至24~35℃）

2. 选择合适的电源，干净治疗巾

【操作程序】

可将输液增温器安装在摩菲氏管下方的任何部位（近胃管端）打开增温器上盖→将输液器导管卡入槽内→合上盖接通电源→待红色指示灯亮起即可使用（为防止烫伤病人可用一清洁治疗巾将增温器包住）。

操作完毕后，拔除电源并以75%酒精擦拭消毒增温器，以防交叉感染

【注意事项】

1. 增温器应由专人保管定时检查维护。

2. 增温器无论在使用或备用状态下均应放在干燥的环境中避免受潮或淋湿。

3. 在增温器使用过程中密切观察病人的病情变化及有无不适主诉。

4. 定时检查增温器的工作状态是否正常。

5. 卧床病人在使用增温器过程中如需要翻身时，护士应用手托住增温器以免由于重力或牵拉作用给病人造成不适及管路脱出。

6. 鼻饲因各种原因中断或停止时，应立即断开电源启开增温器盖脱离输液管路，避免因温度过高而影响药效，或造成病人不适。

7. 输液管用增温器加热时水中溶解的氮气和氧气，可产生细微气泡析出，并非药液化学变化所致。

【操作考核评分标准】

项目		技术操作要求	评分	评分等级			实际得分
				A×1	B×0.7	C×0.4	
仪表 5		服装整洁、仪表端庄、戴口罩	5				
评估 10		评估病情、生命体征	3				
		向病人解释沟通、语言、内容适当	3				
		评估病人鼻饲液性状、体位合适	4				
操作前准备 10		洗手	2				
		备齐物品	8				
操作过程45分	安全与舒适	选择合适的电源	5				
		病人体位舒适、安全，为防止烫伤病人可用清洁治疗巾将增温器包住	5				
		环境干燥避免受潮或淋湿	5				
		检查增温器的工作状态（过热或不热）	5				
	增温器使用	将输液增温器安装在摩菲氏管下方的任何部位或近胃管端	5				
		打开增温器上盖→将输液器 / 鼻饲导管卡入槽内	5				
		合上盖接通电源	5				
		待红色指示灯亮起检查温度，即可使用	5				
		用一清洁治疗巾将增温器包住，妥善放置	5				
操作后 10		协助病人取舒适体位，整理床单位	4				
		整理用物	3				
		洗手，记录	3				
评价 20		操作动作熟练、节力	10				
		操作过程注意病人安全	10				
总分 100			100				

（乔红梅）

五、监护仪使用法

【适用范围】

1. 监护仪是持续显示和（或）记录患者的心电、血压、血氧饱和度、呼吸等数值的变化，及时发现异常监测指标的一种仪器。

2. 适用于：危急重症病人、大手术后病人、心律失常、急性MI等。

【背景】

王××，男，75岁，下午4时来院，诊断：非ST段抬高心肌梗死，收入CCU。为观察患者生命体征、病情变化，遵医嘱予心电监护仪监测。示波：窦性心律偶见室早。心率：76次/分，SpO_2：96%，呼吸：22次/分。

【操作重点强调内容】

1. 各电极安放的位置正确，并注意留出一定范围的空间，以不影响患者出现室颤进行电除颤。

2. 需长时间进行监护者，应定期（24~48小时）更换电极片的安放位置，防止皮肤过敏和溃烂。

3. 报警系统应始终保持打开，并选择适当范围，出现报警时，应查明原因及时正确处理。

4. 选定BP测量间隔时间，对需要随时监测血压者，应定时松解袖带，避免频繁充气对肢体血液循环造成影响和不适感，必要时更换测量部位。

5. SpO_2指夹每8小时，更换1次位置。

【操作前准备】

1. 物品：心电监测仪一台（图4-2-5-1~2）、一次性粘附电极（3个）、75%乙醇棉球（纱布）、0.9%生理盐水一次性手套。

2. 护士：着装整洁、洗手。

3. 病人：仰卧位。

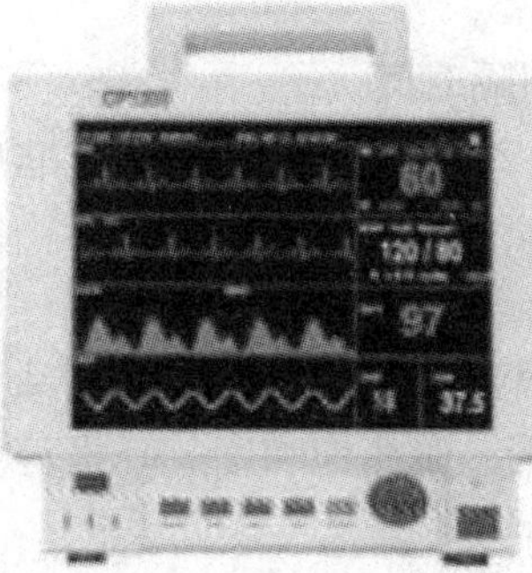

图 4-2-5-1　监护仪

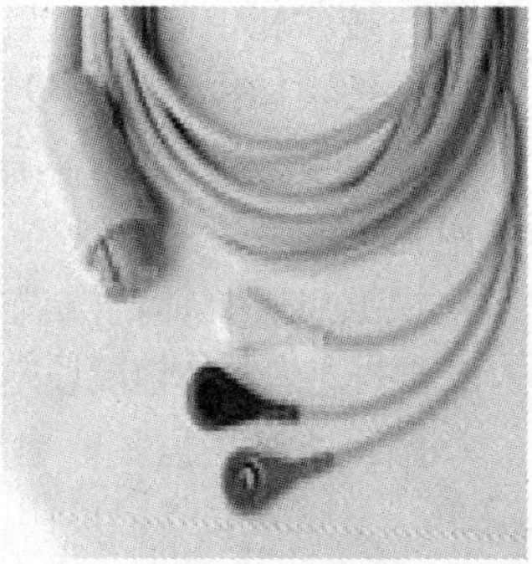

图 4-2-5-2　导连线

4. 环境：清洁，干净。

【操作程序】

1. 将用物带至患者床旁，核对床号、姓名，解释目的和意义。

2. 检查监护仪控制件是否在正确位置，功能状态正常。

3. 接通电源，打开主机开关。

4. 心电监测：

(1) 暴露胸部，正确定位，清洁接触电极部位的皮肤，必要时先做局部剃毛，再用 75%乙醇棉球擦净，以减少皮肤的电阻，正确安放好电极片，并固定好。

(2) 连接心电图导连线：

白色（右臂）电极——右锁骨中线；

黑色（左臂）电极——左锁骨中线；

红色（左腿）——左锁骨中线，第六、七肋间。

(3) 按“ECG”–“更换导联”键，选择较清晰的导联（常规选择Ⅱ导联）。

(4) 按“ECG”–“调整波幅”键，调节振幅。

5. 无创血压监测：

(1) 血压计袖带缚于左（右）上臂。袖带上的记号或 ARTERIA↓正好位于肱动脉上，缠绕松紧合适（可放进两手指）。

（2）按“NBP–START”键，测量。

（3）按“NBP”键，设定测量间隔时间。

6. SpO_2 监测：将传感器放在患者指端，红灯正好对准病人的指甲盖上。

7. 根据患者具体情况调节呼吸监测。

8. 根据患者具体情况设定各报警限（ALARM），打开报警系统。

9. 调至主屏，监测心电图、血压、血氧饱和度、呼吸等变化并记录。（图 4–2–5–3）

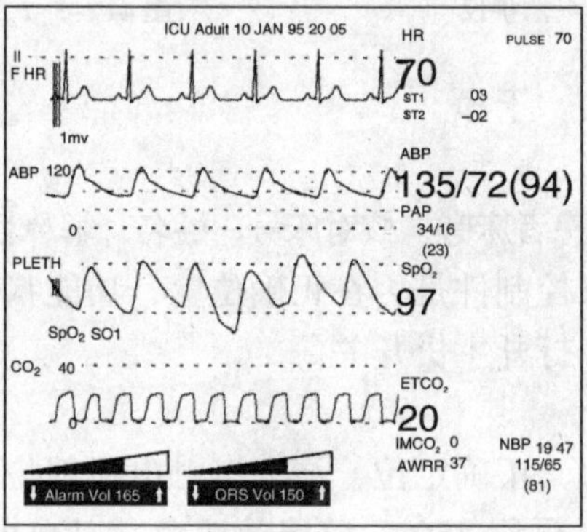

图 4–2–5–3　调至主屏，监测数值变化并记录

10. 操作后协助病人整理衣物取舒适卧位，用物处置合理。

【操作观察要点】

1. 心电示波干扰：图形为不规则杂波，最常见的原因是皮肤准备欠佳，可采取剔除汗毛，或用乙醇清洁皮肤上的油脂。

2. 调整心率报警上、下限：一般为病人心率的 ±20%，最低不能小于 40 次 / 分。

3. 影响无创血压测量准确值的因素：

（1）袖带大小：袖带气囊至少应包裹 80%上臂，大多数人的臂围 25~35cm，应使用长 35cm、宽 12~13cm 规格气囊的袖带。

（2）休克、低体温病人测出的血压偏低；病人移动、颤抖、痉挛测出的血压偏高。

(3) 血压测量上限调至120mmHg，下限调至80mmHg

4. 影响 SpO_2 测量值准确的因素：

(1) 休克、低体温病人测出的 SpO_2 偏低。

(2) SpO_2 传感器不能放在安有血压袖带、静点的肢体上。

(3) SpO_2 正常值是95%～98%。

【操作考核评分标准】

项目	技术操作要求	评分	评分等级			实际得分
			A×1	B×0.7	C×0.4	
仪表5	仪表端庄，服装整洁	5				
评估10	评估病人的病情和耐受程度，体征	5				
	环境安排合理	5				
操作前准备10	洗手	2				
	备齐用物：心电监测仪一台，一次性粘附电极，75%乙醇棉球（纱布），生理盐水，一次性手套	8				
操作过程50	将用物带至患者床旁，核对床号、姓名，解释目的和意义	3				
	检查监护仪控制件是否在正确位置，接通电源，打开主机开关	2				
	正确连接心电监测	10				
	调节心电监测	5				
	连接无创血压监测	5				
	调节无创血压监测	5				
	正确连接 SpO_2 监测	5				
	根据患者具体情况调节 SpO_2，呼吸监测	5				
	根据患者具体情况设定各报警限（ALARM），打开报警系统	5				
	调至主屏，监测异常心电图并记录	5				

续表

项目	技术操作要求	评分	评分等级			实际得分
			A×1	B×0.7	C×0.4	
操作后10	协助病人整理衣物取舒适卧位	5				
	用物处置合理	5				
评价15	操作规范、节力、熟练	5				
	操作过程考虑病人安全	5				
	操作过程和病人有效沟通	5				
总分100		100				

【理论问答】

1. 影响无创血压测量准确值的因素：

答：（1）袖带大小：袖带气囊至少应包裹80%上臂，大多数人的臂围25~35cm，应使用长35cm、宽12~13cm规格气囊的袖带。

（2）休克、低体温病人测出的血压偏低；病人移动、颤抖、痉挛测出的血压偏高。

（3）血压测量上限调至120mmHg，下限调至80mmHg。

2. 影响 SpO_2 测量值准确的因素：

答：（1）休克、低体温病人测出的 SpO_2 偏低。

（2）SpO_2 传感器不能放在安有血压袖带、静点的肢体上。

（3）SpO_2 正常值是95%~98%。

（洪宝丽　于桂香　张晓焱）

六、鼻饲营养泵使用法

【适用范围】

适用于所有给以胃肠内营养支持的病人

【背景】

王某，男，COPD，呼吸衰竭，给予经口气管插管呼吸机辅助呼吸。现患者神志清楚，心电血压监测心率90~100次/分，血压 90~120/60~75mmHg，留置胃管通畅。遵医嘱给予能全力 1000ml/ 鼻饲 Qd，鼻饲营养泵工作正常，泵速 80ml/ 小时，加热器工作正常。

【操作重点强调内容】

1. 检查仪器是否处于正常的工作状态。

2. 鼻饲前用 3 种方法确认胃管是否在胃内，检查插入深度，留置时间。

3. 准确连接胃管与鼻饲泵并妥善固定，保证管路通畅避免打折。

4. 操作过程中注意观察病人的表情，及时与病人沟通做好心理护理。

5. 机器报警时应积极查找原因及时排除故障。

6. 排气时将鼻饲泵管的小壶充满。

【操作前准备】

1. 物品准备：肠内营养输注泵一台，鼻饲泵管一套，肠内营养液，治疗巾，加热器并检查肠内营养输注泵的工作状态（图 4–2–6–1 ~ 2）

2. 护士：按要求着装，洗手，戴口罩

3. 病人：抬高床头 30° ~45°

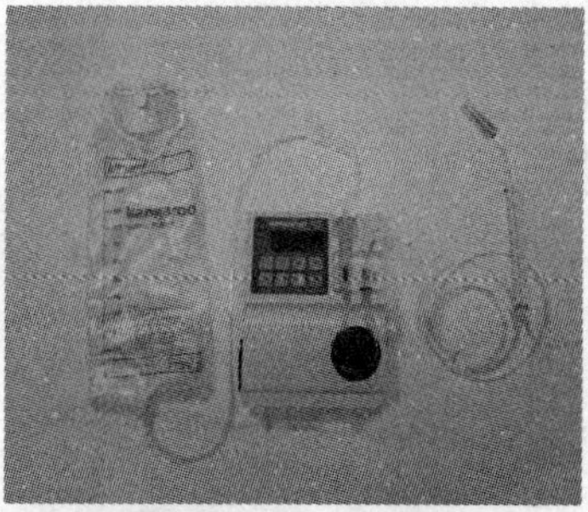

图 4–2–6–1　用物准备

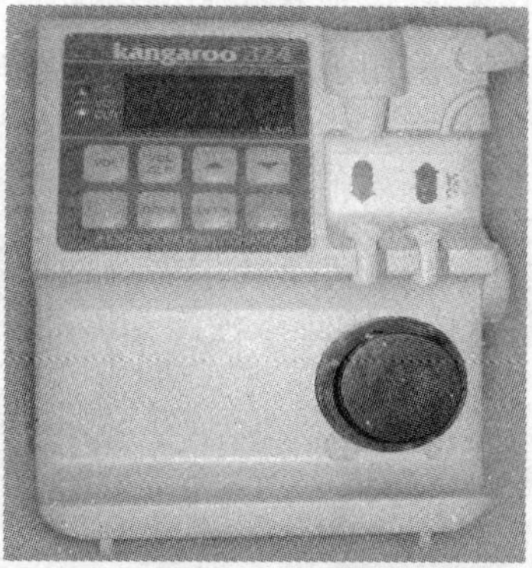

图 4–2–6–2　营养泵

4. 环境：环境清洁，整齐，温度，光线适宜。

【操作程序】

以 KANGARCD 肠内输注泵为例

1. 查对医嘱，遵医嘱选择适宜的肠内营养剂，选择与泵相匹配的鼻饲泵管并检查→将营养液倒入泵管（注意无污染）→排气→关闭水止。

2. 检查肠内输注泵工作状态是否正常。

3. 备齐用物推车至病人床旁→做好解释工作→床头抬高 30°~45° →认真执行三查七对。

4. 妥善固定肠内输注泵→连接电源→正确安装鼻饲泵管→打开水止→用三种方法确认胃管是否在胃内→连接胃管和鼻饲泵管→正确安装加热棒并用治疗巾包裹加热帮→开机→设置泵速

※检查 VOL 灯是否亮起

灯亮→设置流速

不亮→按 VOL 键将以输送流量清零→设置流量→按 START 开始输液

5. 准确记录时间及输注速度，并签字。

6. 整理用物，洗手。

【操作观察要点】

1. 密切观察病人的病情变化进食后有无不适主诉

2. 密切观察管路是否通畅避免打折，密切观察病人消化吸收情况及有无并发症的发生（如胃潴留，腹胀，腹泻等）

3. 密切观察肠内输液泵工作是否正常

4. 营养泵泵速根据病人情况进行设置

【技术操作考核评分标准】

项目	技术操作要求	评分	评分等级			实际得分
			A×1	B×0.7	C×0.4	
仪表 5	服装整洁、仪表端庄、戴口罩	5				
评估 10	评估病人病情及合作程度	5				
	认真查对，根据医嘱配置营养液和药物	5				
操作前准备 10	洗手、戴口罩	2				
	备齐用物	8				
操作过程 45	携物至床旁核对，向病人做解释工作	4				
	将肠内输注泵固定在输液架上连接电源检查鼻饲泵管	3				
	排气方法正确有效	3				
	安装鼻饲泵管方法正确有效	5				
	协助患者摆好体位：床头抬高30° ~45°	2				
	检查胃管位置方法（三种方法）	3				
	连接鼻饲泵管和胃管	5				
	正确安放加热棒	5				
	调整输注速度，启动输注	5				
	正确记录	5				
	正确处理报警	5				
操作后 15	协助病人取舒适体位，整理床单位	5				
	按垃圾分类处理用物	5				
	洗手、记录、签字	5				
评价 15	操作过程注意安全	5				
	操作过程注意与病人沟通	5				
	操作熟练、节力	5				
总分 100		100				

【理论提问】

鼻饲泵常见报警及处理措施：

1. FLO ERR（流通故障）：喂养袋内是空的；滴注传感器被阻；液面过高或过低，不在传感器监控范围内。

处理措施：灌注营养液；调整滴注传感器；调整小壶液面。

2. LO BAT（蓄电池电能不足）：电源插头未接通电源，蓄电池电能不足，电能耗尽。

处理措施：检查电源及插头，给蓄电池充电。

3. NO ERR（无装置）：喂养装置未安装或安装不正确。

处理措施：重新安装喂养装置。

4. HLD ERR（暂停故障）；将泵留在“暂停”方式约 2.5 分钟将报警。

处理措施：按 START/HOLD 键启动泵运转。

5. DOSE DEL（输送的剂量）：预设的剂量已输送完毕，未将“剂量”清零。

处理措施：按 VOL 键，再按 VOLCLR 键将“剂量”清零。

6. SYS ERR（系统故障）：泵在启动时旋转体不能动，机器送回厂家检修。

处理措施：送厂家检修。

（乔红梅　李　瑾）

参考文献

1. 殷磊主编. 护理学基础（第 3 版）. 人民卫生出版社, 2004，358~363

2. 北京市卫生局. 临床医疗护理常规（第 1 版）. 中国协和医科大学出版社，2002，268~270

3. 黄剑琴主编..现代临床护理技术手册. 第 1 版. 北京:北京医科大学出版社， 2000，15~234

4. 中华医学会. 临床技术操作规范护理分册. 北京：人民军医出版社，2006：4

5. 郭桂芳，姚兰主编. 外科护理学. 北京:北京医科大学出版社， 2000，82

6. 马如娅主编. 护理技术，北京：人民卫生出版社，2002：58

7. 郑修霞主编. 护理学基础. 北京：北京医科大学出版社，2002：219~221

8. 李淑迦，黄人键主编. 护理常规. 北京：中国协和医科大学出版社， （北京）2002

9. 王建荣，张稚君主编. 基本护理技术操作规程与图解. 北京：人民军医出版社，2003，5

10. 陈灏珠主编. 内科学. 北京：人民卫生出版社，1995. 11

11. 周良辅主编. 临床袖珍手册神经外科. 上海：上海医科大学出版社，1994，74.

12. 灵爱真，张惠生主编. 护理工作手册. 北京：中国广播电视出版社，1992，52

13. 任伍爱主编. 消毒供应中心管理指南. 北京：科学技术文献出版社，2006，7

14. 北京市医院感染管理实施细则及配套文件. 北京市卫生局医政处，2003，4

15. 魏革，刘苏君主编. 手术室护理学. 第二版. 北京：人民军医出版社，2005，6

16. 李改换主编. 内科护理学. 北京：人民卫生出版社，2000

17. 曾志励主编. 传染病护理. 北京：科学出版社，2005

18. 陈瀚珠主编. 实用内科学. 北京：人民卫生出版社，2002，299~411

19. 梁万年主编. 法定传染病识别与处理. 北京：中国协和医科大学出版社，2005，86~93

20. 于学忠，高文洁主编. 急救护理学. 北京：中国协和医科大学出版社，2000，444~446

21. 吴惠平，罗伟香主编. 护理技术操作并发症及处理. 北京:中国医药科技出版社，2004，207

22. 刘春年，郭青萍主编. 临床症状护理. 台湾:汇华图书出版有限公司，1999，167

23. 朱元珏，陈文彬主编. 呼吸病学. 北京：人民卫生出版社，2003，408~418

24. 彭刚艺主编. 急重症护理学. 北京：人民军医出版社，2002，136~145

25. 刘力生主编. 中国高血压防治指南. 北京：人民卫生出版社，2005，7~10

26. 胡大一，马长生主编. 心脏病学实践. 北京：人民卫生出版社，2005， 210 ~ 213

27. 戚仁铎主编. 诊断学（第四版）. 北京：人民卫生出版社，1996，526

28. 吕淑琴，徐桂华主编. 护理技能操作规范. 北京：科学出版社，2005

29. 林京主编. 护士随身手册. 北京：北京科学技术出版社. 2003